中国妇幼保健协会助产士分会
助 产 必 备 系 列 丛 书

助产临床指南荟萃

Clinical Guidelines and Interpretations for Midwifery

主 编 徐鑫芬 熊永芳 余桂珍

科 学 出 版 社
北 京

内 容 简 介

本书系统介绍了临床助产相关的指南及其解读，包括正常分娩临床实践指南，会阴切开及会阴裂伤修复技术与缝合材料选择临床实践指南，新生儿出生即刻护理临床实践指南，非药物性分娩镇痛技术临床指南，乙型肝炎病毒感染母婴临床照护实践指南，母乳喂养临床实践指南，助产士门诊临床实践指南，助产士职业防护指南等。

本书由中国妇幼保健协会助产士分会多位专家联合编写，融数十年临床实践经验和国际助产新理念、新技术于一体，适于各级医院助产士、产科医师、产科护士、导乐等阅读参考。

图书在版编目（CIP）数据

助产临床指南荟萃/ 徐鑫芬，熊永芳，余桂珍主编. —北京：科学出版社，2021.1

ISBN　978-7-03-066599-7

Ⅰ.①助…　Ⅱ.①徐…②熊…③余…　Ⅲ.①护理学　Ⅳ.①R717

中国版本图书馆CIP数据核字（2020）第212430号

策划编辑：郭　颖 / 责任校对：郭瑞芝
责任印制：赵　博 / 封面设计：龙　岩

科学出版社 出版
北京东黄城根北街16号
邮政编码：100717
http://www.sciencep.com

天津文林印务有限公司 印刷
科学出版社发行　各地新华书店经销
*
2021年1月第　一　版　开本：720×1000　1/16
2023年8月第七次印刷　印张：15
字数：268 000

定价：88.00元
（如有印装质量问题，我社负责调换）

编者名单

主　编　徐鑫芬　熊永芳　余桂珍

副主编　罗碧如　田瑞华　陈　红　陈小荷　王　芳
　　　　张宏玉　陈改婷　马冬梅　黄　群

编　委（以姓氏汉语拼音为序）

陈　红　湖南中医药大学第一附属医院
陈改婷　邯郸市中心医院
陈小荷　深圳市人民医院
何菁菁　四川大学华西第二医院/华西妇产儿童医院
黄　群　上海交通大学医学院附属国际和平妇幼保健院
黄伟嫦　东莞市第八人民医院（东莞市儿童医院）
李灵格　河北省中医院/河北中医学院第一附属医院
林　蓉　浙江大学医学院附属妇产科医院
刘　军　北京大学第一医院
陆红梅　浙江大学医学院附属妇产科医院海宁分院/
　　　　海宁市妇幼保健院
罗碧如　四川大学华西第二医院/华西妇产儿童医院
罗晓菊　四川省妇幼保健院
马冬梅　浙江大学医学院附属妇产科医院
聂巧乐　北京悦迪孕产
彭　政　广东省助产协会
沈　健　广州医科大学附属第三医院
沈　莺　上海交通大学医学院附属国际和平妇幼保健院
宋传旭　深圳是源医学科技有限公司
田瑞华　首都医科大学附属北京佑安医院
田燕萍　浙江大学医学院附属妇产科医院
屠　蕾　上海市长宁区妇幼保健院
王　芳　浙江大学医学院附属妇产科医院
王　虹　浙江大学医学院附属妇产科医院

王永红　四川大学华西第二医院 / 华西妇产儿童医院
夏华安　广州医科大学附属第三医院
熊永芳　湖北省妇幼保健院
徐鑫芬　浙江大学医学院附属妇产科医院 / 海宁市妇幼保健院
杨明晖　昆明医科大学第一附属医院
杨晓敏　上海交通大学医学院附属国际和平妇幼保健院
余桂珍　东莞市妇幼保健院
岳彩虹　解放军总医院第五医学中心
翟巾帼　南方医科大学护理学院
张　慧　浙江大学医学院附属妇产科医院
张宏玉　海南医学院
赵红梅　浙江中医药大学附属第一医院
周　临　浙江大学医学院附属杭州市第一人民医院
周晨慧　广东医科大学

目　录

视频目录

（请扫二维码看视频）

一、三维分娩机制

二、导乐陪伴分娩

三、芳香疗法

四、呼吸减痛法

五、哺乳体位

侧卧式

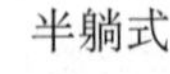
半躺式

橄榄球式

摇篮式

第1章

正常分娩临床实践指南

一、目的

本指南旨在规范助产人员在正常分娩临床实践中的助产技术，降低母婴并发症、提高正常分娩率和产妇生活质量，更好地为孕产妇及新生儿提供优质服务。

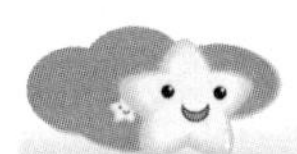

解读

本指南内容涵盖了整个正常分娩过程，从临产开始到分娩后2小时的临床照护。此实践指南适用于助产相关人员。本指南所指的正常分娩是指妊娠满37周至不满42周期间，分娩自然发动，产程正常进展，整个分娩过程处于低危状态，胎儿以头位自然娩出。世界卫生组织（WHO）推荐的《正常分娩临床实用指南》中，将正常分娩定义如下：分娩自然发动，从分娩开始到整个分娩生产过程都保持低风险（无并发症），胎儿在妊娠第37周至足月42周经头位自然娩出，分娩后产妇和新生儿状态良好。正常分娩可分为第一产程（宫口扩张期）、第二产程（胎儿娩出期）和第三产程（胎盘娩出期）。

二、内容

1．分娩期照护

分娩是整个生育过程中最关键的时期。分娩的全过程称为总产程，是指胎儿及其附属物从临产开始至全部从母体娩出的过程。临床上按不同阶段的特点，将其分

2014年，中华医学会妇产科学分会产科学组专家们在综合国内外相关领域文献资料的基础上，结合美国国家儿童保健和人类发育研究所、美国妇产科医师协会（ACOG）、美国母胎医学会等提出的相关指南及专家共识，推出了《新产程标准及处理的专家共识（2014）》（以下简称《新产程》），对产程标准及处理进行了一些修订。

为三个产程，并对三个产程进行了速度和时限规定。随着产科学和助产学的发展，以及大量的观察和研究发现，这些规定并不科学，且在不同程度上干扰了分娩的自然进程。助产人员需要在今后的临床实践中建立正确的分娩理念，相信孕妇和胎儿的内在智慧和天赋本能，帮助孕妇建立自然分娩的信心，为促进母婴安全，获得良好的分娩结局提供高水平、高质量、有效的人性化助产照护。

（一）第一产程

第一产程又称宫口扩张期，指临产开始直至宫口完全扩张即宫口开全（10cm）为止，分为潜伏期和活跃期。第一产程起点确定关键在于临产的诊断。临产开始的标志为规律且逐渐增强的子宫收缩，持续30秒或以上，间歇5～6分钟，同时伴随进行性宫颈管消失、宫口扩张和胎先露下降。医务人员应根据其产程进展进行个体化护理，产程中对母胎情况的观察和评估远比以时间定义更为重要，应减少以缩短产程为目的的医疗干预。同时也应告知孕妇，宫口扩张是一个渐进的过程，产程持续时间个体差异较大。

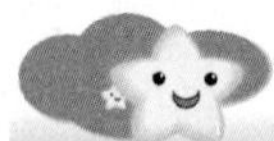

解 读

目前第一产程的持续时间没有确定标准，产妇间个体差异很大:《新产程》和《妇产科学》（第9版）中均提出初产妇潜伏期一般不超过20小时，经产妇不超过14小时，但就活跃期的起始点存在不同的意见，《新产程》提出无论初产妇还是经产妇，宫口从4cm扩张至5cm可能需要6小时以上，从5cm扩张至6cm可能需要3小时以上，初产妇和经产妇的产程在宫口扩张至6cm以前基本一致，因此，提出将宫口扩张至6cm作为活跃期的起始点;《妇产科学》（第9版）中则提出产妇可在宫口开至4～5cm即进入活跃期，最迟至6cm才进入活跃期，因此提出活跃期从宫口开大4～6cm起始;WHO的《产时管理改进分娩体验（2018）》则认为宫口扩张至5cm之前，产程一般不会自然进入加速期，对于自然临产的孕产妇，将活跃期宫口扩张速度低于1cm/h（即产程图上的警戒线）作为判定其可能发生不良分娩结局的标准是不准确的，因此不推荐将此作为判断产程进展正常与否的标准，亦不可将此作为产科干预的常规指征。综上所述，如果母胎状况良好，宫口仍有

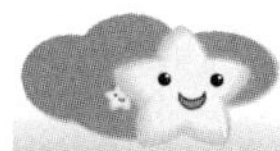

进展，产程持续时间在规定范围内，不推荐在活跃期前采用医疗干预加速产程进展（如使用缩宫素加强宫缩或行剖宫产）。

1. 评估

（1）快速评估：生命体征、胎心、宫缩、胎位、阴道出血。

（2）基本情况评估

1）一般情况评估：包括年龄、身高、体重、步态、营养状况及皮肤弹性等。

2）临床表现：包括宫缩开始的时间、频率和强度；有无破水，若已破水，则询问并记录破水的时间，羊水量、性状、颜色和气味；有无阴道出血，若有出血，则询问并记录出血的时间、量、色、性状及伴随症状，同时，要评估胎动情况和产妇最关心的问题。

3）历次检查记录：预产期、妊娠周数、本次妊娠经过、RPR 监测情况（梅毒快速检测）/ 血红蛋白检查结果 / 破伤风免疫状况 / HIV 检查情况。重温或制订分娩计划或与产妇讨论分娩相关事宜，如陪产、延迟结扎脐带、新生儿肌肤接触与母乳喂养等。

4）既往妊娠史：妊娠次数 / 分娩次数；既往剖宫产、产钳或胎吸史，或其他并发症，如产后出血、会阴Ⅲ度裂伤等。

（3）专科情况评估

1）胎心：胎心率是产程中极

对新入室产妇进行快速评估，包括产妇的生命体征、胎心、宫缩、胎方位、羊水及阴道出血情况，以快速判断是否存在产科高危或急症情况，以便进行紧急处理。当排除或紧急处置产科高危急症后，建议对产妇进行全面的基本情况评估，包括产妇的一般情况、临床表现、本次妊娠历次检查记录及既往妊娠史。在第一产程管理过程中，对产妇的专科情况进行持续动态评估，包括胎心、宫缩、产程进展、疼痛及心理社会支持系统，以便及时发现异常情况。

产程中胎心监测模式与胎儿 pH、Apgar 评分及胎儿死亡密切相关。第一产程中进

为重要的观察指标。正常胎心率为 110 ~ 160 次 / 分。

A. 听诊：潜伏期 60 分钟听诊 1 次，活跃期 30 分钟听诊 1 次。在宫缩后听诊胎心并计数 1 分钟。此法仅获每分钟胎心率，不能分辨胎心率变异、瞬间变化及与宫缩、胎动的关系。

B. 胎儿电子监护：能连续评估胎心率变化及其与宫缩和胎动的关系，能较准确判断胎儿在宫内的情况，但可能出现假阳性，并限制活动，不主张在产程中持续监护。

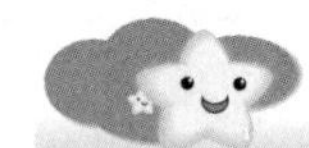

解读

行胎心监测的常用方法有多普勒胎心听诊仪、胎心听诊器和胎儿电子监护。

胎儿电子监护（electronic fetal monitoring，EFM）能连续评估胎心率变化及其与宫缩和胎动的关系，早期大量的非随机回顾性临床研究提示，与间断性听诊胎心相比，产时持续 EFM 使胎儿和新生儿死亡率降低。但目前最新循证医学显示，没有研究证据表明产程中持续 EFM 在改善围生儿预后方面优于间断胎心听诊，而且持续 EFM 会限制产妇活动，影响产程进展，因此，对于低危孕妇推荐采用间断胎心听诊，当进行间断听诊时，应至少听诊 60 秒，包括宫缩的前、中、后，如间断听诊发现异常，应立即行 EFM。对于高危孕妇，可根据情况适当增加听诊频率，而是否进行持续 EFM，应根据医疗机构情况及患者病情决定；若医疗机构情况允许，当低危产妇产程中出现高危因素时，如可疑感染、胎粪污染、伴有活动性阴道出血等情况，建议持续 EFM。

产程中一旦胎膜破裂，建议立即听诊胎心，观察羊水颜色、性状和流出量，并行阴道检查是否出现脐带脱垂，同时做好记录。并建议产程中对破膜者动态观察羊水变化，结合胎心情况，及时发现胎儿窘迫的早期表现。

2）宫缩：子宫收缩作为分娩监护的重要指标，贯穿于整个分娩过程。

A. 观察：观察宫缩时孕产妇的面部表情、呼吸、呻吟、紧张、

在分娩过程中，准确监测产妇子宫收缩活动对评估母亲和胎儿状况至关重要，尤其是结合子宫收缩活动的 EFM 可以用来评价胎儿的宫内储备能力，但目前对于宫缩的准确评估和判断尚缺乏统一的金标准。

屏气用力等。

B. 腹部触诊：了解宫缩持续时间、间隔时间和强度。

C. 胎儿电子监护：可直观看出宫缩强度、频率和持续时间，是反映宫缩的客观指标。

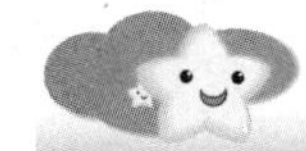

解读

对子宫收缩活动的监护技术目前主要分为内监护和外监护两种，内监护由于具有侵入性，有导致宫内感染的风险，不建议对低危产妇实施宫内监护。就外监护方法而言，目前临床上广泛使用的方法有观察法、腹部触诊法和分娩力描记法（TOCO）。观察法主要通过观察宫缩时孕产妇的面部表情、呼吸、呻吟、紧张、屏气用力等表现判断宫缩强度；腹部触诊法通过观察者将手掌放置于宫体来了解宫缩的持续时间、间隔时间和强度。但此两种方法易受个人感知影响，个体差异性大，并且这两种方法均只能提供宫缩频率和宫缩持续时间的相关信息，而无法准确量化宫缩强度。TOCO 作为临床上最为常用的子宫收缩活动监测技术，可用于产前和产时的宫缩活动监测，但该方法是通过外部宫缩探头间接地测量宫缩压力变化，其检测结果会受多种因素影响，如 TOCO 探头的放置位置和皮下脂肪厚度；此外，宫内胎儿运动、母亲呼吸、探头绑缚的松紧程度及孕产妇的体重指数（body mass index，BMI）等也会影响检测结果的准确性。

3）产程进展：与产程时长、分娩结局及新生儿结局密切相关，是产科医生、助产士乃至产妇自身最为关注的项目之一。

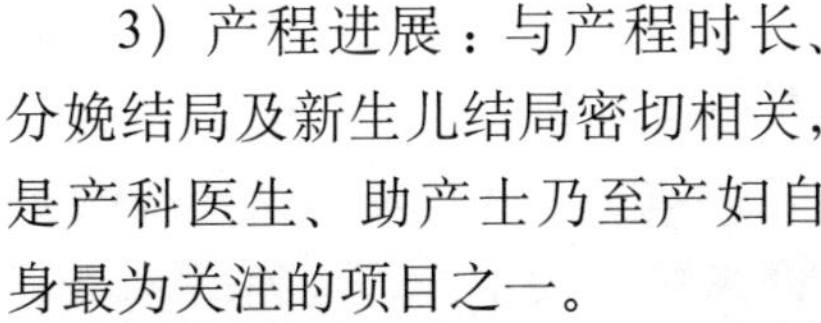

A. 观察：观察产妇阴道血性分泌物、出血或流液的量和性状及会阴膨隆情况等。

B. 阴道检查：监测产妇的宫颈管位置、长度、软硬度、容受度，

临床上目前常采用观察法和阴道检查法对产程的进展进行监测与评价。观察法主要通过观察产妇阴道血性分泌物、出血或流液的量和性状、会阴的膨隆情况及程度进行产程进展的监测及评价；阴道检查是分娩过程中较为常用的产程进展评判方法，通过阴道检查可监测产妇软产道的多项内容，包括宫颈管位置、长度、软硬度、容受度，宫口扩张程度及宫颈是否水肿等，

宫口扩张程度及宫颈是否水肿等，胎头下降程度及胎方位，胎头与骨盆适应度，是否存在脐带先露或脱垂，胎膜完整性。

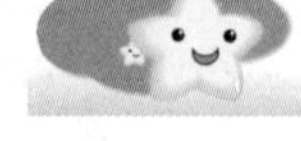

并可探查胎头下降程度及胎方位、胎头与骨盆适应度、是否存在脐带先露或脱垂、胎膜完整性等。观察法仅提供粗略性的判断，并取决于观察者的经验评判，能够获取产妇的产道及胎先露与骨盆适应性的信息量较少；阴道检查法相对准确，能够获取的信息量较多，但对于产妇而言，可因其为侵入性操作造成一定的不适感及恐惧心理，如检查次数过多，有增加感染的风险。因此对于低危孕产妇，如产程进展顺利，在整个产程过程中应当限制阴道检查的次数，给予产妇促进产程进展的适宜技术和持续性精神支持，第一产程以观察法为主，当产妇出现宫口开大迹象或出现产程进展停滞迹象时，酌情行阴道检查。

4）疼痛

A. 观察：面部表情及其他应对行为。

B. 测量：疼痛程度，选用合适的测评工具，如数字评分法、文字描述评定法、面部表情疼痛评定法等。

分娩疼痛是一种被认为可接受的、无须医疗干预的生理疼痛，但越来越多的女性都希望在分娩过程中进行疼痛管理，以提高分娩体验。对疼痛的评估方法有很多，目前临床上常用的方法有观察法和使用测量工具法：观察法主要通过观察产妇的面部表情及其他应对行为进行疼痛评估；使用测量工具法主要通过使用如数字评分法、文字描述评定法、面部表情疼痛评定法等测量工具来评估产妇的疼痛程度。

5）心理社会支持

A. 沟通与观察：与孕产妇交流，观察其有无焦虑不安、恐惧等。

B. 测量：用心理评估工具，如状态 - 特质焦虑问卷等。

由于产房陌生的环境和人员、分娩的疼痛、对分娩结局的未知，孕妇可表现出焦虑、恐惧，表现为反复询问产程及胎儿情况，或大声喊叫等。医护人员可通过与孕妇交流、观察孕妇的行为如身体的姿势是放松还是紧张、询问睡眠及饮食情况、观察其尖叫或沉默表现等评估孕妇的心理

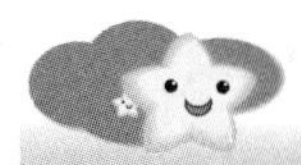

状况，也可用心理评估工具，如通过状态-特质焦虑问卷评估孕妇的心理状况。

2. 照护　助产士应规范管理产程，加强产程中对母胎的监测，提供人文关怀，实施镇痛措施，促进产妇舒适，减少不必要的医疗干预。

（1）一般照护

1）生命体征监测：每 4 小时监测一次。

2）饮食指导：不限制饮食，鼓励适量摄入易消化食物。

3）卫生指导：保持会阴部清洁。有阴道出血、流液的产妇，建议每日擦洗会阴 2 次，及时更换产褥垫。

4）排尿：及时排空膀胱，促进产程进展，提高舒适度，每 2 小时提醒产妇排尿。

5）活动与休息：不限制体位，提高产妇舒适度。产妇需要休息和睡眠时，保持环境安静、暗光、温暖及私密。鼓励产妇离床活动，不要长时间仰卧在床上。

6）心理社会支持：提倡陪伴分娩，给予支持性照护，不要让产妇独处一室。

产妇的精神心理因素是影响分娩的四大因素之一，且受众多因素影响，当产妇出现恐惧、紧张、焦虑等负性情绪时，体内的儿茶酚胺类升高，其可抑制缩宫素的作用，导致宫缩乏力、宫口扩张缓慢、胎头下降受阻、产程延长等。Barbara 在 *Gentle Birth Choices* 一书中指出温柔分娩包括一个安心的环境，自由走动、宁静的氛围，柔和的光线，持续的分娩支持等多种要素。现在越来越多的研究显示温柔分娩有助于疏导产妇的焦躁情绪，避免负面情绪的刺激，这对于减少母婴不良结局、促进自然分娩具有积极作用。产程中孕妇可根据意愿采取舒适的体位，有研究表明，在第一产程中，行走和直立的姿势可以缩短分娩时间，降低剖宫产的风险，减少硬膜外麻醉的需要。产程中的入量管理对于产程的进展和分娩结局也有着重要的作用，近代研究显示，低危产妇在产程中应当提倡不限制经口进食，可以口服利于消化且能快速提供能量的饮食，助产相关人员应当加强对产妇的评估和监测，选择适当的方式进行入量管理。

（2）专科照护

1）胎心：胎心率＜ 110 次 / 分或＞ 160 次 / 分时，指导产妇左侧卧位或变换体位、吸氧，动态监测胎心变化，必要时寻求帮助。

目前尚无直接证据证明最合适的阴道检查频率，对于低危产妇建议 4 小时进行 1 次阴道检查，若母胎状态良好，可采用观察法，适当延长检查间隔时间或减少检查次数，以提高产妇的分娩体验；如产妇

2）宫缩：发现宫缩乏力或过强时，分析原因并对症处理。减少环境干扰；让产妇变换体位、休息；若出现病理性缩复环，应及时通知医生处理。

3）产程进展：每4小时进行1次阴道检查。若母胎状态良好，可适当延长检查间隔时间或减少检查次数。

4）胎膜：不主张产程中常规人工破膜。一旦胎膜破裂，应立即听诊胎心，并观察羊水性状和流出量，并行阴道检查以确定是否出现脐带脱垂，同时记录。对于破膜者，产程中应动态观察羊水变化，结合胎心情况，及时发现胎儿窘迫的早期表现。

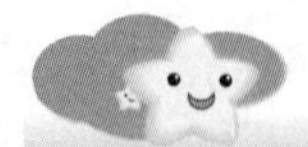

解读

出现会阴膨隆、阴道血性分泌物增多等怀疑宫口开大的表现时，建议随时行阴道检查。若发现活跃期有延长趋势或停滞者，建议酌情行阴道检查，及时查找原因，通知医生确定下一步处理方式。

一项大样本量（n=752）的随机对照研究比较了早期人工破膜组和期待处理组孕妇的剖宫产率和新生儿结局，差异均无统计学意义。另一项研究显示尽管人工破膜可适度缩短产程，但人工破膜组孕妇中，可因更频繁的异常胎心减速和胎儿监护异常而行剖宫产术，因此，提出早期常规人工破膜会增加因胎心监护异常导致的剖宫产率。有系统综述对人工破膜组与对照组孕妇的第一产程时长、剖宫产率、母亲舒适度、新生儿5分钟Apgar评分＜7分者的比例分别比较，差异均无统计学意义，因此不推荐常规进行人工破膜。

5）疼痛：鼓励采用非药物方法减轻分娩疼痛，如陪伴、呼吸、按摩、热敷、热水淋浴或池浴、催眠、经皮电神经刺激疗法（TENS）、针灸等。必要时可采用药物或麻醉镇痛。

6）体位：鼓励产妇采取自觉舒适的任何体位，并提供必要的支持工具，如床栏、分娩椅/凳或分娩球、软垫等。

目前较常用的分娩期疼痛的应对方法主要有非药物镇痛和药物镇痛两大类，非药物镇痛根据其原理不同又可分为三大类：①对产妇身体实施干预的镇痛技术，如分娩球、自由体位、按摩、热疗、冷疗、水疗、经皮电神经刺激、针刺镇痛、皮内水注射法等；②产妇心理支持疗法，如呼吸减痛法、陪伴分娩、催眠分娩等；③营造舒适分娩环境法，如音乐疗法、芳香疗法、家化分娩等。非药物镇痛的选择性在不同的环境和指导下会有很大的不同，目前现有的研究显示，非药物镇痛的方法能缓解分娩不适，减轻疼痛，提高产妇的临产分娩体验，

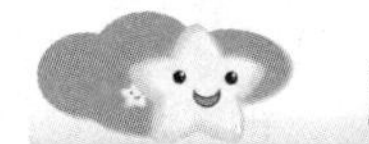

对人体基本不构成伤害。药物镇痛主要又可分为阿片类药物镇痛和硬膜外分娩镇痛。研究显示尽管阿片类药物在分娩过程中能够缓解疼痛，但存在一定的副作用，如嗜睡、恶心、呕吐、新生儿呼吸抑制等；硬膜外分娩镇痛对于有效缓解分娩引起的不适感的证据目前仍较为有限，但其对缓解手术相关疼痛的效果是确切的，因此将硬膜外镇痛视为分娩镇痛的一种推荐手段。ACOG 的《2019 产科镇痛和麻醉实践指南》中明确指出，椎管内麻醉分娩镇痛不会增加剖宫产率、不会延长第一产程时间，医务人员不可因此顾虑暂停分娩镇痛的实施，并提出在没有医疗禁忌的情况下，产妇的镇痛请求就是一个充分的医疗指征，但与阿片类药物镇痛相比，椎管内麻醉分娩镇痛需要更多的资源和管理，以预防不良反应的发生。鉴于上述各类镇痛方法的利弊，WHO 在《产时管理改进分娩体验（2018）》中指出，产时照护模式对产妇缓解疼痛具有强有力的影响，产妇对药物镇痛的需求可能受其对疼痛的了解程度和疼痛应对方法的掌握情况影响，助产相关人员应向产妇介绍疼痛缓解方案及其优缺点，在产妇充分了解的前提下，共同讨论制订分娩期疼痛管理方案。但对于使用椎管内麻醉分娩镇痛者，必须具备连续生命体征监护，包括心率、脉搏血氧饱和度的连续实时监测，以及血压、体温的间断监测，同时监测胎心和宫缩状态，并动态评估产妇疼痛评分及下肢肌力，发现异常及时通知麻醉科。

（二）第二产程

第二产程又称胎儿娩出期，指从宫口开全至胎儿娩出的全过程。未实施硬膜外分娩镇痛者，初产妇不超过 3 小时，经产妇不超过 2 小时；实施硬膜外分娩镇痛者，可在此基础上延迟 1 小时，即初产妇最长不应超过 4 小时，经产妇不应超过 3 小时。对于严格限制第二产程时限，一直存在争议。本指南仍强调产程中对母胎情况的观察和评估，远比以时间来定义更为重要。

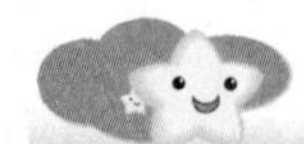

解读

关于第二产程延长，WHO 和英国国家卫生和临床技术优化研究所（NICE）认为初产妇≥ 3 小时，经产妇≥ 2 小时，即可诊断第二产程延长；ACOG 认为初产妇≥ 3 小时、经产妇≥ 2 小时（有椎管内麻醉时分别为 4 小时和 3 小时）即可诊断为第二产程延长。而我国既往诊断第二产程延长为初产妇第二产程≥ 2 小时（椎管内麻醉者≥ 3 小时），经产妇第二产程≥ 1 小时(椎管内麻醉者≥ 2 小时)。目前根据《新产程》，第二产程延长的诊断标准。

（1）对于初产妇，如行硬膜外阻滞，第二产程超过 4 小时，产程无进展（包括胎头下降、旋转）可诊断为第二产程延长；如无硬膜外阻滞，第二产程超过 3 小时，产程无进展即可诊断。

（2）对于经产妇，如行硬膜外阻滞，第二产程超过 3 小时，产程无进展（包括胎头下降、旋转）可诊断为第二产程延长；如无硬膜外阻滞，第二产程超过 2 小时，产程无进展即可诊断。

对进入第二产程的产妇应快速评估，包括产妇的生命体征、胎心、宫缩、胎位、胎头下降程度、会阴体、羊水及阴道出血情况，以快速判断是否存在产科高危、急症或即将分娩等情况，以便进行紧急处理。当排除或紧急处置产科高危急症后，对母胎情况应进行综合评估，在第二产程管理过程中，对产妇进行持续动态评估，包括胎心、宫缩、产程进展、用力情况及心理社会支持，以便发现问题及时处理，并应给予支持和鼓励。

1. 评估

（1）快速评估：生命体征；胎心；宫缩；阴道出血；急危征象。

（2）专科情况评估

1）胎心：正常胎心率 110 ～ 160 次 / 分。

2）宫缩：宫缩持续时间、间隔时间和强度、自主用力情况。

3）产程进展

A. 观察：会阴膨隆程度及胎头拨露情况；阴道出血的量及性状。

B. 阴道检查：胎头下降程度及胎方位，胎头与骨盆适应度。

4）会阴：会阴体长度、弹性，有无瘢痕、疣，是否有水肿、炎症。

5）心理：通过交谈，了解孕妇有无强烈的无助和恐惧感。

2. 照护　助产人员应严密观察产程并监测母胎状况，指导孕妇正确使用腹压，尽最大努力给予支持、鼓励和照护，以促进产程进展，协助胎儿娩出。

（1）一般照护

1）生命体征：每小时监测一次，若血压升高，应增加测量次数并给予相应处理。

2）饮食：不限制饮食，鼓励适量摄入流质和半流质食物或液体。

3）排尿：及时排空膀胱，必要时导尿。

4）体位与休息：不限制体位，提供支持工具，提高产妇舒适度。在孕妇需要休息时，保持环境安静、温暖及私密。不主张第二产程一直躺在产床上。

5）心理社会支持：持续陪伴，不能让产妇独处一室。

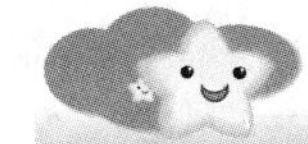

解读

进入第二产程后，胎头下降是助产士的重点观察内容，而影响胎头下降的因素包括是否达到有效子宫收缩、膀胱是否充盈、产妇屏气用力是否正确、产妇配合意愿是否良好、产力是否充足、胎方位是否适宜、骨盆出口是否有影响等。还需评估产妇的精神状况，并协助产妇进食进饮，补充能量。除每 5 ~ 10 分钟记录子宫收缩、胎心情况外，每小时还需监测血压、脉搏、血氧饱和度、胎头拨露情况，每 2 小时评估膀胱充盈情况，胎头下降异常时，每小时行阴道检查，查找原因，对症处理。

WHO 提出，自由体位分娩作为促进自然分娩的措施之一，可使产妇更舒适，更符合生理体位，更有利于胎头下降。在低危孕产妇中，产妇可根据自己的喜好和舒适程度来采取不同的体位去分娩。传统的体位为膀胱截石位，此体位仅方便助产人员的操作和观察；现代分娩体位则以增加产妇舒适度和促进胎头下降为主，在安全性和操作方便程度方面不如传统体位。建议此阶段可根据产妇的舒适度不断调整体位，可自由选择卧、走、立、坐、跪、趴、蹲等符合生理体位的姿势，采用多体位变换来进行屏气用力，比仰卧位更能促进胎

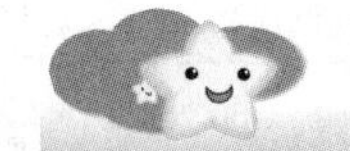

头下降，也更为舒适。每个体位时间不可过长，以产妇可持续的时间为主，一般每20～30分钟可变换一次体位，最长不超过30分钟，时间过长会造成产妇局部不适感或疲劳。此阶段，应给予持续性陪伴，鼓励和支持产妇，不能让产妇独处一室。

(2) 专科照护

1) 胎心：每5～10分钟听诊1次，在宫缩后听诊，胎心率<110次/分或>160次/分时，指导产妇左侧卧位或变换体位、吸氧，动态监测胎心变化，必要时寻求帮助。

2) 宫缩：密切观察，发现宫缩乏力或过强时，及时处理。

3) 产程进展：若宫口开全后2小时仍未分娩，寻找原因，对症处理。

在第二产程中，因子宫收缩的强度、频率相较于第一产程更为紧密和增强，1～2分钟一次，每次持续时间可达1分钟，可影响胎盘血流，易造成胎儿宫内窘迫，所以要密切监测胎心变化。低危产妇可行间断胎心听诊，每5～10分钟听诊一次胎心，并且在子宫收缩过后进行，每次听诊时间为60秒，高危产妇需连续进行胎心监护，故在医疗条件允许的情况下，仍推荐连续胎心监护。在此阶段，助产士还应严密观察宫缩，不仅要警惕强直性子宫收缩和病理性缩复环，还需注意有无继发性子宫收缩乏力的表现。缩短第二产程应该取决于母胎的监测情况和产程的进展，如果母胎情况良好，胎头有下降，则没有干预的指征，然而，如果初产妇第二产程超过3小时，经产妇第二产程超过2小时，需要采取干预措施尽快娩出胎儿。通常情况下，初产妇第二产程超过1小时，胎头下降不理想，应关注产程进展，必要时给予干预措施，超过2小时，无论是否有硬膜外分娩镇痛，都必须要全面评估，决定下一步处理方案，而不是盲目等待。

4）情感支持：给予鼓励性的语言，避免使用负性词汇；握住孕妇的手，让其感受到强有力的支持和关爱。

5）指导用力：宫缩时允许孕妇向下用力（自发性）。如果自发用力 30 分钟，会阴仍未开始变薄，应做阴道检查，评估宫口是否开全；若未开全则等待，指导孕妇呼吸，勿向下用力。当孕妇用力不当、胎头下降缓慢时，要积极寻找可能的原因，鼓励孕妇改变体位，切不可操之过急，滥用腹压。

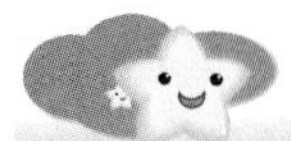

解读

在第二产程中指导产妇如何正确屏气用力是决定产妇能否自然分娩的关键措施之一。传统的观念认为，宫口开全后应立即指导产妇屏气用力，而屏气的时间越长越有利于胎头下降，其指导方式是一旦出现子宫收缩即竭尽全力向下用力，持续时间至少 10 秒以上，换气再用力直至本次子宫收缩结束。现代分娩观点认为，应指导产妇延迟屏气用力，即初产妇宫口开全后 5 ～ 30 分钟如未出现自主屏气感，不需鼓励产妇屏气用力，产妇可休息或改变各种体位，最长可等待至 1 小时后，采取措施指导产妇自主用力。随着使用硬膜外分娩镇痛技术的产妇日益增多，诸多产妇自觉宫口开全初期无反射性自主用力屏气感，而宫口开全后即开始用力往往会出现指导用力后效果不佳，产妇因体力过早、过多消耗而出现疲劳或胎心异常等现象。有证据表明，第二产程延迟用力虽然会使产程稍微延长，但会增加自然分娩的可能性。通过对分娩镇痛孕妇的延迟用力和立即用力进行比较发现：延迟用力组的孕妇产程延长约 1 小时，但是第二产程中屏气用力所耗的时间却缩短了。延迟用力可能会增加阴道分娩率，对社会因素剖宫产、阴道器械助产、产钳、会阴裂伤、会阴切开、产后性交困难和大便失禁几乎无影响。对围生儿结局的影响还需要更多的证据来支持。但是延迟用力会增加产程中的监护和护理，由此增加相关的费用。宫底加压协助胎儿娩出主要的风险是子宫及其他器官的破裂和损伤，因此，第二产程禁止宫底加压协助用力。

（3）接产

1）体位：避免仰卧膀胱截石位，鼓励孕妇选择感觉舒适的体位分娩，如侧卧位、俯卧位、半坐卧位或站位、蹲位、坐位等，鼓励家属陪伴。

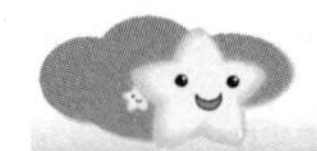

解读

在第二产程中，不强迫孕妇采用某一种特定的体位，推荐根据孕妇的意愿，鼓励孕妇采用自觉舒适的自由体位，首推直立位。常用的直立体位包括坐位（孕妇坐在床上或坐在倾斜度大于45°的床上）、蹲位（独立蹲下或者使用蹲杆或产垫）、半卧位（身体轴45°倾斜或更大斜度倾斜）、膝位（直立、靠在床头或者由其他人搀扶着），卧位包括截石位、侧卧位（左侧或右侧）、Trendelenburg 位（头低足高位）、膝-肘位（四肢着地位，躯干轴线保持在水平方向）。

采取自由体位分娩时，医护人员应该密切关注胎儿的安危情况，如果某些体位影响了医护人员对胎儿宫内情况的监测，则应该告知孕妇，并换用另一种体位分娩。

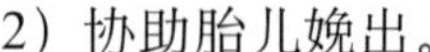

2）协助胎儿娩出。

3）将新生儿放在产妇腹部进行肌肤接触，实施延迟断脐（待脐带停止搏动或胎儿娩出后1～3分钟），并注意保暖，不要因急于称体重、戴腕带、盖足印等而中断肌肤接触。

母婴早期皮肤接触是很重要的。从心理学来说，这可以刺激母亲和婴儿结识对方。婴儿出生后会有细菌移入身体，他们接触母亲皮肤的细菌会保护他们不被致病细菌侵入。婴儿出生1小时内的早吸吮/哺乳应被鼓励（世界卫生组织/联合国儿童基金会），这可加强母亲子宫收缩而减少产后出血。

对于足月儿，延迟断脐的主要优势是6月龄时婴儿铁储备较高。在艾滋病高发区工作的医务人员对延迟断脐表示关切，在胎盘部分剥离时，剥离部分的胎盘可能暴露于母血中，由此可能导致微量的母体血传播给胎儿。目前没有证据表明，延迟断脐会增加母婴之间HIV传播的可能性。妊娠期母血主要通过绒毛间歇进行交换，

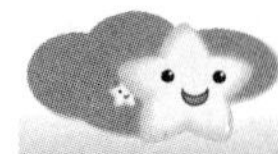

解读

在分娩前发生母婴之间传播的风险较小。剥离的胎盘不会增加母血的暴露，不会破坏胎儿 - 胎盘循环。因此，已证明的延迟断脐 1 ～ 3 分钟的益处大于理论的、未被证明的坏处，无论孕妇是否合并 HIV 感染，均推荐延迟断脐。

4）防止会阴严重撕裂伤：实施适时适度保护会阴。在充分评估产妇会阴情况、胎心、胎儿大小及胎头下降速度后，决定开始保护会阴的时间和力度；控制胎头娩出速度：在宫缩间歇期轻轻用力，缓慢娩出胎头；不要急于娩肩，等待下一次宫缩时自然娩出；避免外力腹部加压。

推荐在第二产程中，根据孕妇的意愿和实际条件，采用某些能减少会阴损伤和利于自然分娩的措施（如会阴按摩、会阴热敷、会阴保护）。有证据表明，会阴按摩（助产士把润滑的两个手指放入孕妇阴道内，朝着直肠方向向下按压阴道，然后向两侧移动手指）对保持会阴完整有帮助，会减少严重会阴撕裂的风险。轻柔的会阴按摩会减少会阴Ⅲ、Ⅳ度裂伤，"hands-on"手法可能减少会阴Ⅰ度裂伤。有证据表明，会阴热敷可以减少会阴Ⅲ、Ⅳ度裂伤，但是对保持会阴完整性、会阴切开、会阴Ⅰ～Ⅱ度裂伤的意义尚不明确。会阴保护与不保护在保持会阴完整方面的差异并无统计学意义，但是不保护会阴会增加会阴Ⅰ度裂伤的风险。其他远期并发症和围生儿相关的证据尚不明确。自然分娩的孕妇不推荐常规会阴切开或者不限制的会阴切开。

不推荐在第二产程时宫底加压协助胎儿娩出。宫底加压协助胎儿娩出主要的风险是子宫和其他器官的破裂和损伤，但这种情况即使发生了，文献中也很少报道。关于这方面研究的证据质量较低。

5）预防产后出血：于胎儿前

2013 年的一项系统评价证实了仅使用

肩娩出后给产妇肌内注射 10U 缩宫素。

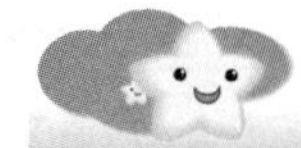

缩宫素的价值，该研究比较了第三产程预防性使用缩宫素与不使用子宫收缩剂，缩宫素组显示产后出血显著减少及对治疗性子宫收缩剂的需求显著减少。关于缩宫素和麦角新碱之间比较的研究较少，麦角新碱和缩宫素具有相似的预防产后出血的作用。原发性高血压患者禁用麦角衍生物，选用麦角衍生物预防产后出血时应谨慎，避免未经筛选的人群使用麦角衍生物。口服米索前列醇（600μg）是预防产后出血的有效药物，然而，考虑到与米索前列醇相比，缩宫素在预防产后出血方面的相对益处，以及与缩宫素相比，米索前列醇的不良反应较大，指南将口服米索前列醇作为二线用药推荐。

6）新生儿护理：详见“Ⅱ．分娩后 2 小时照护”。

7）具体操作步骤，详见“Ⅲ．附件”中的“正常接产技术操作”。

（三）第三产程

第三产程又称胎盘娩出期，从胎儿娩出后开始，至胎盘胎膜娩出，需 5 ~ 15 分钟，不应超过 30 分钟。新生儿娩出后，应正确处理，并进行 Apgar 评分；胎盘娩出后应仔细检查是否完整；分娩结束后应检查软产道有无损伤；积极预防产后出血。

第三产程的临床表现为胎儿娩出后，宫底降至脐下，产妇稍感轻松。宫缩暂停数分钟后再次出现，促使胎盘剥离，此时子宫容积突然变小，胎盘与子宫壁错位剥离，胎盘后血肿形成，子宫继续收缩使胎盘完全剥离而娩出。第三产程并不算是一个独立的阶段，而是之前的状态（分娩过程）和之后即将发生的过程（控制出血和子宫恢复至妊娠前状态）的一种延伸状态。

1. 评估

（1）快速评估：生命体征、阴道出血、宫缩、心理和情感状态、

产妇生命体征准确评估决定了在紧急情况下产妇对出血、创伤等的耐受能力，有条件的医院应及时行床旁心电监护，便

急危征象。

(2) 专科情况评估

1) 宫缩：触诊子宫收缩强度。

2) 阴道出血：正确评估出血量、速度及有无凝血块。

3) 计时：第三产程从胎儿娩出开始计算。

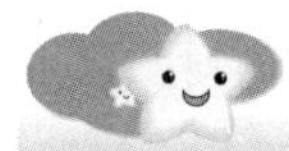

解读

于动态观察病情；第三产程时间的长短及是否发生并发症与胎盘剥离时间及子宫收缩能力密切相关。因此，如超过正常时限仍无胎盘剥离征象且出血不多，不应强行剥离胎盘，警惕可能胎盘植入，必要时应立即行床旁 B 超检查；在胎盘娩出前后均需评估子宫收缩，警惕宫缩乏力导致产后出血。

4) 胎盘剥离征象

A. 宫体变硬呈球形，下段被扩张，宫体呈狭长形且被推向上，宫底升高达脐上。

B. 剥离的胎盘降至子宫下段，阴道口外露的一段脐带自行延长，接产者用手掌尺侧在产妇耻骨联合上方轻压子宫下段时，宫体上升而外露的脐带不再回缩。

C. 阴道少量出血。

产后出血是孕产妇死亡的主要原因，积极正确地处理第三产程能有效降低产后出血量及降低产后出血的危险度。积极的第三产程处理包括预防性使用子宫收缩剂、延迟钳夹脐带、控制性牵拉脐带及预防性子宫按摩等一系列的处理和照护。控制性牵拉脐带（controlled cord traction，CCT）能帮助胎盘快速娩出，但目前没有充分的证据表明，在正常分娩时，胎儿娩出后 30 ~ 45 秒内牵拉脐带以加快胎盘娩出能够降低产后出血发生的危险。因此，暂不建议将牵拉脐带作为第三产程的常规手段。仅在接生者能熟练掌握牵拉方法并且认为确有必要时选择性使用。

2. 照护　正确处理娩出的新生儿，尽早进行母婴皮肤接触。仔细检查胎盘的完整性和软产道有无损伤，积极预防和减少产后出血的发生。

(1) 协助胎盘娩出：正确处理胎盘娩出，控制性牵拉脐带，若发现胎膜部分断裂，用血管钳夹住断裂上端的胎膜，再继续向

第三产程的临床处理可以期待管理，也可以积极管理。期待管理即自然等待的方法，包括等待胎盘剥离的临床征象和等待胎盘靠重力作用自行娩出。积极管理则是在胎盘娩出前即给予子宫收缩剂。轻轻牵拉脐带同时通过固定子宫对抗牵拉，直至胎盘娩出，随后进行子宫按摩。与期待管理相比，积极管理第三产程能显著降低产后出血的风险。三个随机对照试验(RCT)

原方向旋转，直至胎膜完全排出，检查胎盘胎膜的完整性。胎儿娩出 30 分钟后胎盘尚未娩出或阴道出血 > 250ml 时，应行人工剥离胎盘。

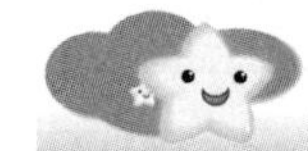

解读

的 meta 分析发现，积极管理组孕妇产后出血的可能性降低 66%。

控制性牵拉脐带：断脐后一手握住脐带轻轻牵拉，保持脐带轻微的张力并等待宫缩，另一手置于耻骨联合上方持续对抗压力固定子宫，伴随一次强有力的宫缩时，鼓励产妇向下屏气并轻轻牵拉脐带，协助胎盘娩出。若使用控制性牵拉脐带时，一阵宫缩后胎盘没有下降，不应继续牵拉脐带，而是轻轻握住脐带等待下一次良好宫缩的出现。在胎盘尚未完全剥离时，用力按揉、下压宫底或用力牵拉脐带，可能会引起胎盘部分剥离而出血，或导致脐带断裂，甚至是子宫内翻。因此，在行控制性牵拉脐带之前一定要进行专业的培训，确保接生者能熟练掌握此方法，并在确有必要时选择性使用。

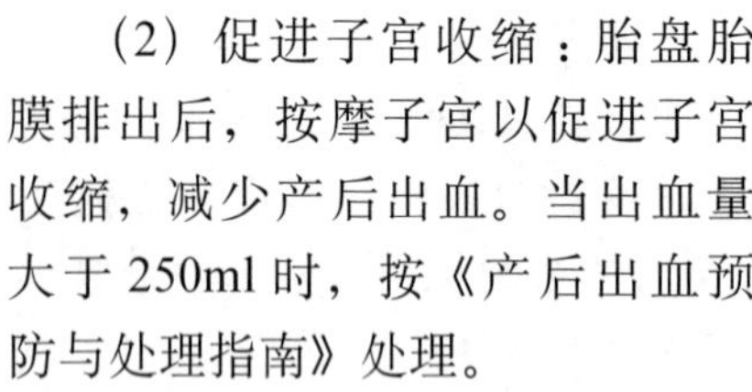

(2) 促进子宫收缩：胎盘胎膜排出后，按摩子宫以促进子宫收缩，减少产后出血。当出血量大于 250ml 时，按《产后出血预防与处理指南》处理。

(3) 观察子宫收缩及阴道出血：胎盘娩出前后，了解子宫收缩的强度、频率。胎盘娩出后，子宫迅速收缩，宫底下降至脐平，经短暂间歇后，子宫再次收缩成球形，宫底上升。准确评估阴道出血量，注意出血的时间、颜色和有无血凝块。

诊断产后出血的关键在于对失血量有正确的测量和估计，错误的低估将丧失抢救时机。目前常用于出血量测量的方法主要有目测法、容积法、面积法、称重法、测量 Hct-Hb 法、比色测量法、临床表现评估出血量法、羊水血细胞比容换算法等，临床中较常采用前四种方法。但是，以上这些评估出血量的方法均存在一些不足之处。我国产后出血防治协作组推荐主要使用容积法、称重法，辅以面积法来评估出血量。

目测法简便易行，但由于比较主观，误差很大，常为实际测量容积的 50% 左右，其临床应用价值有限。在一项模拟产后出血量评估的研究中发现，助产士与产科医

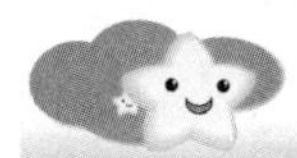

生对于出血量的目测评估一般比实际出血量低 30% ~ 50%。而国内由林建华等早期进行的一项失血量测量研究也发现，对自然分娩的产妇使用目测法估计的出血量与实际测量出血量相比，有显著性差异。

面积法会受布类不同质地、厚度、干湿度吸水量的影响，有一定的测量误差。容积法和称重法的准确性较高，但是容易发生出血收集不全或血液受羊水污染的情况，且胎盘后出血易被忽略，导致测量不准确，同时操作烦琐、工作量大。

产后出血的准确测量及识别需要上述多种方法的综合。因机体充足的代偿功能使产妇出血量在 1000ml（约为全身血容量的 20%）以内时生命体征仍能保持稳定状态，且血红蛋白和血细胞比容改变也不明显。故需注意产后出血的定量测量，密切监测生命体征、尿量等临床变化，进行基础实验室检查（血常规、凝血功能、肝肾功能检查等）并行动态监测。

(4) 检查软产道：检查有无会阴阴道裂伤及裂伤程度，必要时检查有无宫颈裂伤，按组织解剖关系进行缝合修复。

详见中国妇幼保健协会助产士分会制定的《会阴切开及会阴裂伤修复技术与缝合材料选择指南（2019)》。

Ⅱ . 分娩后 2 小时照护

产后 2 小时并非分娩过程的一部分，但这个时期对于母体和新生儿的恢复，以及早期亲子关系的建立至关重要。

(一) 产妇照护

1. 评估

(1) 快速评估：生命体征、

建议对产后的产妇进行快速评估，包括产妇的生命体征、阴道出血、宫缩等情况，以快速判断是否存在产后高危或急症情况，

阴道出血、宫缩、急危征象。

(2) 专科情况评估:子宫收缩、阴道出血、膀胱充盈度。

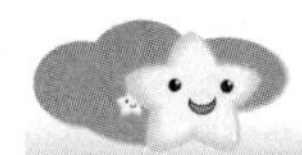

以便进行紧急处理。当排除或紧急处置产后高危急症后，建议对产妇进行专科评估，包括产妇的子宫收缩、阴道出血、膀胱充盈度、会阴及阴道血肿等情况。

2. 照护　密切观察母婴状况，积极预防、尽早发现和处理产后出血。协助母婴进行持续皮肤接触，完成第一次母乳喂养。

(1) 一般观察

1) 生命体征监测：每 15 分钟测量呼吸、脉搏、血压一次，注意保暖，维持体温。

2) 饮食指导：给予清淡、易消化食物。

3) 清洁与休息：保持清洁，提高产妇舒适度，调暗产房灯光，尽量让产妇休息。

4) 心理社会支持：持续陪伴，不能让产妇和新生儿独处一室。

(2) 专科观察

1) 观察子宫收缩和阴道出血。

2) 观察有无会阴及阴道血肿。

3) 防止尿潴留：及时排空膀胱，必要时导尿。

4) 母乳喂养：持续母婴皮肤接触，完成第一次母乳喂养。

5) 关注产妇情绪。

产妇在产后 2 小时的照护可分为一般照护和专科照护。

一般照护包括生命体征的监测、饮食指导、保持清洁与休息及心理社会支持。助产士应每 15 分钟对产妇测量一次呼吸、脉搏、血压，注意有无寒战、呼吸困难、血压异常下降或升高，警惕羊水栓塞；注意保暖，维持体温；帮助产妇进食清淡易消化的食物；保持清洁，提高产妇舒适度，调暗产房灯光，尽量让产妇休息;持续陪伴，不能让产妇和新生儿独处一室。

专科照护包括观察子宫收缩、阴道出血、有无会阴及阴道血肿、膀胱充盈情况及帮助产妇进行母乳喂养，此外，还应关注产妇情绪。每 15 分钟评估产妇的子宫收缩及阴道出血情况，准确记录产后出血量，如有宫缩乏力、阴道出血多、伤口血肿等情况，需及时处理。产后 2 小时出血量达到 400ml 且出血未控制者，应启动一级急救处理。鼓励产妇多饮水，尽早排尿，防止产后尿潴留。

(二) 新生儿照护

1. 评估

(1) 快速评估：胎龄、羊水、哭声或呼吸、肌张力。

建议对每个新生儿在出生时即刻快速评估胎龄、羊水、哭声或呼吸、肌张力，识别是否需要进行新生儿窒息复苏，并对每个新生儿进行 Apgar 评分，确定是否存在新生儿窒息及其窒息程度。在新生儿基

(2) 专科情况评估

1) Apgar 评分

2) 体格检查

A. 外观：是否足月；有无畸形。

B. 测量身长、体重。

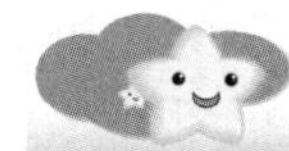

解读

本生命体征稳定后进行全身体格检查，包括新生儿外观有无畸形，新生儿的身长、体重等，并准确记录。

2. 照护 密切观察新生儿情况，注意保暖，尽量保持母婴皮肤持续接触，保障新生儿安全。

(1) 一般照护

1) 擦干：快速、全面擦干新生儿全身，给予刺激，不主张处理胎脂和出生 24 小时之内沐浴。

2) 保暖：在母婴接触过程中应注意保暖，以温暖的大毛巾覆盖新生儿的身体并为其戴上帽子。

3) 信息确认与记录：与产妇共同确认新生儿性别及是否存在外观畸形，佩戴手、足双腕带，建立新生儿病历及其他信息登记。

4) 观察生命体征：每 15 分钟评估一次。

(2) 专科照护

1) 母婴肌肤接触：出生 2 小时内，尽量保持母婴肌肤接触，接触期间推迟任何常规性操作，如测量体重和身长、常规查体等。

2) 关注新生儿寻乳行为，协助产妇完成第一次母乳喂养。

3) 新生儿眼部护理。

4) 肌内注射维生素 K_1。

5) 免疫接种。

新生儿在产后 2 小时的照护可分为一般照护和专科照护。一般照护包括擦干、保暖、信息确认与记录及观察生命体征；专科照护包括母婴肌肤接触、母乳喂养、眼部护理、肌内注射维生素 K_1 及免疫接种。新生儿娩出后应快速、全面擦干全身，给予刺激，不主张处理胎脂和出生 24 小时之内沐浴，然后以温暖的大毛巾覆盖新生儿的身体并为其戴上帽子，在母婴接触过程中应注意保暖，并且每 15 分钟监测 1 次新生儿的生命体征。本指南建议新生儿出生 2 小时内，尽量保持母婴肌肤接触，接触期间推迟任何常规性操作，如测量体重和身长、常规查体等。关注新生儿寻乳行为，协助产妇完成第一次母乳喂养；《新生儿早期基本保健技术的临床实施建议（2017 年，北京）》中更加明确地提出应在母婴肌肤接触至少 90 分钟后再进行新生儿即刻护理，与产妇共同确认新生儿性别及是否存在外观畸形，佩戴手、足双腕带，建立新生儿病历及其他信息登记。

Ⅲ. 附 件

(一) 正常接产技术操作

1. 接产前准备

（1）环境：调节并保持产房温度在 25 ～ 28℃，确保分娩室内无空气流动。

（2）物品：产包、带有秒针的时钟。

（3）复苏区域：新生儿辐射台提前预热，调节温度至 32 ～ 34℃；检查复苏气囊、面罩、吸引及吸氧装置，保证其处于功能状态。气囊和面罩应放在距分娩床 2m 之内处。复苏区域和复苏气囊等设备与产床 1 ∶ 1 配备，多胎分娩按多胎数目准备复苏区和复苏人员。

（4）人员

1）助产人员：保证每例分娩均由熟练的助产人员完成。

2）产妇：鼓励产妇选择自己感觉舒适的体位分娩，如侧卧位、俯卧位、半坐卧位，或站位、蹲位、坐位等，鼓励家属陪伴分娩。

（5）上产床时间：鼓励使用产待一体的产房或产床，不建议在分娩前挪动产妇，不主张让产妇过早上产床，建议胎头拨露时上产床比较安全。

（6）清洁会阴部：用消毒棉球蘸温水清洗外阴部，顺序是小阴唇、大阴唇、阴阜、大腿内上 1/3 部、会阴及肛门周围。

（7）消毒会阴部：用消毒棉球蘸聚维酮碘溶液消毒会阴部，顺序与清洁相同。

（8）铺无菌巾：WHO 建议正常分娩只需要清洁，不必常规进行消毒和铺无菌巾，否则会破坏正常菌群，且铺无菌巾会影响母婴裸露肌肤接触。

2. 接产

（1）铺产台：打开产包，穿手术衣，戴手套，按照方便使用的顺序摆放断脐的器械。

（2）胎儿娩出：胎头双顶径娩出后，额、鼻、口、颏顺次娩出。不要急于娩肩，等待胎头复位和外旋转，在下次宫缩时，协助娩出前肩或后肩，顺势娩出胎儿，注射缩宫素（由助手完成）。

（3）皮肤接触：立即将新生儿置于母亲腹部，用提前预热的干毛巾彻底、全面、有力地擦干新生儿全身（5 秒内启动，30 秒内完成），移去湿毛巾，新生儿俯卧位，头偏向一侧，盖上干毛巾，戴上小帽，行母婴肌肤接触。

（4）断脐：待脐动脉搏动消失后（出生后 1 ～ 3 分钟），更换手套（如果是同一位助产士结扎脐带，建议戴两副手套），在距脐带根部 2 ～ 5cm 的位置一次断脐，并结扎脐带（避免二次断脐），注意无菌操作。

（5）胎盘娩出：协助胎盘娩出。

（6）检查：包括胎盘、胎膜、脐带及软产道。

1）检查胎盘：①完整性。从胎儿面看血管，判断有无副胎盘；从母体面看各胎盘小叶，是否缺少、毛糙，有无梗死、钙化。②大小。测量胎盘长度、宽度、厚度。

2）检查胎膜：①完整性，是否能完整覆盖胎盘。②破口，离胎盘边缘的距离。③性状，有无黄染、增厚。

3）检查脐带：①状态，有无扭转、真结、血管断裂等。②测量脐带长度，以厘米（cm）为单位记录。③血管数量，两条脐动脉，一条脐静脉。

4）检查软产道：查看阴道及会阴部有无裂伤，判断裂伤程度。必要时，查看宫颈。

（7）处理：若有产道裂伤，按解剖层次恢复。

3. 接产后处理

（1）用物按医院感染控制要求进行分类处理。

（2）洗手，记录。

（3）指导产妇完成第一次母乳喂养，做好健康教育。

中国妇幼保健协会助产士分会接产流程见图 1-1。

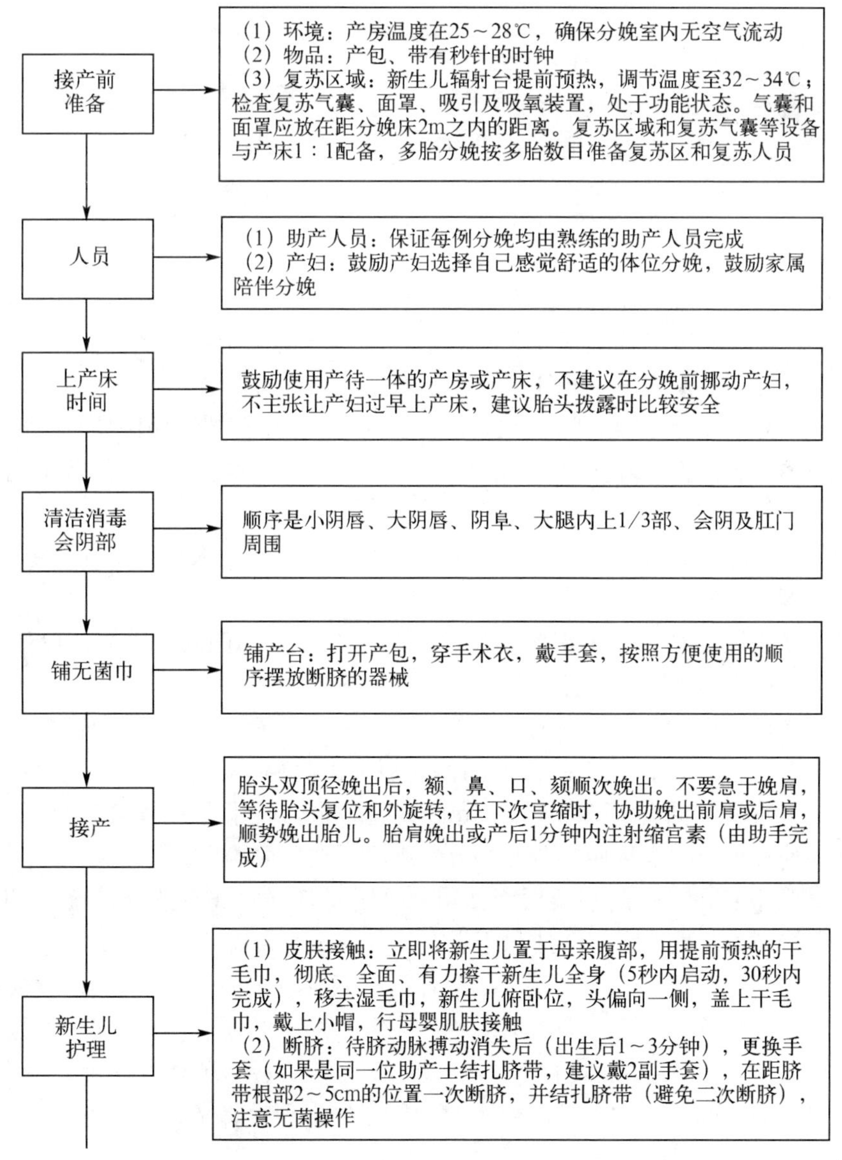

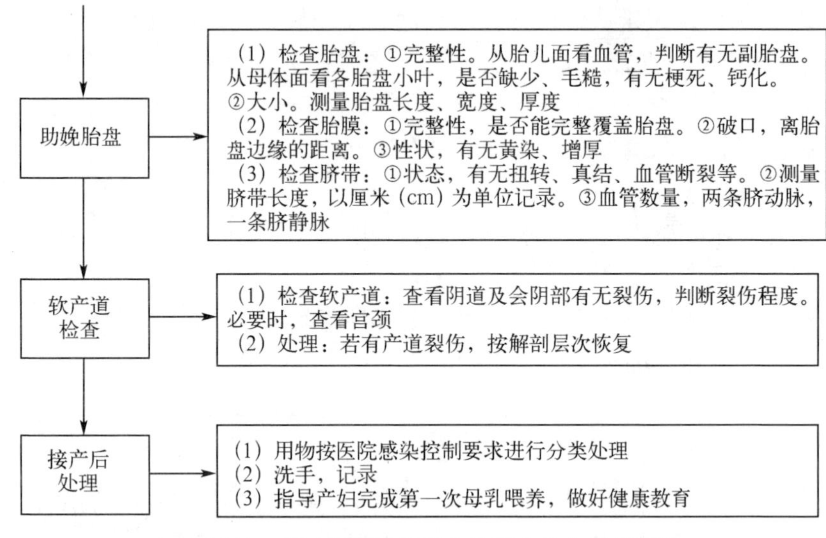

图 1-1　中国妇幼保健协会助产士分会接产流程

（二）新生儿早期基本保健技术操作

1. 新生儿娩出后，助产人员报告新生儿出生时间（时、分、秒）和性别。

2. 立即将新生儿置于母亲腹部已经铺好的干毛巾上，在 5 秒内开始彻底擦干新生儿，在 20 ～ 30 秒内完成擦干动作。擦干顺序为眼睛、面部、头、躯干、四肢及背部。擦干的过程中快速评估新生儿的呼吸状况。

(1) 若新生儿有呼吸或哭声，撤除湿毛巾，将新生儿置于俯卧位（腹部向下，头偏向一侧）与母亲开始皮肤接触。取另一清洁已预热的干毛巾遮盖新生儿身体，给新生儿戴上小帽子。

(2) 若新生儿状况良好，不要将新生儿与母亲分开，保持新生儿与母亲皮肤接触。

(3) 新生儿出现以下情况时需紧急处理：严重胸廓凹陷、喘息或呼吸暂停、严重畸形、母亲出现医疗状况需紧急处理。

3. 可在母婴皮肤接触的同时处理脐带。助产人员在接触或处理脐带之前脱掉被污染的第一副手套，等待脐带搏动停止后（出生后 1 ～ 3 分钟），用两把无菌止血钳分别在距脐带根部 2cm 和 5cm 处夹住脐带，并用无菌剪刀在距脐带根部 2 ～ 5cm 处一次断脐。WHO 的相关指南建议，在医院内分娩严格执行无菌操作的条件下，不必在脐带断端及周围使用任何消毒剂（除非有感染迹象），不包扎脐带，保持脐带断端暴露、清洁和干燥，这样便于脐带脱落。

4. 在此期间，严密观察新生儿的生命体征及觅乳征象，当出现流口水、张大嘴巴、舔舌 / 嘴唇、寻找 / 爬行动作、咬手指等动作时，指导母亲开始母乳喂养，促进早吸吮和早开奶。大部分新生儿出生 20 分钟后会出现觅乳征象，少数新生儿需要更长的时间，医护人员应该及时进行指导，确保母亲正确的哺乳体位和新生儿正确的含接姿势。

5. 任何常规保健操作，如测量体重和身长、常规查体、注射疫苗等，应推迟到出生后 90 分钟进行，避免干扰母婴皮肤接触和第一次母乳喂养。母亲和新生儿身边要有医务人员或家属照顾，每隔 15 分钟监测一次新生儿的呼吸和体温。若新生儿出现疾病症状，则应对新生儿进行检查并及时处理。

中国妇幼保健协会助产士分会新生儿早期基本保健流程见图 1-2。

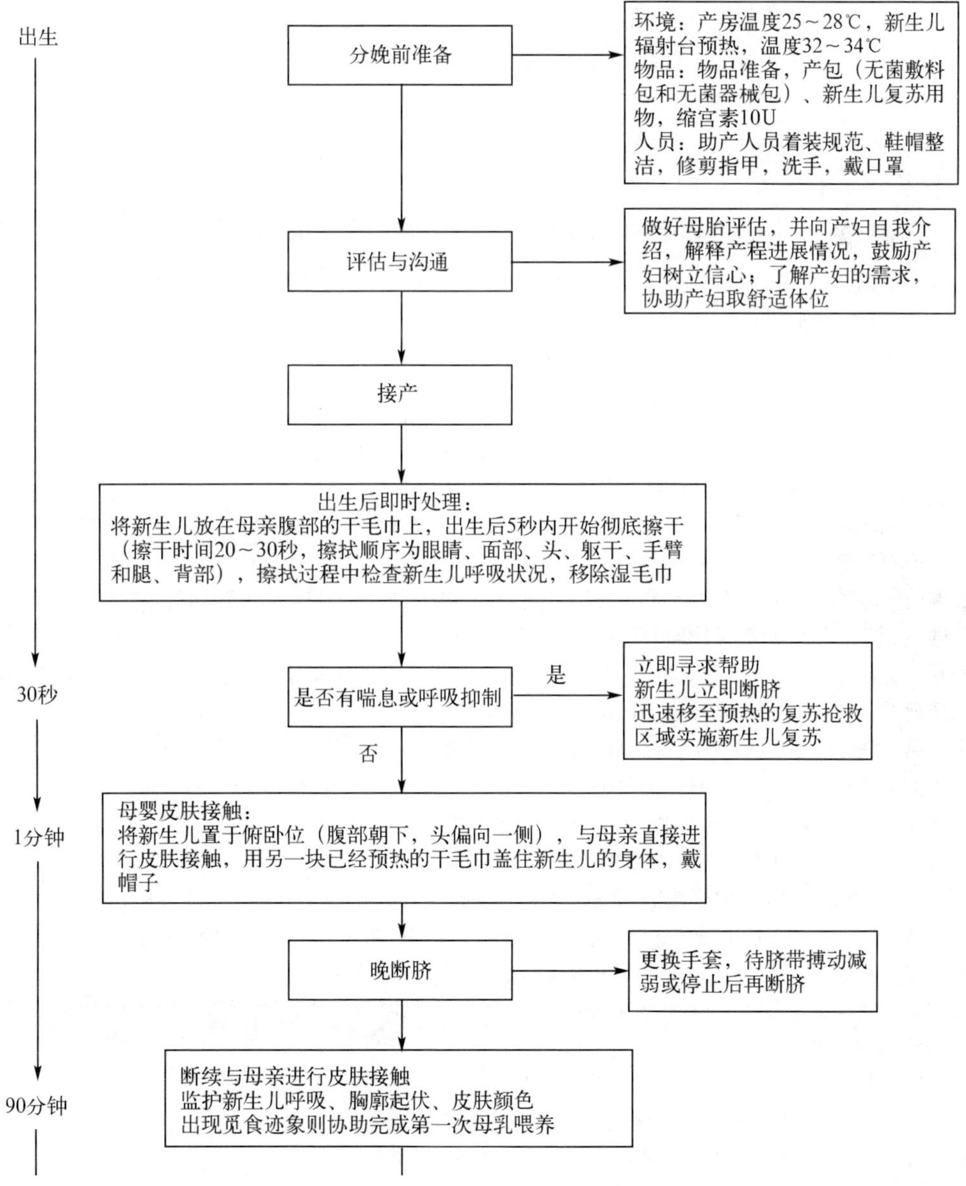

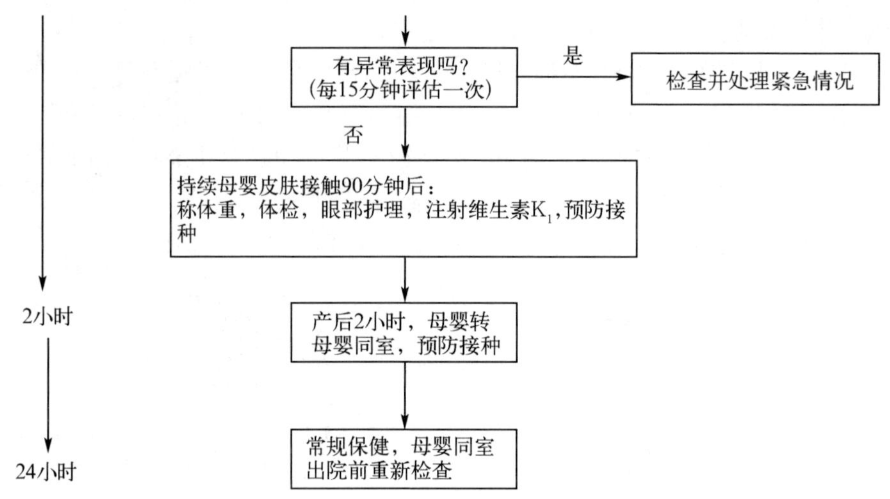

图 1-2　中国妇幼保健协会助产士分会新生儿早期基本保健流程

（熊永芳　马冬梅　陈改婷　徐鑫芬）

主要参考文献

安力彬，陆虹，2017. 妇产科护理学. 北京：人民卫生出版社.

曹泽毅，2014. 中华妇产科学. 北京：人民卫生出版社.

丁焱，李笑天，2018. 实用助产学. 北京：人民卫生出版.

段然，漆洪波，2019. "WHO- 产时管理改进分娩体验 (2018)" 第一产程相关推荐的解读. 中国实用妇科与产科杂志，35(4):431-434.

谷瑞芮，吴丽萍，2019. 产程入量管理研究进展. 中华现代护理杂志，25(5):542-546.

黄群，姜梅，2015. 妇产科护理. 上海：复旦大学出版社.

黄蓉，侯燕文，万宏伟，等，2015. 助产士主导的"温柔生产"集束化模式对自然分娩影响的临床研究. 中国实用护理杂志，31(20):1483-1486.

贾小燕，漆洪波，2019. "WHO- 产时管理改进分娩体验" 关于第二、三产程的推荐建议. 中国实用妇科与产科杂志，35(5):547-550.

刘兴会，贺晶，漆洪波，2018. 助产. 北京：人民卫生出版社.

刘兴会，漆洪波，2015. 难产. 北京：人民卫生出版社.

吕探云，孙玉梅，2012. 健康评估. 3 版. 北京：人民卫生出版社.

马彦彦，庞汝彦，2015. 正常产程中的入量管理. 中华妇产科杂志，50(4):316-317.

漆洪波，2015. 新产程标准的推广. 中华医学杂志，95(1):12-14.

漆洪波，杨慧霞，段涛，2014. 关注和采纳正常产程和产程异常的新标准. 中华妇产科杂志，49(7):487-489.

邵肖梅，叶鸿瑁，丘小汕，等，2013. 实用新生儿学. 北京：人民卫生出版社.

谢幸，孔北华，段涛，2018. 妇产科学. 北京：人民卫生出版社.

熊永芳，2015. 围产期母婴护理临床实践指南. 武汉：湖北人民出版社.

叶鸿瑁，虞人杰，朱小瑜，等，2017. 中国新生儿复苏指南及临床实施教程. 北京：人民卫生出版社.

张宏玉 , 2014. 助产学 (修订版). 北京 : 中国医药科技出版社 .

赵温 , 侯睿 , 2019. 妊娠、分娩、产后及新生儿期保健 . 北京 : 人民卫生出版社 .

中国妇幼保健协会助产士分会 , 2019. 会阴切开及会阴裂伤修复技术与缝合材料选择指南 (2019). 中国护理管理 , 19(3):453-457.

中华医学会妇产科学分会产科学组 , 2014. 产后出血预防与处理指南 (2014). 中华妇产科杂志 , 49(9):641-646.

中华医学会妇产科学分会产科学组 , 2014. 新产程标准及处理的专家共识 (2014). 中华妇产科杂志 , 49(7):486.

中华医学会妇产科学分会产科学组 , 2015. 胎膜早破的诊断与处理指南 (2015). 中华妇产科杂志 , 50(1): 3-8.

中华医学会围产医学分会 , 2015. 电子胎心监护应用专家共识 . 中华围产医学杂志 , 18(7):486-490.

中华医学会围产医学分会 , 中华护理学会妇产科专业委员会 , 中国疾病预防控制中心妇幼保健中心 , 2017. 新生儿早期基本保健技术的临床实施建议 (2017). 中华围产医学杂志 , 20(9):625-629.

Aasheim V, Nilsen ABV, Reinar LM, et al, 2017. Perineal techniques during the second stage of labour for reducing perineal trauma. Cochrane Database Syst Rev, (6)CD006672.

Abalos E, Oladapo OT, Chamillard M, et al, 2018. Duration of spontaneous labour'in low- risk' women with'normal'perinatal outcomes:a systematic review. Eur J Obstet Gynecol Reprod Biol, 223:123-132.

Alfirevic Z, Gyte GML, Cuthbert A, et al, 2017. Continuous cardiotocography (CTG) as a form of electronic fetal monitoring (EFM) for fetal assessment during labour. Cochrane Database Syst Rev, (2):CD006066.

Anon, 2019. ACOG practice bulletin No. 20Summary: obstetric analgesia and anesthesia. Obstet Gynecol, 133(3):595-597.

Armstrong N, Kenyon S, 2017. When choice becomes limited:women's experiences of delay in labour. Health, 21(2):223-238.

Elvander C, Ahlberg M, Thies-Lagergren L, et al, 2015. Birth position and obstetric anal sphincter injury:a population-based study of 1100spontaneous births. BMC Pregnancy Childbirth, 15:252.

Gizzo S, Patrelli TS, Gangi SD, et al, 2013. Which uterotonic is better to prevent the postpartum hemorrhageLatest news in terms of clinical efficacy, side effects, and contraindications: a systematic review . ReprodSci, 20(9):1011-1019.

Hodnett ED, Gates S, Hofmeyr GJ, et al, 2013. Continuous support for women during childbirth. Cochrane Database Syst Rev, (7):CD003766.

Martis R, Emilia O, Nurdiati DS, et al, 2017. Intermittent auscultation (IA) of fetal heart rate in labour for fetal well-being. Cochrane Database Syst Rev, (2):CD008680.

Schorge J O, Schaffer JI, Halvorson LM, et al, 2013. 威廉姆斯妇科学 (中文翻译版). 陈春玲 , 译 . 北京 : 科学出版社 .

Simkin P, Hanson L, Ancheta R, 2018. 助产手册—早期预防和处理难产 . 钟梅 , 雷慧中 , 涂新 , 译 . 广州 : 广东科技出版社 .

Smith CA, Levett KM, Collins CT, et al, 2018. Massage, reflexology and other manual methods for pain management in labour. Cochrane Database Syst Rev, (3):CD009290.

World Health Organization, 2018. WHO recommendations:intrapartum care for a positive childbirth experience. (2018-02-15), [2018-08-18]. http://www. who. int/reproductivehealth/publications/intrapartum-careguidelines/en/.

Zileni BD, Glover P, Jones M, et al, 2017. Malawi women's knowledge and use of labour and birthing positions:a cross-sectional descriptive survey. Women Birth, 30(1):e1-e8.

第2章

会阴切开及会阴裂伤修复技术与缝合材料选择临床实践指南

一、目的

1. 本指南旨在规范会阴切开术及会阴裂伤修补术，降低会阴切开率、减少会阴切开的近远期并发症，提高产妇生活质量，为孕产妇及新生儿提供优质服务。

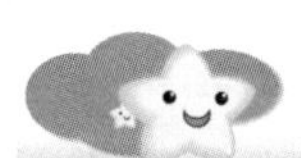

解读

会阴切开术是一种在分娩过程中为扩大阴道出口所行的外科切开术，这种手术方法可追溯至18世纪。会阴切开术的切口曾被认为是一种代替会阴自然裂伤的整齐外科切口。会阴切开术既可扩大产道出口、加快产程，又可避免严重的会阴裂伤、保护盆底功能，而且切口清洁、整齐、易于修补和愈合。在这种理念指导下，会阴切开术逐渐成为国内分娩助产的常规步骤。然而，大量循证医学证据表明，会阴切开术不仅未能达到上述目的，反而与产妇会阴损伤、盆底功能障碍、产后性功能障碍、感染、疼痛、出血等近远期并发症密切相关。王丽娜等学者在会阴切开与Ⅱ～Ⅲ度会阴裂伤的相关性分析中也提出，会阴切开本身对产妇来说就是一种严重的创伤。因此，WHO建议将会阴切开率控制在10%左右。

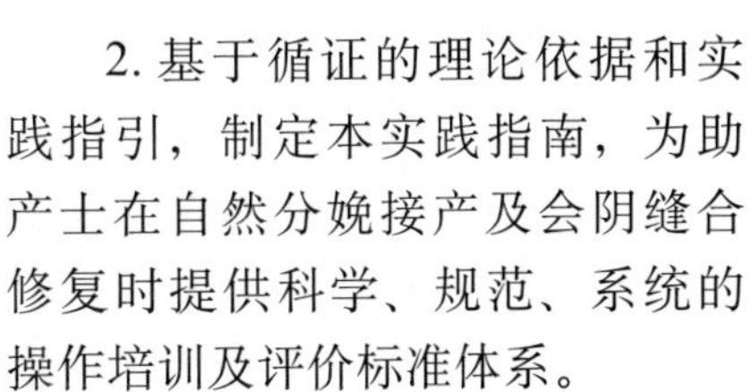

2. 基于循证的理论依据和实践指引，制定本实践指南，为助产士在自然分娩接产及会阴缝合修复时提供科学、规范、系统的操作培训及评价标准体系。

助产士是自然分娩接产及会阴切开的决策者，通常依靠自身经验进行判断和选择，但各助产士的认识和经验不一，较难形成统一的决策标准。在不同水平和经验的助产士的工作中，会阴切开率相差很大，因此，需要加强助产士规范的会阴保护与

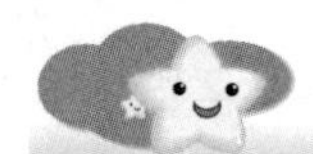

切开意识，切实提高助产士自身评判性思维与实践水平。本指南基于目前可获得的最佳临床实践证据，参考了中华医学会妇产科学分会、美国妇产科医师协会（ACOG）及英国妇产科杂志（*BJOG*）等国内外相关指南制定而成，内容涵盖会阴切开术、会阴裂伤、会阴缝合修复及缝合材料选择三方面内容，可用于：①提供临床自然分娩接产及会阴缝合修复的指导意见；②制订循证接产实践方案；③制订相应的评价标准；④规范培训助产士。

二、内容

1．会阴切开术

（一）评估

常规会阴切开术会给女性带来一系列近远期的影响，但在紧急情况或估计重度会阴裂伤不可避免时，及时适当的会阴切开仍然十分必要。规范会阴切开术，首先应充分评估，这样才能选择恰当的会阴保护方式。会阴切开术前充分的评估包括母亲情况评估和胎儿情况评估。

【母亲情况评估】

母亲是助产士提供助产服务的主体对象，接产前助产士须对母亲进行全面综合的评估。母亲情况评估包括全身状况评估和局部状况评估两部分，其中全身状况评估包括基本情况评估、专科情况评估；局部状况评估又包括会阴评估和骨盆底评估。

1. 全身状况评估

（1）基本情况评估

1）一般情况评估包括评估产妇的生命体征、年龄、身高、体重等。

2）孕产次及有无妊娠合并症或并发症。

3）辅助检查结果，尤其是血源传播性疾病筛查结果。

4）产妇的疼痛情况及配合程度。

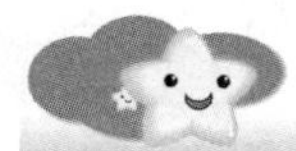

解读

助产士是产妇分娩过程中的主要照护者，有调查显示助产士约82.25%的职业暴露发生在操作中，尤其是在行会阴切开术及会阴伤口缝合修复术时，因此，助产士在操作前须评估并核对产妇的检验报告，做好规范性操作和自身防护。

产妇作为分娩过程的主体，对分娩结局起着决定性的影响。分娩时，产妇情绪烦躁、焦虑，甚至举止躁动、难以自制等行为常被认为是其无法在助产士的指挥下正确使用腹压，使会阴严重撕裂伤的风险增加，而助产士为降低这一风险则预防性实施会阴切开术，有研究发现分娩时不配合产妇的会阴切开率是配合较好者的37.696倍。因此，充分评估产妇的疼痛程度及耐受情况并取得产妇的配合对降低会阴切开率及严重会阴撕裂伤具有重要意义。

（2）专科情况评估

1）产程期间的胎心情况，正确判读产时电子胎心监护，评估胎儿宫内状态。

2）羊水性状，需结合胎心情况综合评估胎儿宫内情况。

3）产程进展，重点评估胎先露下降情况。

4）接产前的产力评估，包括宫缩情况及产妇使用腹压情况。

胎儿窘迫是指胎儿在子宫内因急性或慢性缺氧危及胎儿健康和生命的综合征，是产科剖宫产的常见指征，也是助产士行会阴切开的常见指征。目前胎儿宫内状态的常用检测手段多为间接检测方法，包括胎动监测、电子胎心监护（EFM）应用、胎儿生物物理评分、脐动脉血流动力学监测、胎儿心电图、羊水性状、胎儿血气分析（fetal blood sampling，FBS）等。由于胎儿窘迫的确诊仍基于胎儿低氧血症和代谢性酸中毒，因此在上述的检测方法中，胎儿血气分析是最佳的诊断方法。但鉴于胎儿窘迫的危害严重，预判比确诊更重要，因此，在产程中胎儿血气分析的临床实用

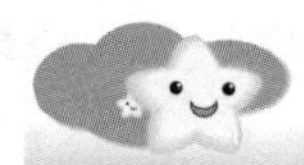

价值较低。

EFM是目前我国对胎儿宫内窘迫状态评估的主要手段，但其假阳性率高、阳性预测值低，如仅凭EFM诊断胎儿窘迫，易出现过度诊断的情况，不仅不能改善围生儿结局，还会导致剖宫产率和阴道助产率升高；于助产士而言，可导致不必要的会阴切开增多而引起过高的会阴切开率。如何把握胎儿窘迫的预判，避免漏诊和过度诊断是产科的重点也是难点，需要产科医务人员在正确判读EFM的基础上结合母胎是否存在高危因素及产程进展等对EFM图形进行综合分析（具体详见2015版《电子胎心监护应用专家共识》），以判断胎儿在子宫内的状态。助产士则需熟练掌握专科情况评估及判读方法，在接产前做出会阴切开与否的正确临床决策。

2. 局部状况评估

（1）会阴评估：重点评估会阴体长度及组织弹性，会阴部有无炎症、水肿及瘢痕等皮肤异常情况。

会阴切开的目的是减少会阴裂伤的发生，而产妇的会阴局部状况是发生严重会阴裂伤的重要影响因素。会阴长度、会阴弹性、会阴水肿及阴道裂伤均是助产士行会阴切开的影响因素，其中会阴弹性为最重要的影响因素。有研究显示，会阴弹性差的产妇的会阴切开风险是会阴弹性一般产妇的10.3倍，因为产妇会阴水肿、会阴过紧、缺乏弹性、产道狭窄等均易在分娩过程中造成会阴阴道无法充分有效的扩张而导致撕裂。

（2）骨盆底评估：重点评估骨盆底有无异常情况，如前庭大

骨盆底是胎儿在分娩过程中完成分娩机制的重要组成部分，与女性分娩后的会阴损伤及盆底功能息息相关。目前较少文

腺囊肿、肛管直肠周围脓肿、直肠阴道瘘等损伤及功能障碍性疾病。

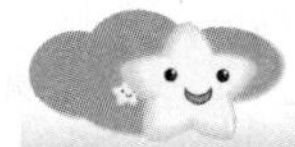

献或教材提及接产时对骨盆底的评估，但分娩前骨盆底的基础情况对产妇本身及助产士接产的临床决策均具有重要的影响。若产妇患有前庭大腺囊肿、肛管直肠周围脓肿等，自然分娩时胎头压迫会使囊肿/脓肿增大，尤其是在第二产程中，产妇使用腹压加速胎头下降，使囊肿/脓肿受到的压迫进一步增强。而增大的囊肿/脓肿一方面可能反作用于胎头，使胎头受到的阻力增加，另一方面其本身亦有破溃的风险，如产妇在分娩过程中出现会阴部损伤，则破溃的囊肿/脓肿可增加会阴部损伤并有影响愈合的不良风险。另外，先天性直肠阴道瘘在产科中虽不常见，但部分产妇此处组织可能较为薄弱，在阴道分娩过程中可因胎头在阴道内停滞过久、直肠受压坏死而形成瘘道，如接产决策不当可加重瘘道的严重程度。因此，本指南提出助产士在接产前需对产妇的骨盆底基础情况进行充分评估，根据评估结果做出相应的临床决策。

【胎儿情况评估】

胎儿平安出生是家庭和助产士的核心目标，是助产士提供助产服务的另一主体对象。接产前须对胎儿情况进行充分评估，包括胎儿妊娠周数、胎儿大小及头盆是否相称等情况。

1. 胎儿妊娠周数　根据妊娠周数做好不同的临床接产决策及新生儿复苏准备。

胎儿大小是影响助产士会阴切开率的重要因素之一。研究显示巨大儿是产妇软产道损伤的主要高危因素之一。在 Landy 等对美国 19 家医院 6 年的分娩数据进行分析发现，当胎儿体重 ≥ 4000g 时，产妇会阴发生Ⅲ度、Ⅳ度裂伤的比例为 5.4%；当胎儿体重 ≥ 4500g 时，这一比例为 8%；而当胎儿体重 < 3000g 时，这一比例仅为 1.6%。为了预防严重的会阴裂伤，在估计胎儿体重过大时，助产士选择会阴切开的概率也会相应增加。郭琳等研究发现，胎

2. 胎儿大小　根据B超、宫高腹围测量、四步触诊、产妇妊娠期增重情况等综合评估胎儿大小。

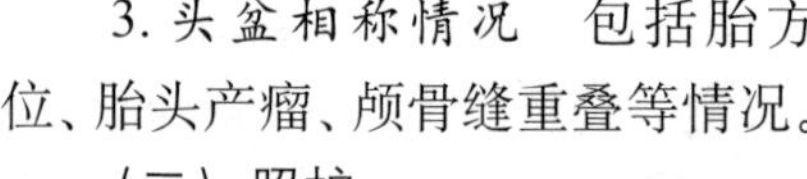

3. 头盆相称情况　包括胎方位、胎头产瘤、颅骨缝重叠等情况。

（二）照护

助产士在进行自然分娩接产时应遵守对应的原则，在充分评估的基础上，根据适应证和禁忌证做出会阴切开术临床决策，按规范进行操作。

【会阴切开术原则】

1. 切开的目的只能是减少产妇组织损伤和避免胎儿损伤，不得以方便操作或其他理由进行手术。

2. 充分评估产妇和胎儿情况。

3. 严格把握会阴切开术的指征，除非存在明确的指征，不主张常规应用会阴切开术。

4. 正确选择会阴切开方式、程度和时机。

【会阴切开的适应证与禁忌证】

1. 适应证　会阴组织弹性差（过紧，充分扩张仍不足以娩出胎

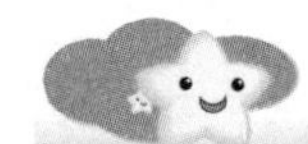

解读

儿估计体重≥4000g时，产妇的会阴切开率是胎儿体重＜3000g产妇的730.820倍。因此，助产士在接产前需综合多种方法和途径准确评估胎儿大小，避免因胎儿体重估计不足导致的严重会阴撕裂或因胎儿体重估计过大造成不必要的会阴切开。

会阴切开术是世界范围内最普遍的产科手术，最初这项操作作为阴道分娩困难时最后的补救措施，与产钳的引进密切相关。由此可见引进会阴切开术的初衷是为了维护母婴安全。但随着“分娩并非生理过程”观念的流行，它作为分娩的干预措施广为流传，甚至演变为产科的常规手术之一。直到20世纪80年代，随着循证医学的兴起及“友好产科”观念的提出，常规会阴切开开始受到质疑，并且越来越多的研究表明，会阴切开术亦是各种母体并发症的高危因素之一，由此提出了“限制性会阴切开”的理念，其目的亦是为了减少产妇组织损伤和避免胎儿损伤。因此，助产士在临床接产过程中首先须时刻谨记会阴切开术的目的，做到会用、少用、不用会阴切开术。在会阴切开术的规范性开展过程中，充分评估是基础，严格把握会阴切开指征是前提，掌握规范性操作是关键。

本指南提出的适应证和禁忌证均基于减少产妇组织损伤和避免胎儿损伤的目的，因此，上述的适应证和禁忌证并非会阴切开的绝对指征，助产士应在充分评估母胎情况的基础上依照原则进行决策。

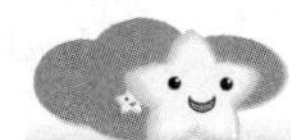

头）、水肿或脆性增加、瘢痕等，估计分娩时会阴撕裂不可避免者；因母胎有病理情况急需结束分娩者；产钳或胎头负压吸引器助产者（视母胎情况和手术者经验决定）；早产胎头明显受压者。

2. 禁忌证　死胎分娩；不能经阴道分娩者。

【麻醉】

1. 选择麻醉药品并按要求配制　取 20ml 注射器抽取 2% 利多卡因 10ml 与 0.9% 生理盐水 10ml 按 1 ：1 配制，连接穿刺针，排尽注射器内的空气。

2. 正确选择并实施麻醉

（1）阴部神经阻滞：一手示指、中指伸入阴道，触及坐骨棘作为指示点，另一手持注射器，取肛门至坐骨结节的连线中点进针，朝向坐骨棘方向，穿刺至坐骨棘内侧，回抽无血后，在阴部神经结周围注入麻醉药 10ml，然后一边退针一边继续注入剩余麻醉药。

（2）会阴局部浸润麻醉：一手示指、中指伸入阴道，另一手持注射器在拟切开部位或裂开的伤口周围扇形注入麻醉药，以浸润皮内、皮下及阴道前庭黏膜下组织。

（3）硬膜外分娩镇痛：可于会阴切开术前或会阴裂伤修复术前注入适量麻醉药，以减轻产妇切开或缝合时的疼痛。

【切开】

（1）在宫缩间歇期，一手示指、中指伸入阴道，置于胎头与会阴体之间，撑起阴道后壁并推开胎

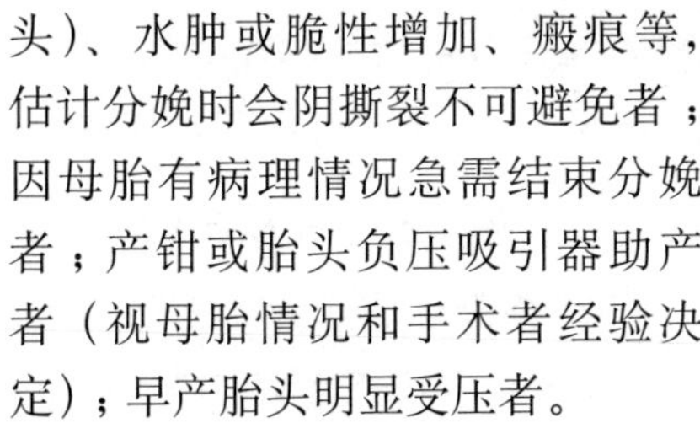

解读

阴部神经阻滞是将麻醉药注入阴部神经结周围，阻断其冲动向中枢传导，达到镇痛效果，适用于会阴切开术、会阴裂伤修补术及阴道手术助产前，可单独使用，也可与会阴局部浸润麻醉方法联合使用；会阴局部浸润麻醉则是将麻醉药注入欲行会阴切开部位的皮肤及皮下组织，阻断神经末梢冲动向中枢传导，达到镇痛效果，适用于较表浅的会阴裂伤修补术、会阴切开术或其他麻醉方式效果不佳时的补充麻醉；硬膜外分娩镇痛是目前产程中运用最为广泛的药物镇痛方法，通过局部麻醉药作用于身体特定区域的感觉阻滞达到镇痛的效果，目前的研究显示硬膜外分娩镇痛对于有效缓解分娩引起的不适感的证据仍较为有限，但其对缓解手术相关疼痛的效果是确切的，因此，在实施会阴切开术或会阴缝合修复术时注入适量麻醉药能有效缓解产妇疼痛，但仅针对已实施硬膜外麻醉镇痛的产妇。

会阴切开方式共有 7 种不同的类型，在不同的地区其使用的情况存在差异。在美国最常用的是正中切开，在欧洲则侧切更为常见，而在我国此两种会阴切开方式均较常见。有研究显示，会阴切开可能增

头，避免损伤胎儿；另一手持会阴切开剪，一叶置于阴道内、一叶置于阴道外，与皮肤垂直。

(2) 在充分评估母胎情况的基础上，结合自身能力和经验评估，正确选择会阴切开方式，并按规范操作。

1) 会阴正中切开：沿会阴后联合正中垂直切开（图 2-1）。

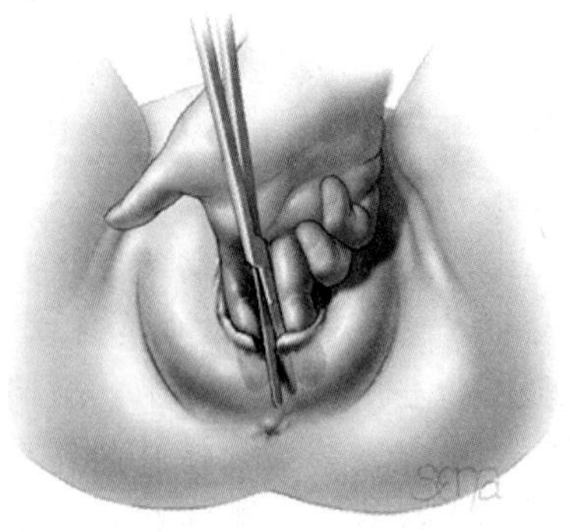

图 2-1　会阴正中切开

(引自 Williams Obstetrics, 24th ed.2014:550.)

2) 会阴侧切：左右切开均可，以左侧切开为例，自会阴后联合中线向左向后 45° 切开会阴，如会阴高度膨隆时，切开角度应增大至 60°，长度 3 ~ 5cm（图 2-2）。

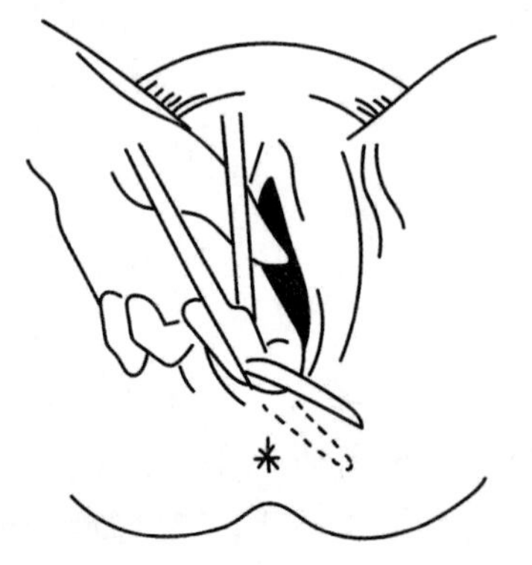

图 2-2　会阴左侧切

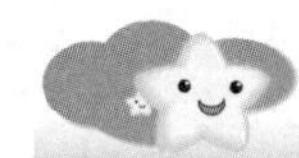

解读

加会阴撕裂的风险，尤其是会阴正中切开被认为是会阴严重撕裂伤的独立危险因素，而会阴侧切能减少初产妇产科肛门括约肌损伤的发生率，但对经产妇并无明显保护作用。

对于有必要进行会阴切开的产妇，目前研究人员推荐会阴侧切优于正中切开。但从生理解剖学的角度分析，会阴侧切切开的组织包括处女膜、阴道黏膜及黏膜下组织、皮肤及皮下脂肪组织、球海绵体肌、会阴浅横肌、会阴深横肌、肛提肌内侧纤维；而会阴正中切开的组织则包括处女膜、会阴中心腱、皮肤及皮下组织、阴道黏膜、球海绵体肌，且切口位于两侧的球海绵体肌和会阴浅横肌在会阴中心腱处形成的纤维隔内，不损伤肌腹，切口解剖学对称性好，组织损伤程度和出血情况均较会阴侧切少，且有研究显示会阴侧切术后愈合不良和长期不适感（如会阴疼痛、性交困难等）的发生率高于会阴正中切开。因此，如需实施会阴切开术，建议切开会阴前助产士务必充分评估自身能力和经验，为产妇制订适宜的会阴切开临床决策。

另外，会阴切开的角度与会阴肛门括约肌的损伤密切相关。在一项研究中比较了两种侧切切开角度（60° 与 40°）与会阴损伤和会阴切开相关的疼痛及尿失禁的情况，结果显示，60° 的侧切有较长的会阴短期疼痛时间。另一项相关研究显示，会阴 40° 左右切开的产妇，其组织损伤恢复时间、缝合耗材的数量及切口距离肛门的距离均小于会阴 60° 切开的产妇。因此，英国国家卫生和临床技术优化研究所建议，

(3) 切开时机：胎头拨露后、着冠前、会阴高度扩张变薄时，于宫缩开始会阴部张力增加时切开，以切开后 1 ～ 2 次宫缩即能娩出胎儿为宜。

Ⅱ．会阴切开缝合及裂伤修复术

(一) 评估

【母亲情况评估】

1. 组织损伤的程度，包括切口是否延伸和自然裂伤。

2. 会阴裂伤程度判断（图 2-3）

解读

会阴切开角度应该在 45°～ 60°，但关于会阴切口选择在左侧还是右侧，目前为止尚没有国际标准。

会阴切开时机的选择关乎产妇会阴损伤程度及预后。研究显示，若切开过早，易导致创面出血多、切口暴露时间长，增加感染发生的可能；若切开过迟，可能会阴裂伤已经发生。

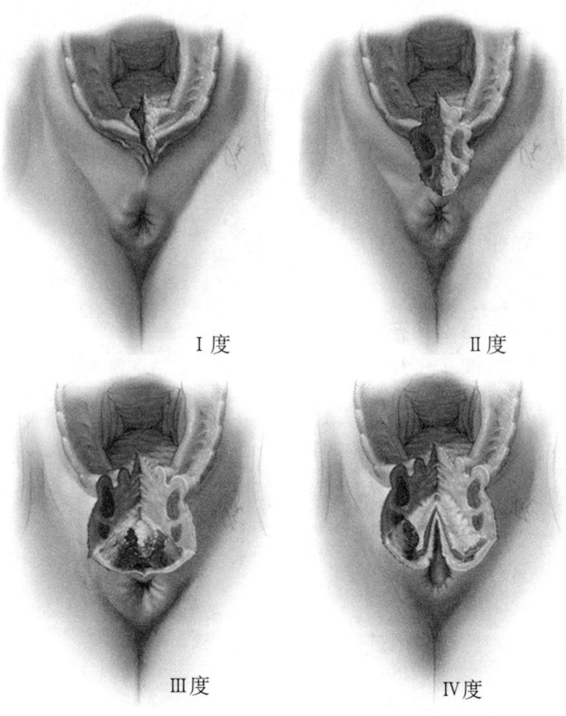

图 2-3　会阴裂伤

（引自 Williams Obstetrics, 24th ed.2014:549.）

(1) Ⅰ度裂伤：会阴部皮肤和（或）阴道黏膜损伤。

(2) Ⅱ度裂伤：伴有会阴部肌肉损伤，但未伤及肛门括约肌。

(3) Ⅲ度裂伤：损伤累及肛门括约肌，分3个亚型。

Ⅲa：肛门外括约肌（EAS）裂伤深度≤50%。

Ⅲb：EAS裂伤深度>50%。

Ⅲc：EAS和肛门内括约肌（IAS）均受损。

(4) Ⅳ度裂伤：肛门内外括约肌均受损并累及直肠黏膜。

3. 伤口出血情况。

4. 疼痛情况。

5. 损伤组织的类型及愈合时间

(1) 皮肤：组织较薄但很致密，其愈合时间为5～7天，对缝线的反应性敏感。

(2) 阴道黏膜及黏膜下层：组织较厚且坚韧，血供丰富，其愈合时间为5～7天，如对合不良可形成无效腔或局部开放腔隙，易形成肉芽组织。

(3) 会阴肌层：组织致密且敏感，其愈合时间为7～14天。

【缝合材料评估】

不同的缝合材料具有不同的特性，会阴缝合前须了解和评估缝合材料，包括缝线特性及缝针类型，并根据损伤组织特点选取适宜的缝合材料。

1. 缝线特性

(1) 不可吸收缝线：既不能被组织酶类降解，也不能通过水

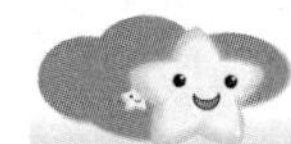

解读

解作用降解。

1）丝线：用蚕丝的连续性蛋白质经涂蜡后编织而成的多股缝线，柔韧性好、线结稳固、成本低廉，但缝合感染伤口时，会加重感染、延长恢复时间。

2）人工合成不可吸收缝线：尼龙缝线为聚酰胺纤维材质，生物学特性为惰性，在人体内每年失去10%左右的张力。单股尼龙缝线表面均匀平滑，张力强度高，组织反应少。

（2）可吸收缝线：在组织中能保持适当的抗张强度，直至伤口愈合，然后再迅速被吸收。

1）天然可吸收线：在体内主要通过酶解的方式降解，在一定程度上引起身体的炎症反应并且吸收速率难以预测。

2）人工合成可吸收线：在组织中通过水解作用降解，组织反应小、张力维持时间及材质的吸收时间较为稳定。

（3）含三氯生抗菌剂涂层的可吸收缝线：在保持原有缝线张力维持时间和吸收时间的同时，能有效抑制金黄色葡萄球菌、表皮葡萄球菌等的生长，降低手术部位感染率，并减少线结反应和切口疼痛。

2. 缝针类型

（1）普通钢针：三角针，适用于皮肤缝合；圆针，适用于皮下组织及肌肉缝合。

（2）防刺伤针：0.012cm针尖设计，既能获得较好的组织穿越

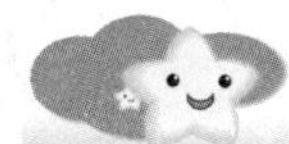

解读

性，又不易刺破操作者手套，能够最大限度地避免针刺伤风险。

（二）照护

助产士在进行会阴切开及裂伤缝合修复时应遵守对应的原则，在充分评估的基础上做出临床决策，按规范进行操作。

【缝合修复原则】

1. 止血。

2. 逐层缝合，恢复损伤组织解剖关系。

3. 充分暴露，直视下操作。

4. 尽量缩短缝合时间、减少进出针次数及缝线在组织中的留存。

【缝合材料选择原则】

1. 缝合材料对身体不构成伤害，包括过敏、感染和异物留存体内。

2. 材料提供的张力与组织对合修复所需的张力一致。

3. 材料提供的支撑时间与组织愈合的时间一致。

【缝合修复】

1. 严格执行无菌操作原则。

2. 缝合及修复时机：在胎盘娩出且检查其完整性后进行缝合与修复，以免因人工剥离胎盘、检查软产道等手术操作导致缝合的伤口裂开而需进行再次修复。

3. 软产道检查及缝合时，确保良好的照明和镇痛效果，充分暴露损伤部位，直视下操作，如果裂伤较深，可使用阴道拉钩暴露伤口或行直肠指检帮助诊断裂伤程度，避免暴露不充分导致组

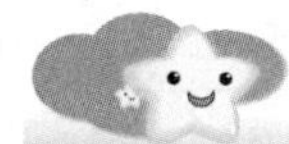

解读

所有经阴道分娩的妇女均有发生严重会阴裂伤的风险。因此，缝合前应对产妇软产道进行全面检查，尤其是在会阴缝合前，应用阴道拉钩、直肠指检等检查手段正确评估其损伤的严重程度。根据NICE产时保健指南，在评估生殖道损伤程度前，

织损伤判断错误、留有无效腔或因盲目操作致缝线穿透直肠壁，并使用可显影有尾纱布填塞阴道，充分暴露伤口顶端。

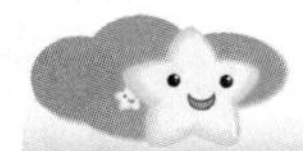

解读

应向产妇解释即将进行的操作和原因，并确保良好的麻醉和照明效果，以充分暴露会阴情况。

4. 缝合前使用生理盐水冲洗伤口，避免异物残留引起组织广泛反应而形成硬结。

5. 根据损伤组织评估情况，正确选取缝合材料。

(1) 组织对应原则：皮肤为 3-0 或 4-0 可吸收缝线；黏膜及黏膜下层为 2-0 可吸收缝线；会阴肌层及皮下组织为 2-0 可吸收缝线。

理想的缝线应具有预期吸收、张力足够、容易穿越组织、极少不良反应、单纤维、无菌、打结安全、操作顺畅等特性。缝线张力支撑时间：指的是缝线张力下降至约等于初始张力 22% 时的时间，临床应用时缝线张力支撑时间应长于组织愈合时间。缝线吸收时间：缝线在体内崩解消失所需要的时间，较短的材质吸收时间意味着减少患者体内异物残留的时间。缝线粗细：①粗缝线，初始张力强、组织切割作用小、体内异物较多，适用于张力需求大的组织层次；②细缝线，初始张力弱、组织切割作用大、体内异物较少，适用于张力需求小的组织层次。应结合损伤组织的特点及愈合时间，正确使用缝线。

(2) 特性对应原则：选择与会阴组织修复同步的产品，推荐采用含聚糖乳酸 910（polyglactin 910：由 90% 乙交酯和 10% L- 丙交酯共聚而成）成分的快速可吸收缝合材料；对于有感染风险的伤口，使用含三氯生抗菌剂的可吸收缝线。

会阴部位的血供丰富，不同组织损伤的愈合时间不一，伤口愈合后缝线张力应同时消失，故会阴撕裂伤及会阴切开缝合推荐采用快速可吸收缝合材料，吸收时间短，且不易形成硬结，有助于减轻疼痛，并使伤口周围柔软，整齐美观。含聚糖乳酸 910 成分的快速可吸收线降解和吸收时间较快，在术后 5 ～ 6 天张力下降 50%，有效切口支撑时间为 10 ～ 14 天，适合会阴伤口的缝合。有证据显示使用快薇乔缝线缝合会阴伤口，术后恢复快、痛苦小、无组织排异，无须拆线，可缩短住院时间，节省住院费用。

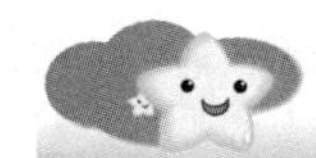

解读

当会阴裂伤深度至肌层时应考虑使用含抗菌剂的可吸收缝合材料，可有效降低手术部位感染，并减少线结反应和切口疼痛。2016年WHO发布的《预防手术部位感染（SSI）的全球指南》和2017年美国疾病控制与预防中心（CDC）发布的《关于预防手术部位感染的指南》均推荐各类手术中使用含抗菌剂（如三氯生）的缝线，以降低手术部位感染风险。

（3）安全原则：对会阴深部裂伤或有体液传播疾病风险的产妇实施会阴缝合修复术时，使用防刺伤针以减少针刺伤发生，降低职业暴露风险。

会阴切开及撕裂伤口缝合时，存在“盲缝”“探针”等操作，容易发生针刺伤。美国CDC和职业安全与健康管理局（OSHA）分别于1997年和2007年发布健康与安全公告，强调防刺伤针在减少手术人员经皮穿刺损伤方面的有效性，并同时推荐有条件的临床医生术中使用防刺伤针。因此，为减少职业暴露风险，在对有体液传播疾病风险的产妇实施会阴缝合修复术时，推荐使用防刺伤针，以降低针刺伤风险。

6. 根据伤口不同类型进行缝合，注意逐层缝合、松紧适宜、不留无效腔。

（1）会阴切开缝合（图2-4，图2-5）

1）用2-0可吸收缝线在顶端上方0.5cm处缝合第一针以结扎回缩的血管，防止阴道壁血肿形成。

2）用2-0可吸收缝线连续或间断缝合阴道黏膜及黏膜下组织至处女膜缘打结。

3）用2-0可吸收缝线连续或间断缝合会阴肌层及皮下组织。

4）用3-0或4-0可吸收缝线皮内连续缝合至阴道口打结。

（2）会阴Ⅰ度裂伤修复

1）用2-0可吸收缝线间断或连续缝合阴道黏膜。如无解剖结

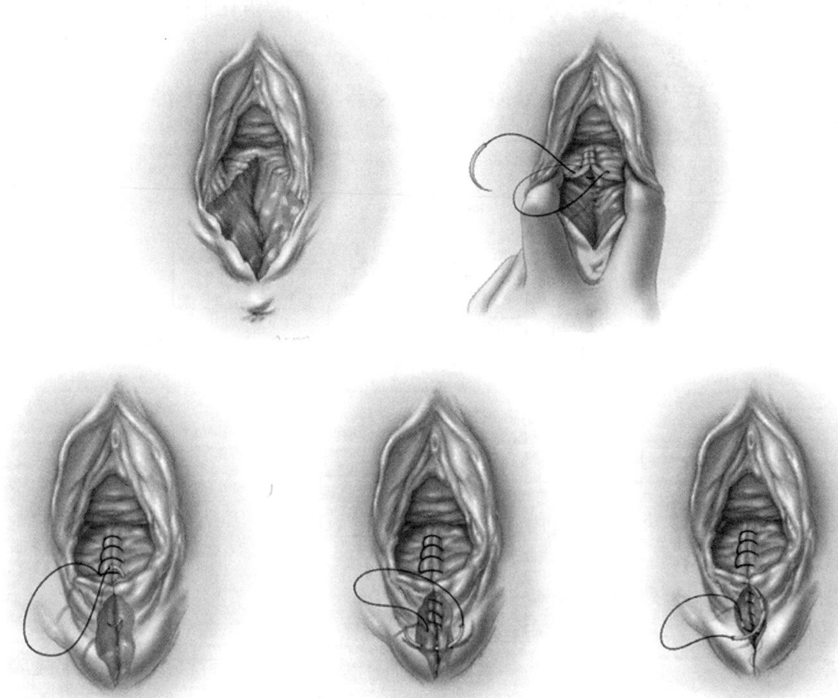

图 2-4　会阴正中切开缝合

[引自 Williams Obstetrics, 24th ed. 2014:549.]

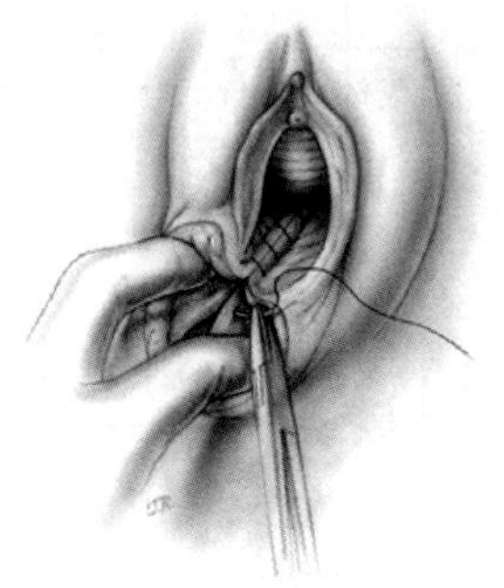

图 2-5　会阴右侧切缝合

[引自 Williams Obstetrics, 24th ed. 2014:552.]

构改变、不出血，可不缝合。

2）用 3-0 或 4-0 可吸收缝线皮内连续缝合皮肤或间断缝合，于皮肤外一侧留出 0.5 ~ 1.0cm 线端。

3）用有齿镊对合切口皮肤，并观察有无渗血。

（3）会阴Ⅱ度裂伤缝合：参照会阴切开缝合方法。

(4) 会阴Ⅲ、Ⅳ度裂伤缝合修复不在本指南讨论范围内。

7. 缝合完毕，应常规做直肠指检，如有缝线穿透直肠壁，应拆除后重新缝合。

8. 缝合前、后均需要清点缝针、纱布及器械数目，避免遗留于体腔。

(三) 流程

会阴切开缝合流程见图 2-6。

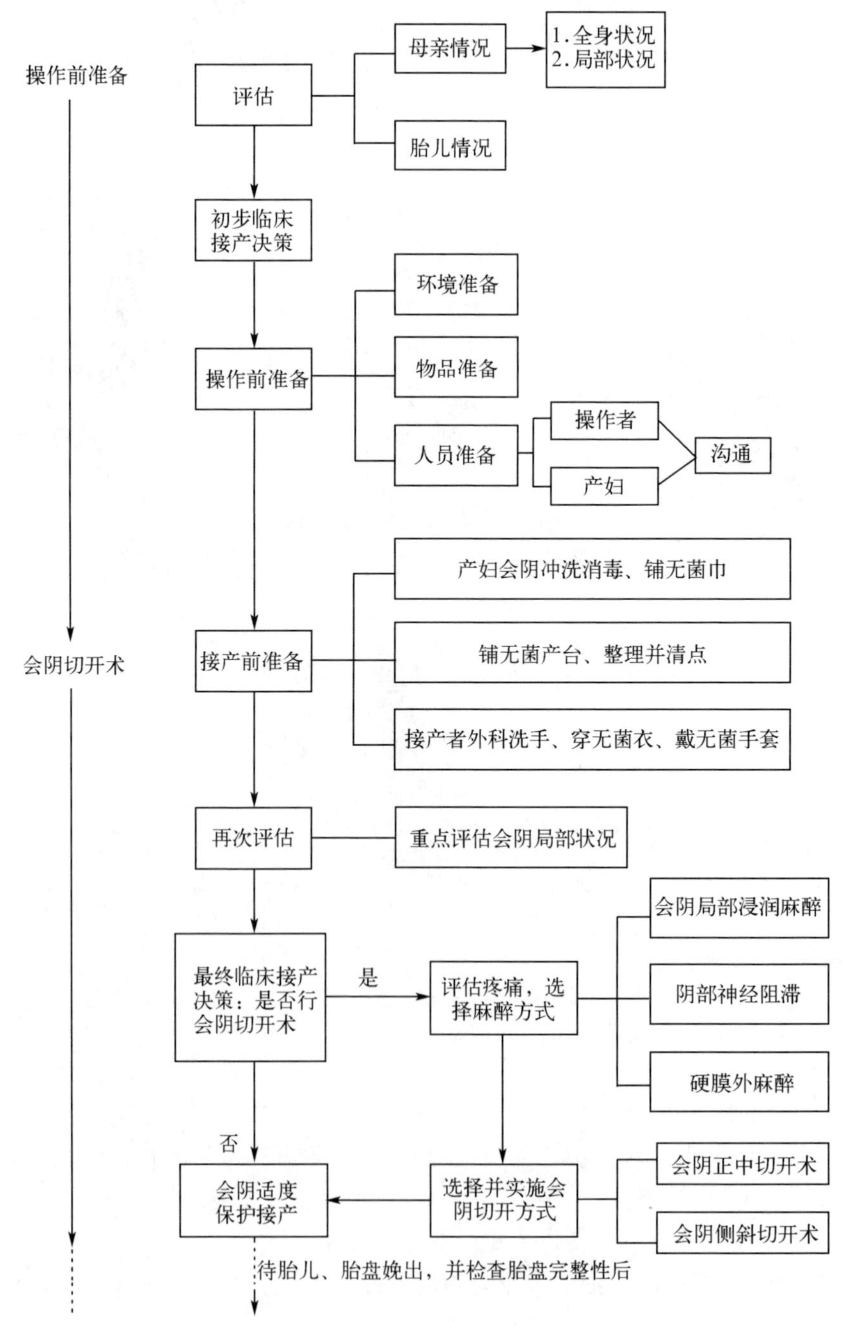

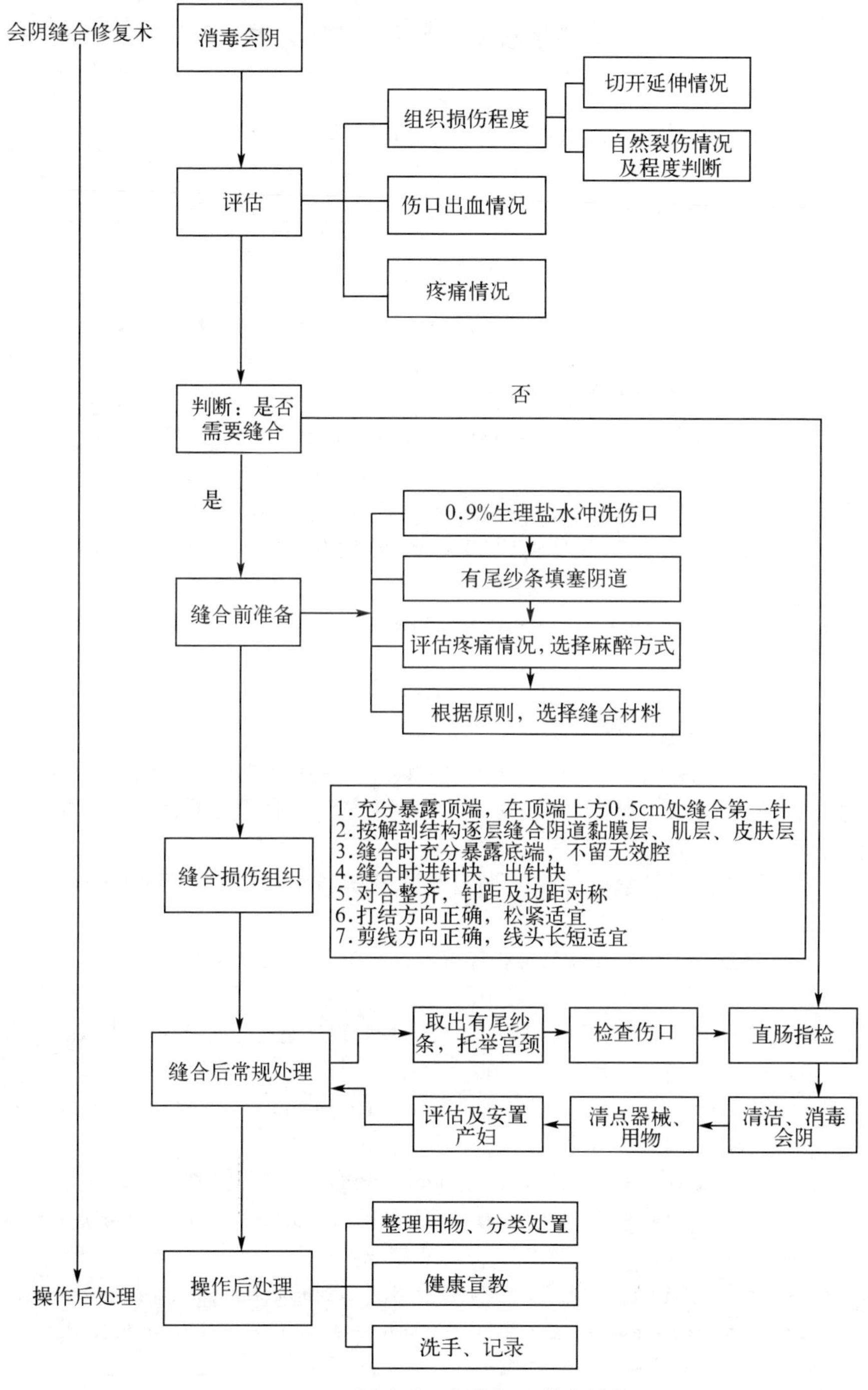

图 2-6　会阴切开缝合流程

（徐鑫芬　熊永芳　田燕萍）

主要参考文献

常青，刘兴会，邓黎，2015. 助产理论与实践 . 北京：人民军医出版社 .

单晓雪，蔡彩萍，2017. 综合系统评估降低会阴侧切率的临床研究 . 中国妇幼健康研究，28(5):550-552.

郭琳，丁焱，张铮，等，2019. 分娩时会阴切开决策影响因素预测模型的构建 . 中华护理杂志，54(10):1469-1474.

郭曲练，姚尚龙，2016. 临床麻醉学 . 4 版 . 北京：人民卫生出版社 .

贺晶，2012. 胎儿窘迫的真与假——产科永恒的话题 . 中华围产医学杂志，15(4):198-202.

刘兴会，贺晶，漆洪波，2018. 助产 . 北京：人民卫生出版社 .

罗长华，王华静，2013. 助产士职业暴露的防护措施 . 中国消毒学杂志，30 (4):371-372.

彭婷，李笑天，2016. 过度诊断胎儿窘迫的原因分析与解决之道 . 实用妇产科杂志，32(3):172-174.

饶琳，2013. 会阴保护方式的指征构建与临床应用研究 . 上海：复旦大学 .

王丽娜，郑剑兰，汪文雁，等，2015. 会阴切开与Ⅱ～Ⅲ度会阴裂伤的相关性分析 . 中国妇幼保健杂志，30(11):1655-1657.

谢幸，孔北华，段涛，2018. 妇产科学 . 9 版 . 北京：人民卫生出版社 .

余艳红，陈叙，2017. 助产学 . 北京：人民卫生出版社 .

喻田，王国林，2016. 麻醉药理学 . 4 版 . 北京：人民卫生出版社 .

张励才，2016. 麻醉解剖学 . 4 版 . 北京：人民卫生出版社 .

张阳，邹丽，2019. 胎儿窘迫诊断相关问题 . 中国实用妇科与产科杂志，35(9):1058-1062.

中国妇幼保健协会助产士分会，2019. 会阴切开及会阴裂伤修复技术与缝合材料选择指南(2019). 中国护理管理，19(3):453-457.

中华医学会妇产科学分会产科学组，2016. 阴道手术助产指南(2016). 中华妇产科杂志，51(8):565-567.

中华医学会围产医学分会，2015. 电子胎心监护应用专家共识 . 中华围产医学杂志，18(7):486-490.

邹虹，漆洪波，2016. 英国皇家妇产科医师学会《会阴Ⅲ度和Ⅳ度裂伤处理指南 2015 版》要点解读 . 中国实用妇科与产科杂志，32(8):757-760.

ACOG, 2016. Practice Bulletin No. 165: prevention and management of obstetric lacerations at vaginal delivery. Obstet Gynecol, 128(1):e1-e15.

Alfirevic Z, Devane D, Gyte GM, et al, 2017. Continuous cardiotocography (CTG) as a form of electronic fetal monitoring (EFM) for fetal assessment during labour. Cochrane Database Syst Rev, (2):CD006066.

Allegranzi B, Zayed B, Bischoff P, et al, 2016. New WHO recommendations on intraoperative and postoperative measures for surgical site infection prevention: an evidence-based global perspective. Lancet Infect Dis, 16(12):e288-e303.

Anderson ER, Gates S, 2004. Techniques and materials for closure of the abdominal wall in caesarean section. Cochrane Database Syst Rev, (4):CD004663.

Apisarnthanarak A, Singh N, Bandong AN, et al, 2015. Triclosan-coated sutures reduce the risk of surgical site infections: a systematic review and meta-analysis. Infect Control Hosp Epidemiol,

36(2):169-179.

Berríos-Torres SI, Umscheid CA, Bratzler DW, et al, 2017. Centers for disease control and prevention guideline for the prevention of surgical site infection. JAMA Surg, 152(8):784-791.

Bharathi A, Dharma Reddy DB, Sharath Kote GS, 2013. A prospective randomized comparative study of vicryl rapid versus chromic catgut for episiotomy repair. J Clin Diagn Res, 7(2):326- 330.

Bloom S, Cunningham F, Leveno K, et al, 2015. Williams Obstetrics. 24th ed. Maidenhead: Open University Press.

Carroli G, Mignini L, 2009. Episiotomy for vaginal birth. Cochrane Database Syst Rev, (1):D81.

Centers for Disease Control and Prevention (CDC), 1997. Evaluation of blunt suture needles in preventing percutaneous injuries among health-care workers during gynecologic surgical procedures. JAMA, 277(6):451-452.

Daoud FC, Edmiston CE, Leaper D, 2014. Meta-analysis of prevention of surgical site infections following incision closure with triclosan-coated sutures: robustness to new evidence. Surg Infect (Larchmt), 15(3):165-181.

El-Din AS, Kamal MM, Amin MA, 2014. Comparison between two incision angles of mediolateral episiotomy in primiparous women: a randomized controlled trial. J Obstet Gynaecol Res, 40(7): 1877-1882.

Fernando RJ, Sultan AH, Radley S, et al, 2002. Management of obstetric anal sphincter injury: a systematic review & national practice survey. BMC Health Serv Res, 2(1):1-10.

Hernandez-Martinez A, Pascual-Pedreno AI, Bano GA, et al, 2014. Variability in the rate of episiotomies and its relation to severe perineal tears and neonatal morbility . Enferm Clin, 24(5):269-275.

Kalis V, Laine K, De Leeuw JW, et al, 2012. Classification of episiotomy: towards a standardisation of terminology. BJOG, 119(5): 522-526.

Karbanova J, Rusavy Z, Betincova L, et al, 2014. Clinical evaluation of peripartum outcomes of mediolateral versus lateral episiotomy. Int J Gynecol Obstet, 124(1): 72-76.

Kudish B, Sokol RJ, Kruger M, 2008. Trends in major modifiable risk factors for severe perineal trauma, 1996-2006. Int J Gynaecol Obstet, 102(2):165-170.

Landy HJ, Laughon SK, Bailit JL, et al, 2011. Characteristics associated with severe perineal and cervical lacerations during vaginal delivery. Obstet Gynecol, 117(3):627-635.

Melo I, Katz L, Coutinho I, et al, 2014. Selective episiotomy vs. implementation of a non-episiotomy protocol: a randomized clinical trial. Reprod Health, 11(1):66.

National Collaborating Centre for Women's and Children's Health (UK), 2007. Intrapartum Care:Care of Healthy Women and Their Babies during Childbirth. London: RCOG Press.

None, 2019. ACOG practice bulletin No. 209 : obstetric analgesia and anesthesia. Obstet Gynecol, 133(3):595-597.

OSHA, NIOSH, CDC, et al, 2007. Safety & health information bulletin. (2007-03-23)http://osha. gov/dts/shib/shib092908. pdf .

Paul RH, 2014. ACOG Practice bulletin no. 145:antepartum fetal surveillance. Obstet Gynecol, 124(1):182-192.

RCOG, 2015. The management of third and fourth-degree perineal tears. Green-top Guideline No.

29. https://www. rcog. org. uk/globalassets/documents/guidelines/gtg-29. pdf.

Silf K, Woodhead N, Kelly J, et al, 2015. Evaluation of accuracy of mediolateral episiotomy incisions using a training model. Midwifery, 31(1): 197-200.

Tabares-Trujillo MK, Gorbea-Chávez V, Nava-Hernández A, et al, 2014. Postpartum vulvar necrotizing fasciitis. Gynecol Obstet Mex, 82(1):54-63.

Wang ZX, Jiang CP, Cao Y, et al, 2013. Systematic review and meta-analysis of triclosan-coated sutures for the prevention of surgical-site infection. Br J Surg, 100(4):465-473.

第3章

新生儿出生即刻护理临床实践指南

一、目的

本指南旨在指导我国新生儿出生即刻护理，规范我国新生儿出生后的即刻护理和危重症急救的配合，降低新生儿住院率和死亡率，提高纯母乳喂养率，改善新生儿的健康水平。

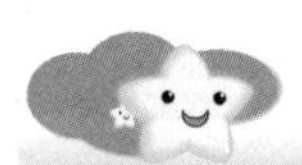

解读

当前，我国在降低5岁以下儿童死亡率方面已经取得了令人瞩目的成绩，但新生儿死亡所占的比例仍较高。我国新生儿死亡的主要原因是早产、产时窒息及并发症、先天畸形、感染等。中国新生儿复苏项目专家组参考2015年国际复苏联络委员会推出的复苏指南，结合中国国情和新生儿复苏培训进展及现状，制定了《中国新生儿复苏指南》(2016年北京修订)。该指南在我国新生儿复苏和危急重症急救方面发挥了重要的指导和推动作用。同年，由美国儿科学会和美国心脏协会出版的《新生儿复苏教程》(第7版)出版。中国新生儿复苏项目专家组再次将其中主要的更新进行归纳总结，并结合我国现状进行修改，经新生儿复苏项目核心专家组讨论，制定了《国际新生儿复苏教程更新及中国实施意见》，作为《中国新生儿复苏指南》(2016年北京修订)的补充文件，其对指导我国今后的新生儿复苏工作有很大的帮助。

《新生儿早期基本保健技术的临床实施建议》(2017年)中提到：WHO指出，新生儿早期的保健措施，如出生后即刻母婴皮肤接触、延迟断脐、新生儿复苏、袋鼠

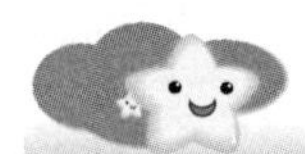

解读

式护理等干预措施可以显著改善新生儿的健康水平；并预测出生后立即采取一些基本的、低成本的保健措施（如即刻皮肤接触、延迟断脐等）可以降低约22%的新生儿死亡率，并显著改善新生儿的健康水平。然而新生儿出生即刻护理相关指南目前还是空缺，各助产机构的临床助产士和护士对新生儿出生后的即刻护理操作流程尚不规范和统一。因此，本指南的制定必将对我国新生儿出生后的即刻护理和危重症急救的配合起到重要的参考作用。

二、评估

（一）快速评估

新生儿出生后立即快速评估4项指标：①足月吗？②羊水清吗？③有哭声或呼吸吗？④肌张力好吗？

2015年的《国际新生儿复苏指南》中快速评估3项包括“足月吗？”“肌张力好吗？”“有呼吸和哭声吗？”，而不再推荐评估羊水。对于羊水被胎粪污染无活力的新生儿，除气道有阻塞外，不再常规推荐气管插管吸引胎粪，用吸球清理口鼻分泌物后，如无呼吸或心率＜100次/分，应进行正压通气。《中国新生儿复苏指南》(2016年北京修订）中新生儿出生后快速评估仍定为4项（“足月吗？”“羊水清吗？”“有呼吸和哭声吗？”“肌张力好吗？”），当羊水被胎粪污染时，仍首先评估新生儿有无活力：新生儿有活力时，继续初步复苏；新生儿无活力时，应在20秒内完成气管插管并用胎粪吸引管吸引胎粪。如果不具备气管插管条件，且新生儿无活力时，应快速清理口鼻后尽快开始正压通气。

（二）一般情况评估

1. 人员评估

（1）每次分娩时是否有1名熟练掌握新生儿复苏技术的医护人员在场，其职责是照料新生儿。

（2）高危孕妇分娩时是否组成有儿科医师参加的复苏团队。多胎妊娠孕妇分娩时，是否每名新生儿都应有专人负责。

（3）分娩后评估产妇，身心状况是否可以接受90分钟以上的母婴皮肤接触。

2. 物品评估

（1）新生儿皮肤接触用物：无菌大毛巾2条、小帽子。

《新生儿复苏教程》(第7版）增加了“复苏前的准备”一节，按2015年《国际新生

(2) 新生儿断脐物品：脐带夹或气门芯。

(3) 新生儿复苏设备和药品：单独存放，功能良好。

3. 环境评估　产房温度设置为 25 ～ 28℃。提前预热辐射保暖台，足月儿辐射保暖台温度设置为 32 ～ 34℃，或腹部体表温度 36.5℃；早产儿根据其中性温度设置。

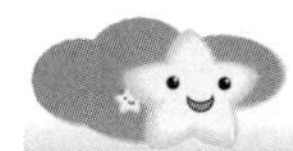

解读

儿复苏指南》的要求，新流程图增加了“产前咨询、组成团队、检查物品”。

1. 产前咨询　分娩前要问产科医务人员 4 个问题，以识别高危因素：妊娠周数多少？羊水清吗？预期分娩的新生儿数目？有何高危因素？根据这些问题的答案决定应该配备的人员及准备的复苏物品。

2. 组成团队　每次分娩时至少有 1 名熟练掌握新生儿复苏技术的医务人员在场，负责处理新生儿。如果有高危因素，则需要有多名医务人员在场，组建一个完整掌握新生儿复苏技术的团队。

复苏团队组建后，先确定团队领导。任何经过正规新生儿复苏技术培训的医务人员都可以作为团队领导。团队领导不但要熟知新生儿复苏流程，熟练掌握新生儿复苏技能，而且要有很强的领导能力，但并非高年资或者行政职务很高者。复苏过程中，团队领导应站在能直接观察和指挥团队成员工作的位置。当团队领导需要集中精力直接参与某一具体操作时，最好把领导工作交给其他有资格的组员，并用清晰的语言告诉大家这一变化，避免混乱。

复苏开始前，团队人员要开一个简短的准备会，讨论可能遇到的问题，安排好小组成员的工作任务和所负的责任，做好复苏计划。

3. 检查物品　准备复苏所需要的所有仪器和材料，确保齐全且功能良好。

(三) 专科情况评估

1. 专科评估　主要基于以下 3 个体征：呼吸、心率、脉搏血氧饱和度。通过评估这 3 个体征中

1. 评估呼吸　评估是否有自主呼吸、呼吸的节奏和频率等，是否出现呼吸暂停或喘息样呼吸，或心率＜ 100 次 / 分。另外，

的每一项来确定复苏的每一个步骤是否有效。其中，心率对于决定是否进入下一步骤是最重要的。

2. 新生儿一般情况评估　出生后2小时内至少每15分钟评估1次新生儿的呼吸、肤色、肌张力和体温等。

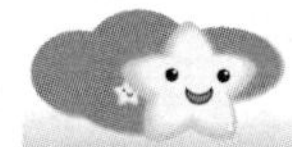

解读

《新生儿复苏教程》(第7版）提出，如果新生儿有呼吸且心率≥100次/分，但在持续气道正压通气或常压给氧后，新生儿血氧饱和度不能维持在目标值，可以考虑尝试正压通气。

2. 评估脉搏血氧饱和度　监测健康新生儿出生后10分钟内动脉导管前脉搏血氧饱和度值。健康足月新生儿出生后在呼吸室内空气（氧气含量约为21%）的情况下，达到脉搏血氧饱和度90%以上需10分钟。因此建议，初步复苏后不再评估肤色并常压给氧，如果新生儿有呼吸困难、持续发绀，可清理气道、监测脉搏血氧饱和度，如脉搏血氧饱和度低于标准值，可持续气道正压通气或常压给氧。

3. 评估心率

(1) 用听诊器评估心率，沿胸部左侧听诊是检查新生儿心率最准确的物理检查方法。尽管在脐根部可以感觉到脐动脉搏动，但触诊是不准确的，可能低估真实心率。听诊时可以用手在床上按心搏的节拍拍打，以使团队的其他成员也了解新生儿的心率。计数新生儿的心率6秒，乘以10即为每分钟的心率。

(2) 连接脉搏血氧饱和度仪，用脉搏血氧饱和度仪评估心率和血氧饱和度。

(3) 如果新生儿心率很慢或循环很差，脉搏血氧饱和度仪的功能会受影响。此时，心电图监护是可选的方法。为更准确地评估心率，2015年《国际新生儿复苏指南》建议用3导联心电图测量心率。

新生儿复苏需要团队提前准备，尽快

三、照护

（一）原则

快速评估，即刻持续皮肤接触、延迟断脐，及时有效复苏。

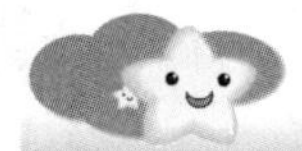

启动，务必在1分钟内给新生儿建立有效通气。当母婴状况良好时，采取以下措施。

1. 皮肤接触　若新生儿状况良好，不要将新生儿与母亲分开，保持新生儿与母亲皮肤接触，除非新生儿出现以下情况：严重胸廓凹陷、喘息或呼吸暂停、严重畸形、母亲出现医疗状况需紧急处理。建议多胎及剖宫产手术时也立即进行出生后母婴皮肤接触，但这时需手术医生、麻醉师与手术室护士更多的配合及手术设施的调整，并在确保母婴安全的前提下进行。

2. 脐带处理　美国妇产科医师协会建议正常足月儿和早产儿延迟30～60秒断脐。美国心脏协会（American Heart Association）认为，对于不需要复苏的新生儿应延迟断脐至少1分钟，对需要复苏的新生儿没有确切的时间来指导断脐。《欧洲新生儿呼吸窘迫综合征防治指南》（*European Consensus Guidelines on the Management of Neonatal Respiratory Distress Syndrome in Preterm Infants*）建议，如果新生儿状态稳定，分娩后应延迟断脐至少60秒，以促进胎盘向胎儿输血。国际助产士联盟（International Confederation of Midwives）和国际妇产科学联盟（Inter-national Federation of Gynecology and Obstetrics）强调，等到脐带搏动停止后断脐可以防止新生儿贫血。

WHO综合了不同专业机构和组织的推荐内容，并采用GRADE方法进行系统文献分析后，于2014年提出了权威的延迟脐带结扎指南——《延迟断脐　改善母婴健康和营养结局》。该指南将延迟断脐作为

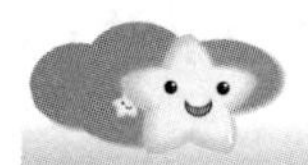

标准的分娩操作，建议延迟1～3分钟再结扎脐带，除非母亲或新生儿需要立即进行其他临床抢救。指南中还呼吁各成员国将延迟断脐作为改善母婴营养和健康结局的适宜技术进行推广，并将其列为全球实现千年发展目标的有效公共卫生干预措施之一。可在母婴皮肤接触的同时处理脐带，助产人员在接触或处理脐带之前脱掉被污染的第一副手套，务必确保接触或处理脐带的手套和器械是无菌的，如果有其他助手在场，助手需洗手后戴无菌手套处理脐带。等待脐带搏动停止后（出生后1～3分钟），用两把无菌止血钳分别在距脐带根部2cm和5cm处夹住脐带，并用无菌剪刀在距脐带根部2cm处一次性断脐或用脐带夹断脐。WHO的指南建议，在医院内分娩严格执行无菌操作的条件下，不必在脐带断端及周围使用任何消毒剂（除非有感染迹象），不包扎脐带，保持脐带断端暴露、清洁和干燥，这样更有利于脐带脱落。

（二）护理措施

1. 快速擦干全身　出生后立即将新生儿置于母亲腹部已经铺好的干毛巾上，在5秒内开始擦干新生儿，20～30秒完成擦干动作，要求全面、彻底、有力。擦干顺序为眼睛、面部、头、躯干、四肢及背部，然后移除湿毛巾，让新生儿趴在母亲胸腹部，盖上另一块干毛巾。

（1）擦干的好处：及时、彻底、有力地擦干可以刺激呼吸，大多数出生时没有呼吸的孩子在完成彻底擦干之后开始呼吸了；还可预防低体温。

（2）擦干的方法：在分娩之前，将一块干净的毛巾放置在母亲的腹部，将刚出生的新生儿放在这块干净的毛巾上。5秒内启动擦干，按顺序擦拭眼睛、嘴/鼻子、脸、头、身体前面、手臂和腿、身体后面。彻底擦干需要至少20～30秒。擦干时应该是摩擦而不是轻拍，但是不要擦掉胎儿皮脂。擦干的过程中快速评估新生儿的呼吸

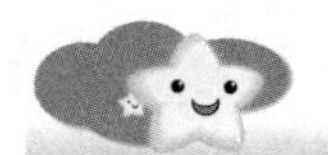

状况。若彻底擦干后，新生儿出现喘息或不能呼吸，应立即寻求其他人员帮助，并立即断脐，迅速移至预热的复苏区开始复苏，务必在1分钟内建立有效通气。新生儿复苏实施见《中国新生儿复苏指南》(2016年北京修订)。

2. 即刻母婴皮肤接触　彻底擦干、刺激后，若新生儿有呼吸或哭声，移除湿毛巾，将新生儿俯卧位（腹部向下，头偏向一侧）置于母亲胸腹部开始皮肤接触。

(1) 即刻母婴皮肤接触的好处

1) 保暖：可稳定新生儿体温，减少外界寒冷刺激，使新生儿啼哭次数相应减少。

2) 提升新生儿睡眠质量：新生儿刚出生时，受分娩过程影响，机体应激反应较重，肢体长时间处于盲目活动状态，严重影响睡眠质量，出生后即刻与母亲进行皮肤接触，母亲的体温、心搏、气息等都对新生儿有安抚作用，有利于减轻应激反应，提高新生儿睡眠质量，增进母婴感情。

3) 促进母乳喂养：产后早期母婴接触能刺激产妇的迷走神经，增加催产素分泌量，促进母亲乳汁分泌，提高新生儿吮吸频率，防止低血糖的发生率。

4) 利于新生儿生长发育：新生儿出生后，可能不适应外界环境，通过早期皮肤接触，母亲的体温、心搏节律都会传导给新生儿，有利于新生儿放松，还能激活感觉神经，使得神经中枢功能趋于成熟，对新生儿生长发育有积极意义。

5) 提高新生儿免疫力：刺激免疫系统（黏膜相关淋巴组织），有助于母亲皮肤菌群移植（家庭友善菌群），建立新生儿免疫屏障。

(2) 即刻母婴皮肤接触的方法：擦干新生儿后，移开湿毛巾，让新生儿与母亲

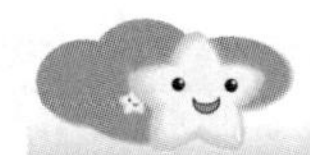

解 读

裸露的胸腹部直接接触；用另一块干净的干毛巾覆盖新生儿，但不要包裹，使新生儿胸腹部的皮肤直接与母亲的胸腹部皮肤接触，持续接触至少 90 分钟。

3. 保暖　取另一清洁已预热的干毛巾遮盖新生儿身体，给新生儿戴上小帽子。

新生儿娩出后皮肤较薄，血管丰富，体表面积较大，加上机体体温调节系统发育不全，散热较快，因此，在娩出后要及时做好保暖措施。

4. 延迟断脐　等待脐带搏动停止后（出生后 1 ~ 3 分钟），用两把无菌止血钳分别在距脐带根部 2cm 和 5cm 处夹住脐带，并用无菌剪刀在距脐带根部 2cm 处一次性断脐或用脐带夹在距脐带根部 2cm 处一次性断脐。

国内外许多研究证明，延迟结扎脐带有助于预防新生儿贫血、脑室出血和坏死性小肠结肠炎，对新生儿和母亲都有益处。Linderkam 等的研究表明，将刚刚出生的新生儿放在母亲的腹部等待脐带搏动停止后断脐，比出生后立即断脐的新生儿血容量高 32%，红细胞体积也显著高于立即断脐组。Hutton 等对涉及 1912 名新生儿的研究进行的荟萃分析显示，出生后至少延迟 2 分钟断脐可以增加 2 ~ 6 月龄新生儿的红细胞体积、铁蛋白含量、储存铁含量，明显降低婴儿时期缺铁性贫血的风险。对于早产儿，国外有研究表明，延迟断脐可以降低早产儿发生低血压、脑室内出血、迟发性败血症等的风险。国内也有研究表明，适当延迟断脐时间可增加胎盘向胎儿的血液灌输量，增加新生儿储存铁含量，有效预防出生后 6 个月内贫血的发生率；延迟断脐不增加新生儿黄疸及高胆红素血症的发生概率。国外有研究比较了延迟断脐与立即断脐对产妇健康的影响，发现延迟断脐组与立即断脐组相比，产后出血的发生率、人工剥离胎盘发生率、输血率和第三

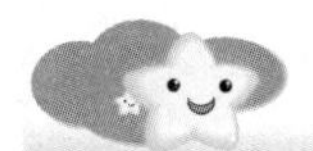

解读

产程时长等指标均未见显著差异。

5. 协助早吸吮　母婴皮肤接触时如新生儿出现流口水、张大嘴、寻找等动作时指导母亲开始母乳喂养，促进早吸吮和早开始母乳喂养。

（1）早吸吮和早开始母乳喂养的好处：产后早吸吮在促进产妇尽早泌乳、增加泌乳量的同时，还能有效促进母婴间在产后早期的情感和精神交流。

1）大量临床研究证实，新生儿在出生后 10 分钟即可出现觅食反射，且在出生后 20 ～ 30 分钟的觅食反射最为强烈。新生儿吸吮时刺激母亲乳头神经末梢，产生神经冲动，上传至下丘脑，由兴奋室旁核、视上核促进垂体后叶合成和分泌内源性催产素，从而使乳腺管得到快速疏通，乳汁分娩的自然条件反射更加强烈，不仅有助于乳汁的快速分泌，还能增加乳汁的分泌量，同时增强产妇对母乳喂养的信心。研究显示，产后早接触、早吸吮的初产妇，其初乳分泌时间、产后乳房充盈时间明显短于对照组；产后 24 小时哺乳次数明显多于对照组；产后 0 ～ 48 小时及＞ 48 ～ 72 小时的泌乳量分布均明显优于对照组。提示产后实行早接触、早吸吮有助于促进初产妇分泌乳汁。

2）产后行早接触、早吸吮，新生儿与产妇进行肌肤接触及吸吮乳房能减轻产妇因催产素分泌引起子宫收缩疼痛而造成的紧张、焦虑心理。母子通过目光和肌肤接触，可增进母婴之间的联系，加深母子感情，给新生儿以安全感。

（2）早吸吮和早开始母乳喂养的方法：皮肤接触时，将新生儿裸露，趴在母亲乳房之间，在显示出准备好吸吮母乳信号（如喂养暗示）之前，新生儿可能存在

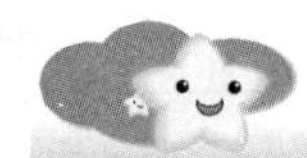

20～30 分钟或者更长的休整状态，有近 50% 的新生儿在出生 30 分钟之后寻找母亲乳房开始吸吮。请注意不要将新生儿强压在乳房上或将乳头强行塞进嘴里，应等待新生儿出现吸吮信号。其间让新生儿与母亲保持不间断的持续皮肤接触至少 90 分钟，严密观察新生儿的生命体征及寻乳征象，当出现流口水、张大嘴、舔舌/嘴唇、寻找动作时，指导母亲开始母乳喂养，促进早吸吮和早开始母乳喂养。

6. 新生儿观察　产后 2 小时应至少每 15 分钟观察 1 次新生儿的呼吸、肤色、肌张力及新生儿是否安全等。若出现异常情况，应及时处理。

7. 常规操作　新生儿常规操作如测量体重、身长、查体、注射疫苗等，可推迟至出生后 90 分钟进行，避免干扰母婴皮肤接触和第一次母乳喂养。

四、流程

中国妇幼保健协会助产士分会新生儿早期基本保健流程见图 1-2。

（罗碧如　黄　群　何菁菁　马冬梅）

主要参考文献

冯嘉蕾，刘军，包艾荣，等，2018. 新生儿延迟断脐对母婴结局的影响研究 . 中华护理杂志，53(2):144-148.

国家卫生计生委妇幼健康服务司，2016. 2016 年全国妇幼卫生信息分析报告 :1-48.

黄蓉，万宏伟，杨巾夏，2016. 早期持续皮肤接触促进初产妇母乳喂养启动的研究 . 中华现代护理杂志, 22(13):90-93.

梁秋霞, 符白玲, 殷彩欣, 等, 2019. 早期母婴皮肤接触对新生儿睡眠、母乳喂养及母亲子宫复旧的影响. 护士进修杂志, 34(22):2076-2078.

石永言, 富建华, 2016.《2015 年美国儿科学会新生儿复苏指南》解读. 中国实用儿科杂志, 31(6):401-404.

中国新生儿复苏项目专家组, 2016. 中国新生儿复苏指南(2016 年北京修订). 中国新生儿科杂志, 31(4):241-246.

中国新生儿复苏项目专家组, 2018. 国际新生儿复苏教程更新及中国实施意见. 中华围产医学杂志, 21(2):73-80.

中华医学会围产医学分会, 中华护理学会妇产科专业委员会, 中国疾病预防控制中心妇幼保健中心, 2018. 新生儿早期基本保健技术的临床实施建议(2017 年, 北京). 中国综合临床, (1):5-8.

American Academy of Pediatrics, American Heart Association, 2016. Textbook of Neonatal Resuscitation. 7th ed. Elk Grove Village: American Academy of Pediatrics:21-328.

Committee on Obstetric Practice, 2017. Committee opinion No. 684: delayed umbilical cord clamping after birth. Obstetr Gynecol, 129(1):e5-e10.

Fogarty M, Osborn D A, Askie L, et al, 2017. Delayed versus early umbilical cord clamping for preterm infants: a systematic review and meta-analysis. Am J Obstet Gynecol, 218(1):1-4.

Jenabi E, Khazaei S, 2016. The effect of uterine leiomyoma on the risk of malpresentation and cesarean: a meta-analysis. J Matern Fetal Neonatal Med, 6(12):1-4.

第4章
非药物性分娩镇痛技术临床指南

第一节　导乐陪伴分娩临床实践指南

一、目的

本指南旨在指导临床助产士和基层医护、导乐及其他陪伴分娩人员的临床实践，使产妇在生理、心理、情感、信息等方面得到整体照护和支持，增强分娩信心，获得积极的分娩体验。

二、评估

（一）快速评估

产妇的生命体征（含疼痛评估，以下同）、健康状态、精神状态、辅助检查结果有无异常、妊娠前及妊娠期运动状态、分娩相关知识了解情况、适应程度。

（二）一般情况评估

1. 产妇及其家属妊娠期接受健康教育状况，产妇对分娩及分娩过程的认识，妊娠期心理、身体、体能、知识与技术的准备状况。

2. 产妇及其家属对导乐的认知与认可度。

3. 产妇入院后对医院环境的熟悉与适应状态。

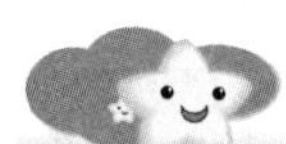

解读

“导乐”一词是希腊语“Doula”的音译，原意为“女性服侍者”。现指经过专门培训、陪伴产妇分娩的女性。导乐应该富有爱心、态度和蔼、善解人意，熟悉分娩过程并始终陪伴在产妇身边，持续性地给予产妇经验交流、情感支持、心理安慰、生理帮助等，采用非药物性方法，促进产妇舒适。美国医生 Marshall Klaus 首先进行了导乐陪伴分娩研究，并于 1993 年在其著作 *Mothering the Mothers：How a Doula Can Help You Have a Shorter、Easier and Hearthier Birth* 中做了系统的介绍。

1996 年，WHO 发布《正常分娩实践指南》，明确将陪伴分娩归类为有益的措施，向全世界推广导乐陪伴技术。我国也在同期引入导乐概念和服务，至今导乐理念已普及。但与世界许多国家一样，目前我国的分娩医疗化现状依然严峻，严重威胁着母婴身心健康。因此，2015 年 WHO、联合国人口基金会和联合国儿童基金会联合发布《妊娠、分娩、产后和新生儿护理基本实践指南》，强调为改善分娩结局和产妇

4. 陪产家属对产妇关心与支持的状况。

（三）专科情况评估

孕产史、产程进展情况、宫缩情况、胎方位、胎心情况、胎儿大小、有无严重的妊娠合并症或并发症。

三、照护

（一）原则

1. 严格掌握适应证与禁忌证。

2. 以自愿为前提、以母婴安全为核心、以有利产程进展为导向、以产妇舒适为标准。

3. 充分评估产妇及胎儿的情况。

4. 尽可能使产妇在心理、生理、情感、信息等方面得到全面照顾和支持。

（二）适应证与禁忌证

1. 适应证

（1）产妇需求：产妇与家庭认同导乐，并有导乐需求。

（2）经评估，产妇需要一对一导乐陪伴分娩。

（3）特殊情况：生活不能自理、聋哑、失明等产妇。

2. 禁忌证

（1）产妇与其家属拒绝导乐。

（2）危重产妇处于抢救状态。

（三）临床观察

1. 产妇生命体征及舒适度。

2. 产妇情绪心理变化。

3. 产程进展情况及胎儿情况。

4. 产妇生理、心理等需求的变化。

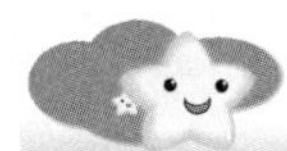

解读

对服务的满意度，鼓励妇女选择分娩陪伴者陪伴分娩。2018 年，国家卫生健康委员会发布《母婴安全行动计划（2018—2020 年）》，倡导发展温馨舒适分娩，提供以产妇为中心的人性化分娩服务，积极开展专业陪伴分娩等非药物减痛服务。

作为一名导乐，应尽可能使产妇在生理、心理、情感、信息等方面得到全面照顾和支持。一篇包括 22 项持续分娩支持研究的系统综述（16 个国家、超过 15 000 名产妇）提示：使产妇获益最大的支持者，并非来自临床诊疗护理中心，也不是来自产妇社交圈，而是来自导乐和非临床专业人士。这些可使剖宫产率降低 28%，需要使用缩宫素的比例降低 31%；可能因此不使用任何镇痛药的产妇增加 9%；对分娩不满意的产妇减少 34%。

无论何时，产妇需要导乐且有导乐服务提供时，都应该给产妇提供导乐服务。如果产妇不愿意接受导乐服务时，则不应该为其提供该项服务。

四、流程

解读

（一）流程图

导乐陪伴分娩流程见图 4-1。

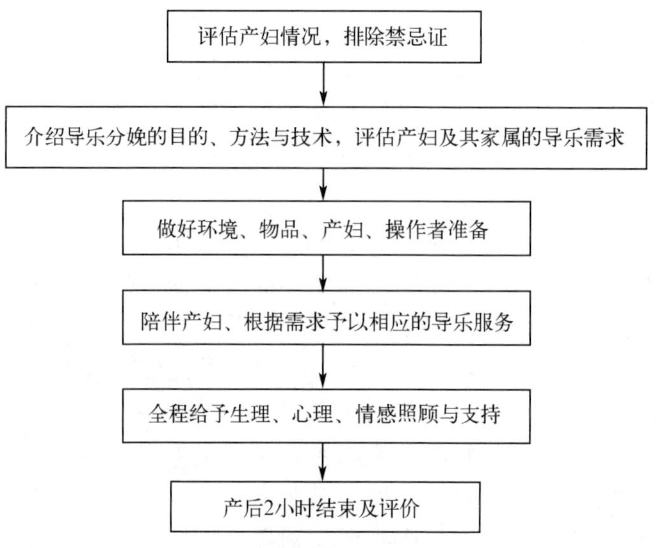

图 4-1　导乐陪伴分娩流程

（二）准备

1. 解释并告知　导乐陪伴分娩的目的、方法与技术，知情同意并取得配合。

2. 物品准备　根据具体情况，准备相应的物品，如分娩凳 / 椅、分娩球、瑜伽垫、墨西哥围巾、冷 / 热敷用物、香薰灯或空气扩散器、按摩器具、毛巾、精油、基础油、有条件者准备相应音乐、催眠相关物品等。

3. 环境准备　环境安静、整洁；温湿度适宜；光线柔和、避免刺激性光源；具备私密性、独立并能进行简单活动的空间。

4. 产妇准备　排空大小便，穿着合适衣物。

依据国外研究者 Amie Steel 博士和国内相关研究概述，导乐应该掌握的知识和技能主要有四个方面。

（1）情感支持：倾听、接受、鼓励、肯定、反馈。

（2）交流沟通：支持、使用同种语言、观点中立、阐述医疗信息、调解。

（3）生理支持：按摩、抚触、体位支撑、联合使用多种非药物方法。

（4）信息提供：宣教妊娠、分娩及产后知识，提供多种选项。上岗前除应掌握分娩基本知识外，对医院常用的医疗程序和产妇基本的生理、心理等变化也应有充分了解。此外，还应掌握和提高人际交流技巧，适宜、机智、积极地满足产妇需要。最重要的是导乐要关怀支持产妇，学会与产妇一起呼吸、一起感受。

5. 导乐准备　经过导乐陪伴分娩相关专业培训，具备分娩相关知识及非药物镇痛相关知识技能，有较好的语言表达和沟通技能，能胜任操作，着装整洁规范。

（三）具体实施方法

1. 第一产程

（1）与产妇及其家属进行有效沟通，取得信任，评估其生理、心理、情感、信息等需求。

（2）根据需求，与产妇及其家属共同讨论并拟定导乐计划。

（3）根据计划有序实施各项具体的导乐服务，并及时全面评估产妇情况，根据实际情况随时

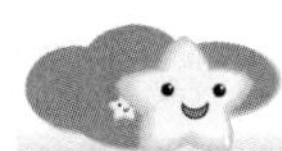

解读

可采用 AIDET 模式与产妇进行沟通。该模式以五个标准用语作为沟通的五个程序。A：acknowledge，问候；I：introduce，自我介绍；D：duration，过程；E：explanation，解释；T：thank you，感谢。

AIDET 由 5 个英文标准用语词的首字母构成。

研究显示，运用 AIDET 沟通模式有助于清晰沟通并且提高服务满意度。

在陪伴分娩过程中，导乐可依据 AIDET 沟通模式的五个程序开展工作，具体如下。

（1）问候（acknowledge）：导乐要提前掌握产妇的基本情况，了解产妇需求，沟通中要合理运用肢体语言及用语方式，要求言语轻柔，面带微笑。

（2）自我介绍（introduce）：导乐的自我介绍要体现专业性，从而获得产妇信任。

（3）过程（duration）：在产前、第一产程、第二产程、第三产程，分别向产妇说明各阶段可能遇到的各种问题及应对措施，同时采用抚触、语言鼓励、情绪带动等方式，降低产妇的恐惧感，增强其分娩自信。

（4）解释（explanation）：采用通俗易懂的语言向产妇说明疼痛程度、宫缩期排便感，减少产妇的恐惧、顾虑。

（5）感谢（thank you）：要注意对产妇的配合表示感谢。

调整导乐计划。

1）心理与情感支持

A. 创造条件满足丈夫或家属的陪产需求，给予产妇持续的情感支持。

B. 宫缩间隙期向产妇及其家属主动进行自我介绍，消除产妇的陌生感。

C. 介绍环境、各种导乐设施及物品的作用及使用方法，利于产妇尽快熟悉环境。

D. 讲解产程及各阶段的特点，以及如何发挥主观能动性，让分娩更顺利。

E. 鼓励并指导配偶或其他家属给予产妇持续的关心、鼓励、肯定、赞扬，并指导他们以按摩、热敷等非药物性方法减轻产妇疼痛，促进舒适。

F. 根据需要陪同产妇散步、聊天、看电视、听音乐，指导家属与产妇慢舞等。

G. 始终陪伴在产妇身边，密切关注产妇情绪变化，及时耐心解答产妇及其家属提出的问题。

2）满足生理需要，提高舒适感，促进产程进展

A. 营造安静、整洁、舒适、维护自尊与隐私的环境，根据产妇的感受调节灯光、温度与湿度。

B. 根据产妇的习惯并结合产程中的实际情况，及时为产妇提供饮食、饮料与水。

C. 为产妇提供舒适的床、床上用品、适宜的体位垫；提供有助于产妇活动的分娩球、分娩凳/

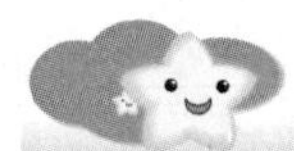

解读

产妇（尤其是初产妇）在分娩过程中容易出现一些精神心理变化，常见的有矛盾心理，以及焦虑和恐惧、陌生和孤独、悲伤等情绪。精神心理因素是影响分娩的四大因素之一，产妇的心理状态和身体状况同样重要。导乐应密切关注产妇的精神心理状态，及时捕捉产妇的心理变化，提供有利的心理与情感支持，使产妇尽可能愉快地度过产程。同时应鼓励并指导配偶或其他家属积极参与，为产妇提供心理支持，强化客观支持对产妇的积极作用。

与产妇耐心交流，指导产妇宫缩期采用她已经掌握的方法积极应对分娩疼痛或不适。提醒产妇宫缩间隔期疼痛减轻时应抓紧时间休息，保存体力；根据产妇需求，协助其进食水并勤排大小便。与产妇沟通时，应话语轻柔、态度和蔼，缓解其焦虑、尴尬等情绪。协助医生、助产士做好分娩准备工作。

椅；提供坐便器及洗浴等清洁设施，方便产妇随时使用。

D. 及时指导与协助产妇更换衣服、卫生巾、排空大小便等。

E. 鼓励并支持产妇采取自由体位，并相应地做些运动，如站立并上身向前倾屈时摇摆臀部。

F. 根据产妇需要实施放松及减痛支持，如热敷、冷敷、按摩、水疗、分娩球运动、呼吸法、冥想或催眠引导等（具体实施方法详见相关指南）。

3）提供产妇关注的信息

A. 及时告知产程进展及胎儿信息。

B. 耐心详细解答产妇及其家属提出的相关问题。

C. 协助产妇及其家属与医生进行沟通，及时向医生反馈产妇的需求，满足相关的信息需求。

D. 向产妇及其家属介绍产程中出现的相关问题，解除疑虑与恐惧。

2. 第二产程

（1）营造适合产妇分娩的氛围，守护在产妇身边，给产妇提供及时的照顾、鼓励、支持、肯定与赞扬。

（2）鼓励产妇采取自由体位并协助其适当活动，提供相关的体位支持工具。

（3）鼓励产妇自主用力，并给予支持与必要的帮助。

（4）协助产妇在宫缩间歇期适当进食喝水。

（5）关注其丈夫情绪状况，指导其照顾与支持产妇。

（6）及时为产妇擦汗、洗脸；协助产妇排便排尿。

（7）根据产妇具体情况，采用呼吸法、按摩、芳香疗法、水疗、冷敷或热敷等方法（具体实施方法详见相关指南）。

（8）当胎儿即将娩出时，做好母婴肌肤接触的相关准备。

（9）胎儿娩出即向产妇表示祝贺。

3. 第三产程

（1）守护在母婴身旁，稳定产妇情绪，防止过度激动。

（2）告知产妇还有胎盘需要娩出，这个过程很短，但需要保持情绪稳定，这有利于子宫收缩与胎盘顺利娩出。

（3）根据需要，协助产妇取舒适体位。

（4）协助母婴肌肤接触，不干扰、不妨碍、不打断新生儿的自主寻乳过程。

（5）满足产妇其他生理需要。

4. 第四产程

（1）陪伴在产妇身边，询问产妇的感受，满足其休息、进食、饮水、与宝宝互动等需求。

（2）根据产妇具体情况，适时并指导按摩子宫促进产后子宫收缩，避免大出血。

（3）告知产后早期母婴肌肤接触和母乳喂养建立的意义、方法、时间及注意事项。

（4）严密观察新生儿，防止受凉，防止其从产妇身上滑落或堵住口鼻导致窒息等意外事件发生。

（5）鼓励产妇的配偶继续陪伴产妇与新生儿。

（四）注意事项

1. 导乐陪伴分娩涵盖了情感支持、交流沟通、生理支持和信息提供四个主要领域，因此，导乐需要将爱心、技术、艺术很好地结合起来，为产妇提供富有温度且高质量的服务。

2. 整个产程期间陪伴在产妇身边，不能随意离开，若因特殊情况离开时，应告知离开的目的和时间。

3. 所提供的服务应当征得产妇同意，遵循产妇的风俗习惯。

4. 导乐不能替代产妇及其家庭做决定，鼓励产妇表达自己的意愿与决策。

5. 遵守职业道德，保护产妇、新生儿及其家庭隐私，不泄露医院各类信息，不与产妇及其家庭发生商业关系等。

（张宏玉　熊永芳　余桂珍）

主要参考文献

蔡文智, 2015. 助产技能实训 . 北京 : 人民卫生出版社 :45-48.

国家卫生健康委员会, 2018. 关于印发母婴安全行动计划 (2018—2020 年) 和健康儿童行动计划 (2018—2020 年) 的通知 . http://www. nhc. gov. cn/fys/s3581/201805/7e002ad138a3489b9799ca18b09e3244. shtml.

胡俊, 2016. AIDET 沟通模式联合导乐分娩对初产妇焦虑状况及分娩结局的影响 . 护理实践与研究, 13(22): 56-58.

刘兴会, 漆洪波, 2015. 难产 . 北京 : 人民卫生出版社 :518.

尹桂华, 2015. AIDET 沟通模式联合导乐分娩对初产妇焦虑及分娩结局的影响 . 护理学杂志, 30(8):14-17.

Buckley SJ, 2015. Hormonal Physiology of Childbearing: Evidence and Implications for Women, Babies, and Maternity Care. Washington, DC: Childbirth Connection Programs, National Partnership for Women & Families.

Hanada N, Matsuzaki M, Ota E, et al, 2015. Psychosocial and educational interventions in latent phase or early labour for improving birth outcomes. Cochrane Database Systematic Rev.

Hodnett ED, Gates S, Hofmeyr G, et al, 2013. Continuous support for women during childbirth. Cochrane Database Syst Rev, (7):CD003766.

Klaus MH, Kennell JH, Klaus PH, 2013. Mothering the Mother. San Franciso: Addison Wesley Co:98.

McComish JF, Groh CJ, Moldenhauer JA, 2013. Development of a doula intervention for postpartum depressive symptoms:participants' recommendations. J Child Adolesc Psychiatr Nurs, 26(1):3-15.

Scott J, 2012. Utilizing AIDET and other tools to increase patient satisfaction scores. Radiol

Manage, 34(3):29-35.
Simkin P, Hanson L, Ancheta R, 2018. 助产手册—早期预防和处理难产 . 4 版 . 钟梅，雷慧中，涂新译 . 广州：广东科技出版社 :388-389.
Steel A, Frawley J, Adams J, et al, 2015. Trained or professional doulas in the support and care of pregnant and birthing women: a critical integrative review. Health Soc Care Community, 23(3):225-241.
Tonya F, Terry R, 2010. The Nurse Leader Handbook. New York: Studer Group Fire Starter Publishing:191-192.
WHO, 2015. Pregnancy, Childbirth, Postpartum and Newborn Care: A Guide for Essential Practice. Geneva:WHO.

第二节　呼吸减痛法临床实践指南

一、目的

本指南旨在指导助产士、临床医生和孕产妇通过系统的呼吸技巧训练，让产妇在分娩时有效地将注意力集中在对自己的呼吸控制上，并且能根据宫缩的强度、频率和持续时间主动调整呼吸频率和节律，从而缓解分娩疼痛和精神紧张，增强产妇的自我控制能力，以良好的状态应对分娩全过程，促进自然分娩的成功。

二、评估

（一）快速评估

产妇对分娩相关知识的认知程度，妊娠期受教育程度，对疼痛的耐受能力。

（二）一般情况评估

产妇的生命体征、合并症或者并发症情况，辅助检查结果等。

（三）专科情况评估

1. 产妇情况

（1）产程进展情况：临产的时间，宫口扩张程度，胎头位置

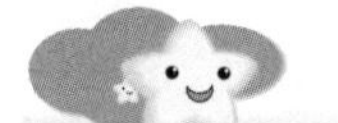

解读

1952 年，法国产科医生拉玛泽(Lamaze)创立了一整套呼吸法，孕妇在产前经过训练，在产时应用，以减轻分娩疼痛，称为“拉玛泽分娩法”。本指南以“拉玛泽呼吸法”为核心，以促进自然分娩为目标。“拉玛泽呼吸法”又称精神预防性无痛分娩法，经过训练可以使准父母在产前做好心理和生理准备，使产妇大脑产生一个新的注意中心，降低临产时子宫收缩引起的不适，度过分娩过程中最困难的阶段。有控制的节奏式呼吸也能保证产妇有充足的血氧供应，从而维持良好的生理状态，保证胎儿及新生儿安全。

Dick-Read 是研究分娩疼痛最早、最权威的专家，他认同恐惧和预期等社会分娩文化会影响产妇的疼痛。他和 Lamaze 都认为分娩并非先天伴随疼痛，分娩疼痛可以通过精神预防技术来控制，如肌肉放松和呼吸训练。Dick-Read 还认为提供信息和鼓励交流是应对分娩疼痛的有效准备。这正是产前教育的潜在价值。研究表明，池浴水疗、放松技术、针灸、按摩等

及先露下降程度，胎膜破裂与否，破膜产妇羊水的量、性状及有无异味，骨盆的形状与大小，子宫收缩的持续时间、间歇时间、强度等。

（2）疼痛程度：对产妇分娩痛进行准确的疼痛评分。

（3）心理社会状况：产妇对分娩是否做好生理和心理准备，分娩的计划、期望值及家庭的支持状况。

2. 胎儿情况　妊娠周数、胎方位、胎心、胎儿体重综合评估及头盆是否相称等情况。

三、照护

（一）原则

产妇身体放松，情绪稳定。

（二）适应证与禁忌证

除有气道疾病及有严重合并症或并发症而无法进行阴道分娩的产妇之外，其他产妇均适用。

（三）临床观察

观察产妇应用呼吸法的有效性，及时询问产妇的自我感觉，应用疼痛评分工具进行疼痛评分，了解减痛措施实施的效果。

四、流程

1. 用物准备

（1）安静、无打扰的环境，灯光暗淡，舒适温馨。

（2）供产妇休息的坐椅或沙发。

（3）沐浴设备，按摩、热敷、毛巾和衣物等用品。

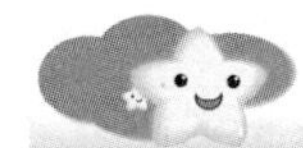

解读

均可减轻分娩疼痛。研究证实，妊娠期进行呼吸放松训练和产时应用呼吸法而放松时，产妇内源性内啡肽水平的增加低于对照组，表示呼吸组产妇更放松，减痛更有效。产程中皮质醇浓度测量研究发现，应用呼吸法放松的产妇，其活跃期皮质醇浓度低于对照组。英国国家妇女和儿童健康合作中心（the National Collaborating Centre for Women’s and Children’s Health，NCCWCH，2014）建议，不要阻止那些想使用针灸、穴位按压、催眠、呼吸和放松技术来应对疼痛的产妇，有证据表明，这些方法能减轻疼痛，提高分娩满意度。

（4）评估产妇掌握呼吸法的程度，说明呼吸法的作用，取得产妇配合。

2. 呼吸方法

（1）拉玛泽呼吸法：廓清式呼吸（每项运动前后均需做此呼吸）：眼睛注视一个焦点，坐、躺皆可，身体完全放松，用鼻子慢慢吸气至腹腔，然后用嘴唇像吹蜡烛一样慢慢吐出。

1）初步阶段（产程早期，宫口开大 3cm 左右）：每次宫缩进行 4 ～ 6 次胸式呼吸，时长 32 ～ 48 秒。

A. 身体完全放松。

B. 眼睛注视一个定点。

C. 由鼻孔吸气，嘴巴吐气，腹部保持放松。

D. 胸式呼吸：一次吸气吐气过程 8 ～ 10 秒，每分钟进行 4 ～ 6 次吸气及吐气，每次呼吸速度平稳，吸入量及呼出量保持均匀。

E. 训练步骤及口令：收缩开始；廓清式呼吸；吸，二、三、四，吐，二、三、四；吸，二、三、四，吐，二、三、四；吸，二、三、四，吐，二、三、四；吸，二、三、四，吐，二、三、四；……廓清式呼吸；宫缩结束。

2）加速阶段（产程进入活跃期，宫口开大 4 ～ 8cm）：宫缩期进行浅而慢的加速呼吸，总时长约 42 秒。

A. 身体完全放松。

B. 眼睛注视一个定点。

C. 由鼻孔吸气，嘴巴吐气，腹部保持放松。

D. 胸式呼吸：深慢—浅快—深慢，随子宫收缩增强而加速呼吸，随子宫收缩减缓而减慢呼吸。仍采用胸式呼吸，宫缩加强时每次缩短 2 ～ 4 秒，至宫缩峰位需快速吸吐，宫缩减弱时每次增加 2 ～ 4 秒。

E. 训练步骤及口令：收缩开始；廓清式呼吸；吸，二、三、四，吐，二、三、四；吸，二、三，吐，二、三；吸，二，吐，二；吸、吐，吸、吐，吸、吐……吸，二、吐，二；吸，二、三，吐，二、三；吸，二、三、四，吐，二、三、四；……廓清式呼吸；收缩结束。

3）转变阶段（临近分娩，宫口开大 8 ～ 10cm）：宫缩期进行浅呼吸，总时长约 32 秒。

A. 身体完全放松。

B. 眼睛注视一定点。

C. 微微张开嘴巴，快速吸吐，吸吐转换保持胸部气道高位气流在喉咙处打转发出“嘻嘻”音，又称“嘻嘻轻浅式呼吸”。完全用口呼吸，吸气与呼气相等量，避免换气过度。

D. 连续 4 ～ 6 个快速吸气再大力吐气，重复至宫缩结束（产妇可以按照自己的节奏做快速吸吐）。

E. 训练步骤及口令：收缩开始；廓清式呼吸；嘻嘻嘻嘻吐……；嘻嘻嘻嘻吐……；嘻嘻嘻嘻吐……；嘻嘻嘻嘻吐……；廓清式呼吸；收缩结束。

4）胎儿娩出阶段：胎儿正在娩出，产妇有自发性用力感。

A. 身体完全放松。

B. 眼睛注视一个定点。

C. 遵循自身的感觉，等待自发性下坠感的到来。

D. 当有自发性用力欲望时才可用力；为了避免胎儿过快娩出，常采用张口缓慢深长的哈气；宫缩间歇时，根据需要，按助产士的引导用力，至胎儿娩出。

E. 训练步骤及口令：宫缩开始；廓清式呼吸；顺应身体需要，用力 5 ～ 7 秒；（宫缩时）按助产士口令：吸气、屏气、用力。（胎儿娩出时）按助产士口令：不要用力，呼出，哈气（宝宝嘴巴张大，缓慢深长地发出轻柔的“哈—哈—哈”声）。廓清式呼吸。宫缩结束。

（2）自然呼吸放松法（打开声门）

1）提供安静、舒适温馨的环境。

2）告知产妇可以按自己感到舒适的方式呼吸，尽可能深而慢地吸气和吐气，避免过度过快地呼吸，肌肉放松。

3）如果产妇感到疼痛难以忍受，鼓励产妇“喊出来”，打开声门，发出“啊－哈”的声音。从

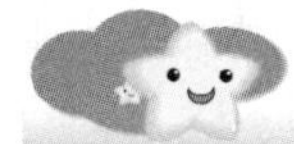

解读

促进有效呼吸的技巧：

感觉安全而受到鼓励，并且能自由地移动、叫喊，能集中精力而不受干扰（如身边人和产妇说话，或产妇在宫缩期做其他事情等）时，产妇最容易找到属于自己的呼吸方式。可借鉴下述方法。

（1）宫缩来临时，产妇的母亲一下一下地梳理产妇的头发，产妇感觉很安全和备受关爱。

（2）丈夫随着产妇的节奏呼吸，用力抚摸她的双肩。

（3）丈夫大声喊出产妇的呼吸次数，在超过一定数量时做出提醒，表示宫缩已经进行了一半。

（4）产妇呼吸的节奏与丈夫上下摆动

喉咙深处发声，触摸颈部应当能够感到声带颤动，感觉到宫缩疼痛时开始发声，尽可能延续至宫缩结束。这能有效缓解宫缩疼痛，放松肌肉，促进宫口扩张。

4）利用意念想象，深而慢地呼吸，感觉自己像玫瑰花一样在慢慢地绽放，宫口在慢慢开大。听喜欢的音乐，伴随音乐漫步或慢舞，自主性呼吸。

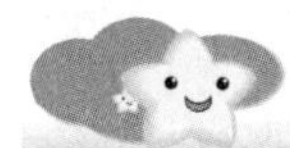

解读

的手保持一致，产妇的注意力应完全集中在丈夫手上某一点。一旦产妇找到某种节奏和方式，在宫缩期立即采用。如果方式或节奏发生改变或受到干扰，她会感到痛苦。当需要改变时，人类内在的智慧本能会引导产妇的身体做出相应的调整，大多数产妇能做出自我调整。

（张宏玉　周　临　熊永芳）

主要参考文献

邓菊芳，2015. 拉玛泽呼吸法联合分娩球在初产妇分娩中的应用 . 护理学报，22(14):50-52.

李海峰，2017. 拉玛泽呼吸减痛分娩法在初产妇中的应用 . 齐鲁护理杂志，23(14):50-51.

万宾，2013. 拉玛泽呼吸法在分娩过程中的应用研究 . 护理研究，27(11):1010-1011.

王苏梅，祝玉琴，陈玉芬，等，2010. 非药物减痛分娩法对产妇血浆皮质醇及分娩疼痛的影响 . 中国妇幼保健，25:3570-3571.

肖霞，丘小霞，赵璐，等，2008. 120 例产妇应用拉玛泽减痛分娩法的效果观察 . 中华护理杂志，(8):718-719.

熊永芳，2009. 拉玛泽分娩法的经典运动介绍与改进探索 . 护理学杂志，24(10):50.

杨飞侠，2018. 自由体位联合拉玛泽呼吸对自然分娩产程的进展与分娩结局的影响 . 中国妇幼保健，33(24):5756-5759.

易凤仙，李道莲，袁昌玉，2013. 拉玛泽呼吸法对自然分娩的影响 . 中国妇幼保健，28(2):213-215.

Chaillet N, Belaid L, Crochetiere C, et al, 2014. Nonpharmacologic a pproaches for pain management during labor compared with usual care: a meta-analysis. Birth, 41:122-137.

Cosans C, 2004. The meaning of natural childbirth. Perspect Biol Med, 47(2):266-272.

Jones L, Othman M, Dowswell T, et al, 2012. Pain management for women in labour: an overview of systematic reviews. Cochrane Database Syst Rev, (3): CD009234.

National Collaborating Centre for Women's and Children's Health (UK), 2014. Intrapartum Care:Care of Healthy Women and Their Babies during Childbirth. London:NCCWCH.

第三节 分娩球应用临床实践指南

一、目的

为规范分娩球在产时的应用，提高分娩球的使用效能，保障母婴安全，促进自然分娩，制定本指南，以指导临床应用。

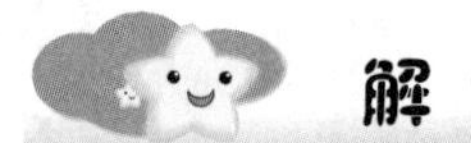

20世纪80年代，Penny Simkin和Paulina Perez为了加速产程，在产房中开始使用平衡球，此后逐渐用于妇产科领域，并将之命名为分娩球。

分娩球的使用是促进自然分娩的一项有效措施，分娩过程中使用分娩球的好处包括减轻疼痛、降低焦虑、减少哌替啶的使用、促进胎头下降及旋转、缩短第一产程，以及提高产妇满意度和增强其幸福感等。国外学者Perez研究指出，在妊娠期、分娩期使用分娩球有利于产妇身体康健。从心理上讲，由于球的动态特性，产妇与分娩球一起运动可改善姿势、保持平衡和协调，有助于产妇增加躯体控制感，从而增强自信心。

分娩球有很多种类，包括圆形分娩球、会阴按摩分娩球、苹果形分娩球、花生形分娩球、圆柱形分娩球等，最常用的是圆形分娩球。不同的分娩球有不同的功能、作用和使用方法，本指南主要针对圆形分娩球在产时的应用。

二、评估

（一）快速评估

产妇的生命体征（含疼痛评估，以下同）、健康状态、精神状态、辅助检查结果有无异常、妊娠前及妊娠期运动状态、有无使用分娩球禁忌证、对分娩球相关知识的了解情况。

（二）一般情况评估

1. 进食情况　上一次进食时间和食物种类，避免饥饿或过饱的状态。

2. 排便情况　是否需要大小便，上次小便的时间。

3. 活动情况　双下肢是否存在疼痛或者手术史，能否在分娩球运动时保持平衡；产妇是否使用药物缓解疼痛，如椎管内麻醉等，是否会存在双下肢酸软无力而影响平衡。

（三）专科情况评估

孕产史、产程进展情况、宫缩情况、胎方位、胎心情况、有无严重的妊娠合并症或并发症。

三、照护

（一）原则

1. 严格掌握适应证与禁忌证。

2. 以自愿为前提、以母婴安全为核心、以有利产程进展为导向、以产妇舒适为标准。

3. 充分评估产妇及胎儿的情况。

4. 准确把握应用分娩球的运动强度与持续时间，出现终止征兆时应及时停止使用分娩球，并对症给予处理措施。

（二）适应证与禁忌证

1. 适应证

（1）产妇自愿。

（2）单胎头位。

（3）经评估，没有使用禁忌证。

2. 禁忌证

（1）产妇拒绝。

（2）绝对禁忌证：不稳定型心

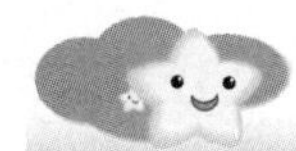

解读

2002 年 ACOG 的指南建议对每位妊娠妇女进行评估，对没有妊娠期运动禁忌证的妇女，可以鼓励她们进行规律的中等强度的运动，指南明确了妊娠期有氧运动的绝对禁忌证和相对禁忌证。

脏病、限制性肺病、子宫颈功能不全、多胎妊娠、妊娠中晚期的持续性阴道出血、妊娠26周以后的胎盘前置、先兆早产、妊娠高血压。

(3) 相对禁忌证：严重贫血、未经评估的心律异常、慢性支气管炎、控制不佳的1型糖尿病、极度肥胖（BMI ≥ 33kg/m^2）、极度消瘦（BMI ≤ 12kg/m^2）、妊娠前缺乏运动、胎儿发育不良、骨科的限制、控制不住的癫痫及甲状腺疾病等、严重的吸烟者、自然流产或早产者。

（三）临床观察

1. 产妇生命体征及舒适度。

2. 母亲心率、胎心监护、胎动及羊水情况。

3. 产程进展情况，如胎头下降及宫口开大情况等。

4. 对胎方位异常者，应观察胎方位改变情况。

5. 观察有无出现终止运动征兆。

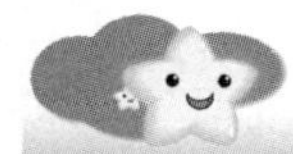

解读

终止运动征兆：腹痛（非宫缩疼痛）、异常阴道流血、晕厥、头晕、头痛、作呕、呼吸困难、气喘、胸闷、心悸、全身肿胀、麻痹、胎儿活动减慢、胎膜破裂等。ACOG的相关指南指出，当出现终止的征兆时，应停止运动。此时需要尽快稳定母胎情况。在情况稳定前，孕妇不应再次运动。

四、流程

（一）流程图

分娩球应用流程，见图4-2。

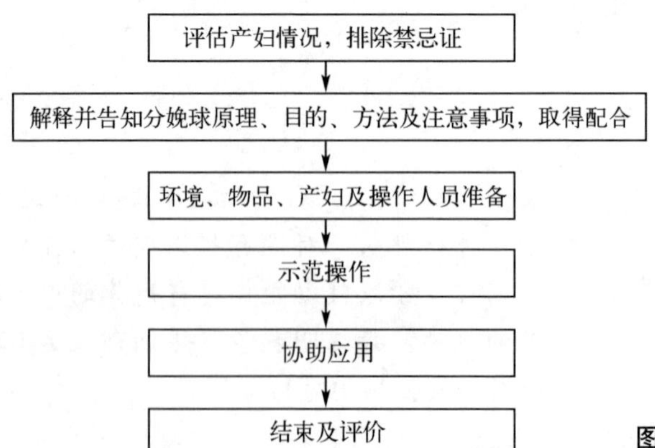

图4-2　分娩球应用流程

（二）准备

1. 解释并告知分娩球的原理、目的、方法和注意事项，知情同意并取得配合。

2. 物品准备

（1）分娩球准备：注意分娩球的质量、大小及饱满度。分娩球要有防爆承诺，有安全的缓慢放气系统，即使被尖锐物体刺破，分娩球也不会发生爆裂而是缓慢漏气，球内压力不会突然下降；表面干洁无漏气；饱满度适宜，臀部接触时球面为一个平面；大小符合产妇需求，根据产妇身高选择合适的分娩球。可参考表 4-1 进行分娩球的选择。

表 4-1　分娩球的选择标准

身高（cm）	分娩球尺寸（cm）
140 ~ 153	45
155 ~ 168	55
170 ~ 185	65
188 ~ 203	75
＞205	85

（2）分娩球充气设施。

（3）瑜伽垫或防滑软垫。

（4）护膝或体位垫或枕头。

（5）护栏。

3. 环境准备。环境安静、安全，移开易刺穿分娩球的物品，避免尖锐物刺破分娩球，不宜在户外或凹凸不平的表面上使用分娩球；温湿度适宜；光线柔和，避免刺激性光源；可预备轻快的音乐。

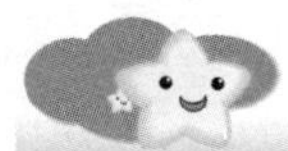

解读

不同直径的分娩球是否对不同身高尤其腿长不同的产妇有不同影响及是否影响平衡状态尚不明确。因为产妇坐在球上的时候，要保持身体平衡使脊柱维持中立水平，需要确保膝盖与髋关节为垂直状态。因此，建议最好根据产妇身高配备不同直径的分娩球，以确保其保持身体平衡和舒适感。

进行分娩球运动时，环境温湿度应适宜。应避免在高温、高湿度的环境下进行，以免引起脱水。

运动最好是在热中性环境或受控的环境条件（空调）下进行。运动时体温升高与运动强度直接相关。在中等强度、热中性条件下的有氧运动中，非孕妇的核心体

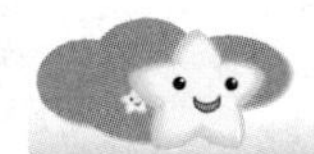

解读

温在前30分钟内平均升高1.5℃，如果再坚持30分钟，则达到一个稳定值。热产生与热耗散的稳定状态是通过增加从核心到外围的心血管系统的热导及汗液的蒸发冷却来实现的。如果产生的热量超过了散热能力，如在高温、潮湿或高强度运动期间，核心温度将继续上升。在长时间的运动中，流失的液体，如汗水，可能危及散热。

4. 产妇准备。排空大小便，避免过饱和饥饿状态，穿着合适衣物。

5. 助产士准备。具备分娩球应用相关知识技能，能胜任操作，着装整洁规范。

（三）具体实施方法

1. 评估产妇情况，排除禁忌证。

2. 解释并告知分娩球的原理、目的、方法和注意事项，知情同意并取得配合。

3. 做好环境、物品、产妇及操作人员的准备，嘱产妇排空大小便，根据产妇身高选择大小及饱满度合适的分娩球。

4. 将分娩球置于瑜伽垫或其他防滑垫上，示范并指导应用。

(1) 坐式运动：放松全身，上身伸直，保持身体平衡，身体重心落在球的中心，两腿分开的距离与大腿长度同宽，上身与大腿屈曲约90°，大腿与小腿屈曲约90°，双足踩实地面，与球构成稳定状态。利用分娩球带动身

分娩球柔软而富有弹性，孕妇坐于分娩球上，可使盆底肌肉放松，缓解会阴疼痛。国内外学者均指出产前坐于分娩球上左右摇晃、上下摆动，可以帮助产妇按摩会阴体，增加弹性，松弛盆底肌和韧带，降低会阴切开率，减轻会阴撕裂伤和分娩疼痛，因此不会增加母胎风险。

进行分娩球运动时，动作要轻柔，幅度不能太大。坐姿时务必保持双足分开距离与大腿长度基本一致，脊柱直立姿势确保身体平衡，疲劳时要注意休息。

产妇最初坐于分娩球上可能会坐不稳，此时可扶着床沿或助产士，直到感觉完全平稳为止，确保产妇能控制住球，不让球滚动，以免造成危险。使用分娩球时，产妇可闭目养神、倾听音乐或听取助产士讲解有关分娩知识，助产士应主动询问产妇感受。

体前后、左右、上下、顺时针与逆时针旋转运动。

（2）跪式或站式前倾位运动：将分娩球放置于床、沙发、稳定的台面或地面软垫上，跪式时，产妇戴护膝跪于床上或者地面；站式时，产妇双足分开呈 45° 角站立于地面，上身趴在分娩球上，用双臂环抱分娩球，利用分娩球作支撑，带动身体前后、左右、顺时针与逆时针旋转运动，亦可做摇摆骨盆运动。

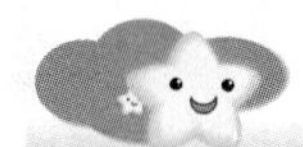

解读

生存在羊水中的胎儿是可动的，胎儿的相对静止或转动状态是作用于胎儿的各力之间相互作用的结果，悬浮在羊水中的胎儿受到的阻力很小，胎儿的重力和羊水的浮力若形成有效的偶力，可使胎儿绕本身的轴做旋转运动。而体位改变是利用胎儿自身重力帮助胎体旋转。在有效宫缩条件下，产妇采用跪式伏在分娩球上，与骨盆的倾斜度保持相近，使胎儿利用自身的重力作用，在母体内进行旋转运动，更好地适应分娩机转，从而有效纠正胎方位，使胎头顺利入盆及下降，促进自然分娩，降低因枕后位而导致的剖宫产率。

产妇跪式伏在分娩球上可使产妇腹部重心前移，缓解胎头枕骨对产妇骶尾部的压迫，改善盆腔血流动力学，故可缓解产痛。同时，身体及骨盆配合分娩球的规律摆动，不仅可使骨盆肌肉放松，也可让阵痛中的产妇转移注意力，有效地减轻分娩疼痛。产妇跪式伏在分娩球上，还可以让其丈夫对腰骶部进行更加全面到位的按摩，有效地减轻腰骶部的胀痛及不适感。

（3）侧卧位：孕产妇取侧卧位，将分娩球放在双腿之间，利用分娩球作支撑，使产妇骨盆打开。

圆柱形及花生形分娩球也常用于协助产妇侧卧位时打开骨盆。

（4）依墙滑行：将分娩球放在腰部作为支撑，产妇依靠墙面，以此作为支点，双足分开与肩同宽，进行上下缓慢滑行，严格掌握滑行力度与幅度。

（5）蹲式运动：将分娩球置于背部和墙壁之间，双足略高于

在产程中，产妇应用分娩球进行坐、跪、蹲、依墙滑行等有节奏的运动，分娩球通

臀部高度，足趾稍指向外侧；如果需要，可以握住椅子的后部以获得支撑；挺起胸部，放松肩膀，臀部坐在地板上，依据球的运动摇摆身体。

5. 向产妇交代分娩球应用的相关注意事项。

6. 结束及评价。做好相关数据如生命体征、胎心等情况的评估及记录。

（四）注意事项

1. 产妇使用分娩球时应有人在身边陪护。

2. 上落分娩球或转换姿势时须加倍小心，同时避免足尖练习。

3. 避免方向、水平及速度的突然变化。

4. 坐位上下震动时，须保持小腿和大腿、大腿和脊柱约呈 90°，避免在分娩球上弹动时弯曲或旋转脊椎。

5. 避免长时间站立，可采用坐姿或跪姿，每次做 15 ~ 30 分钟，建议每次不多于 45 分钟。

6. 切勿让孕产妇跪在硬地上，采取跪位时，需给产妇戴护膝或者双膝跪在体位垫或软枕上。

7. 运动前后需听诊胎心音，当运动达到 30 分钟时需听诊胎心音一次。

8. 使用前进行 5 ~ 10 分钟的

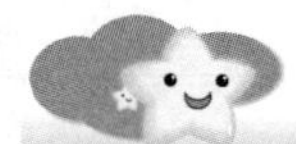

解读

过协调骨盆底肌肉韧带增加母体的柔韧性，骨盆摆动的持续运动能使骨盆各骨骼之间和骨盆形状发生连续性变化，促进胎儿在母体内转动而进入产道，令生产过程更畅顺。Sutton 和 Scott 指出这些姿势能有效利用重力，并能增加骨盆入口、中骨盆和骨盆出口的空间，从而促进自然分娩。

孕妇在开始任何方式运动之前都应进行 5 ~ 10 分钟中等强度的有氧运动作为热身。热身运动可以增加体温，减少可能的肌肉酸痛和运动损伤。

进行分娩球运动时，应保持中等强度。考虑到孕妇妊娠期间生理上的改变（如尿失禁和关节相对松弛等），美国运动医学会（American College of Sports Medicine，ACSM）推荐大部分孕妇进行中等强度的抗阻运动。

热身运动，注意运动强度，应为中等强度运动，可通过以下三种方法评估运动强度。

（1）谈话测试：以运动时能够维持一般的对话为宜，如上气不接下气，甚至不能说话，表示运动强度过量。

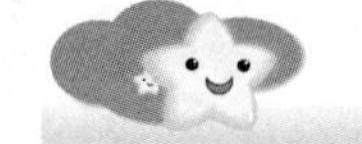

1939 年，英国牛津大学的 John Grayson 教授在指导登山运动时，建议登山者“climb no faster than you can speak”，这是最早的谈话测试。20 世纪 90 年代后期，有研究者通过观察运动时的谈话流畅度（谈话测试）保证运动个体处于适宜发展心肺功能的运动强度范围。谈话测试是一种保证训练强度的简便方法，孕妇在运动过程中可以无困难地与他人交谈，此时的运动强度就已经足够。

（2）目标心率：见表 4-2。

表 4-2　目标心率范围

年龄（岁）	心率（次 / 分）
< 20	140 ～ 155
20 ～ 29	135 ～ 150
30 ～ 39	130 ～ 145
> 40	125 ～ 140

心率是评价有氧运动是否达到强度的简单指标，不同年龄的孕妇参与有氧运动时的靶心率有所不同。

（3）感知尽力程度评级（rate of perceived exertion，RPE）：根据孕妇自觉疲劳程度来衡量相对运动强度。RPE 的范围是 6 ～ 20，6 代表“没有用力”（no exertion at all），20 则代表“用尽全力”（maximal exertion）。推荐孕妇在进行分娩球运动时，将自己的用力程度控制在 12 ～ 14 最为合适，也就是“略有困难”（somewhat hard）这一水平。

自 20 世纪 70 年代以来，就有研究者使用 RPE 来帮助人们以适合自己健身水平的适当强度来设置锻炼程序。RPE 是瑞典著名的生理心理学家 Gunnar Borg 于 20 世纪 70 年代创立的，主要针对的是成年人，把运动强度分成 1 ～ 20 的不同等级。1 是不做任何努力，20 是极度努力，一般使用的范围是从 6 开始。在运动中，使用者需要根据自己的感觉来判断打分。大量的科学研究已经证实 RPE 与客观指标和运动负荷强度之间有较高的相关性，如与每分钟通气量、血乳酸和每分钟摄氧量的相关系数为 0.85。使用 RPE 辅助生理指标的测试

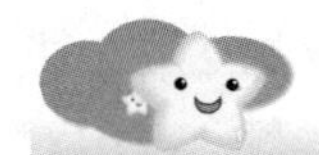

解读

能够对运动时人体功能的变化做出科学和准确的分析，还能够简单有效地推断运动能力、判定运动强度并进行医疗监督。

9. 指导操作过程中，切记要先得到产妇同意方可接触产妇的身体。

10. 分娩球的保养

（1）应用撬塞器放气，注意其使用方法。

（2）分娩球充气时温度应为 18 ～ 32℃，避免在过湿、过热的环境下充气。第一次充气时，充气至 50%，24 小时再充气至 80% ～ 85%。

（3）如有破损，勿尝试修补。

（4）使用时需检查球表面是否有异物，勿在粗糙、凹凸不平的表面上使用，应使用防滑软垫，同时，使用时应移走危险物件。

（5）注意分娩球可承受的重量。

分娩球通常能承受 300 磅（136kg）的重量，使用时应注意使用说明，如果没有使用说明书，首先应与销售商或制造商联系。

（6）分娩球应放置在阴凉处，避免强光暴晒。

（7）分娩球应使用肥皂水进行清洁。

（8）分娩球使用期限不超过 1.5 年。

（五）各类分娩球与功能介绍

1. 常用圆形分娩球

（1）规格：45cm、55cm、65cm、75cm。

（2）主要作用

1）分娩球在妊娠期的作用：在妊娠期间用于舒适的坐姿、最佳的胎儿定位和盆底肌功能训练；产前锻炼，以保持妊娠期的健康并为分娩做好准备。

2）分娩球产时的作用：缓解妊娠期与产时腰骶部及全身不适，提高舒适度；缓解产时疼痛；加强宫缩，缩短产程，加速产程进展；扩张产道，有利于胎头旋转与下降；利于产妇活动；利于产时按摩、热敷；是产后康复训练的主要工具。

2. 会阴按摩分娩球

（1）规格：45cm、55cm、65cm、75cm。

（2）主要作用：妊娠晚期会阴按摩；降低会阴裂伤率及会阴侧切率。

3. 苹果形分娩球

（1）规格：45cm、55cm。

（2）主要作用：用于妊娠晚期及分娩期合并会阴水肿、痔疮孕产妇，既可以起到普通分娩球作用，又可避免球体对会阴部的压迫，可缓解会阴部水肿及痔疮受压引起的疼痛。

4. 花生形分娩球

（1）规格：45cm、55cm、65cm、75cm。

（2）主要作用：打开产道，尤其是骨盆出口；改变骨盆形状，有利于胎儿旋转，纠正异常胎方位；提高产妇舒适度；亦可作为体位支撑工具。

（3）适应对象：产时需要卧床的产妇；产妇应用硬膜外麻醉镇痛；产妇有并发症；产妇休息；产时协助取舒适体位的产妇。

5. 圆柱形分娩球

（1）规格：45cm、55cm、65cm、75cm。

（2）主要作用：打开产道，尤其是骨盆出口；改变骨盆形状，有利于胎儿旋转，纠正异常胎方位；提高产妇舒适度；可作为体位支撑工具。

（3）适应对象：产时需要卧床的产妇；应用硬膜外麻醉镇痛的产妇；有并发症的产妇；需要休息的产妇等；妊娠期与产时取跪式与站立前倾位的产妇可作为（支撑工具）。

6. 手部按压球

（1）规格：鹅卵形按压球、双色蛇纹按压球、五角星形按压球、圆形按压球。

（2）主要作用：当有宫缩时产妇挤压压力球，可以缓解身体不适和减轻精神紧张。每一次挤压都会提高应对疼痛的能力，增加力量，抚慰心灵。通过物理疗法和色彩疗法激发多种感官，达到改善身心健康，放松身心之目的。

（余桂珍　马冬梅　杨明晖）

主要参考文献

韩璐阳，陈丹青，2016. 孕期运动研究进展. 国际妇产科杂志，43(5):556-560.

黄传业，潘明玲，蔡鸣凤，等，2017. 谈话测试在运动医学领域的应用与研究进展. 中国运动医学杂志，36(7):639-644.
沈莺，黄群，2016. 妊娠晚期分娩球运动对分娩结局的影响. 解放军护理杂志，33(11):36-39.
吴娜，庄薇，厉跃红，2012. 分娩球配合自由体位助产的研究现状. 护理学杂志，27(16):92-94.
张莹，林岸芸，路妍妍，等，2012. 活跃期产妇应用分娩球纠正枕后位的效果观察. 护理学报，19(15):47-49.
朱远，张爱霞，樊雪梅，等，2018. 降低产时会阴损伤干预方法的现状及展望. 中国护理管理，18(8):1116-1120.
ACOG Committee, 2002. Opinion no. 267:exercise during pregnancy and the postpartum period. Obstet Gynecol, 99(1):171-173.
Artal R, O'Toole M, 2003. Guidelines of the American College of Obstetricians and Gynecologists for exercise during pregnancy and the postpartum period. Br J Sports Med, 37(1): 6-12.
Luces Lago AM, Mosquera Pan L, Tizón Bouza E, 2014. The birthing ball: rediscovering a non pharmacological resource of great importance in the birth process. Rev Enferm, 37(3):36-42.
Marshall MR, Pivarnik JM, 2015. Perceived exertion of physical activity during pregnancy. J Phys Act Health, 12(7):1039-1043.
Mottola MF, Davenport MH, Ruchat SM, et al, 2019 Canadian guideline for physical activity throughout pregnancy. Br J Sports Med, 52(21):1339-1346.
Perez P, 2001. Teaching tip—the birth ball. Genesis, 1:5.
Simkin P, Ancheta R, 2011. 产程进展手册. 2 版. 陈改婷，张红玉，译. 西安：世界图书出版公司.
Sutton J, 2001. Let Birth Be Born Again: Rediscovering and Reclaiming Our Midwifery Heritage. UK:Birth Concepts.
Thompson PD, Arena R, Riebe D, et al, 2013. ACSM new preparticipation health screening recommendations from ACSM guidelines for exercise testing and prescription, ninth edition. Curr Sports Med Rep, 12(4):215-217.
Zhang Z F, Li B, Xie H Z, et al, 2007. A study to lift the rate of viginai delivery with occiput posterior position by changing gravida's posture when active-phase arrested. Maternal Child Health Care China, 22(19):2616-2619.

第四节　体位与运动技术

一、目的

为提高产妇在分娩过程中的自主性与舒适度，缓解分娩疼痛，促进产程进展与分娩效能，特制定本指南，以指导临床应用。

二、评估

（一）快速评估

产妇的生命体征（含疼痛评估，以下同）、健康状态、精神状态、辅助检查结果有无异常、有无使

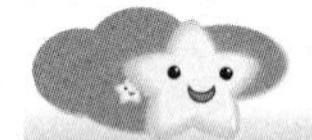

解读

产时自由体位是 WHO 于 1996 年在《正常分娩监护实用手册》中提出的，是转变分娩模式的重要措施之一。早在 1989 年就有研究者提出，产程中产妇频繁地变换体位可使胎头与母体骨盆之间相互适应，以达到最优状态，即可以有助于解决枕后位、头盆倾势不均及胎头俯屈不良，而且当胎儿轴线与骨盆轴线方向达到一致时，产妇的疼痛感也会得到缓解。同时母体持续地

用体位与运动禁忌证、对体位与运动相关知识的了解情况。

（二）一般情况评估

1. 进食情况 上一次进食时间和食物种类，避免饥饿或过饱的状态。

2. 排便情况 是否需要解大小便，上次小便的时间。

3. 活动情况 双下肢是否存在疼痛或者手术史，能否在运动时保持平衡；产妇是否使用药物缓解疼痛，如椎管内麻醉等，是否存在双下肢酸软无力而影响平衡。

（三）专科情况评估

孕产史、产程进展情况、宫缩情况、胎方位、胎心情况、有无严重的妊娠合并症或并发症。

三、照护

（一）原则

1. 以自愿为前提、以母婴安全为核心、以有利产程进展为导向、以产妇舒适为标准。

2. 产程中应用体位与运动，原则上仅限于低危产妇，高危产妇需要遵医嘱及医疗常规选择相应的治疗体位。

3. 产程进展顺利、母婴情况良好时应选择自由体位；产程进展不顺利或母婴情况异常时应选择指导体位（本指南所述体位均为指导体位）。

4. 产程中任何一种体位都有优缺点，没有哪一种体位及运动对任何产妇、在任何情况下都是绝对适合的，需根据产程的进展、

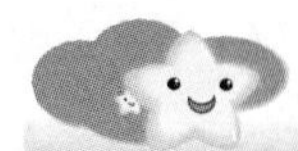

解读

运动，包括骨盆摆动、摇摆和行走等，能使骨盆形状发生持续性变化，使胎头移动到更有利于分娩的位置。

自由体位（free position），即身体姿势“随心所欲”，不受限制，指产妇在产程过程中采取自由体位，即卧、走、立、坐、跪、趴、蹲等姿势，选择自己感到舒适的体位，而不是固定某一种体位或静卧在床。

在妊娠晚期，激素水平的变化能够松弛骨盆关节的韧带和软骨，使得骶髂关节和耻骨联合有更大的活动度，骨盆的活动度能够使骨盆的形状和大小产生细微的改变，这将促使第一产程时胎头以最佳位置入盆，以及第二产程胎头的俯屈，胎儿内旋转、下降。

WHO 推荐自由体位分娩为产科适宜技术之一，指出应鼓励妇女在分娩时自由选择她们喜欢的体位。她们也会自发地经常变换姿势，因为长时间去维持任何一个姿势都不会是舒服的。

2017 年 ACOG 在《产程中减少干预的方法》中指出第一产程采取垂直体位、离床活动，或两者均有，合并依靠、侧躺或仰躺时，垂直体位能够缩短第一产程约 1 小时，且剖宫产率更低。第二产程垂直位或侧卧位，相比仰卧位，能够降低胎心异常率、会阴侧切率及阴道手术助产分娩率。同时也指出在产程中不断地变换体位能够增强孕妇舒适度和提供最理想的胎方位。

胎方位情况、产妇意愿与体力等情况随时变换体位与运动方式，从而选择最合适的体位与运动。

5. 体位与运动实施过程中需实时关注胎心及母体情况，出现胎心异常及产程异常时需根据具体情况采取有效措施，以保证母婴安全。

6. 最好在30分钟之内更换一个体位。

（二）适应证与禁忌证

1. 适应证

（1）产妇自愿。

（2）经评估，无明显头盆不称。

（3）低危产妇、无严重合并症者。

（4）胎膜早破，胎头与宫颈紧贴。

（5）镇痛分娩具备下床活动条件者。

2. 禁忌证

（1）产妇拒绝。

（2）经评估，明显头盆不称。

（3）急产、胎位异常、胎膜早破、胎头与宫颈不能紧贴、有下床活动禁忌证者。

（三）临床观察

1. 产妇疼痛情况。

2. 母亲心率及胎心情况。

3. 产程进展情况，如胎头下降及宫口开大情况等。

4. 胎方位异常者观察胎方位改变情况。

5. 观察有无出现终止运动征兆：腹痛（非宫缩疼痛）、异常阴道流血、晕厥、头晕、头痛、恶心、

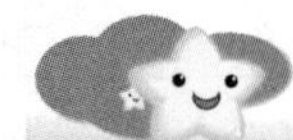

解读

ACOG于2017年发布的《分娩过程中限制干预的措施》中建议无母胎禁忌证时，产程中可频繁变换体位，从而增加产妇的舒适度并促进产程进展。

呼吸困难、气喘、胸闷、心悸、全身肿胀、麻痹、胎儿活动减慢、胎膜破裂等。

四、流程

（一）流程图

体位与运动应用流程见图 4-3。

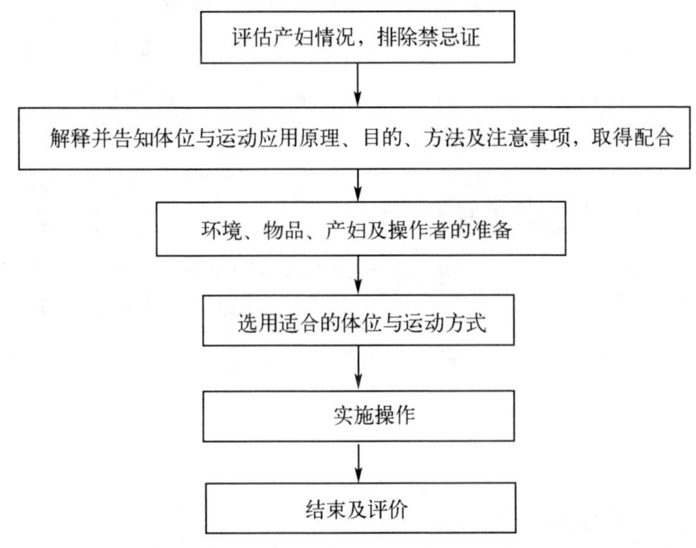

图 4-3　体位与运动应用流程

（二）准备

1. 解释并告知体位与运动的原理、目的、方法及注意事项，知情同意并取得配合。

2. 物品准备：根据不同体位与运动需要配置其他辅助物品及设施，如分娩椅、分娩凳、瑜伽垫、分娩球、靠垫、枕头、助步车、长围巾等。

3. 环境准备：环境安静、安全，移开不稳定的物品；温湿度适宜；光线柔和；根据产妇需要播放合适的音乐。

4. 产妇准备：排空大小便，避免过饱和饥饿状态，穿着合适衣物，穿平底防滑鞋。

5. 助产士准备：经过规范培训，具备体位与运动相关知识技能，能胜任操作，着装整洁规范，时间安排妥当。

（三）具体实施方法

1. 评估产妇情况，排除禁忌证。

2. 解释并告知体位与运动的原理、目的、方法及注意事项，知情同意并取得配合。

3. 做好环境、物品、产妇及操作人员的准备，嘱产妇排空大小便，根据评估的情况选择合适的体位与运动，选择合适的枕头或其他辅助垫，将灯光、温度调节到产妇感觉舒适的状态，根据产妇需要选择背景音乐等。

4. 根据所选择的体位或运动，实施操作。

(1) 仰卧位

1) 应用时机：第一产程及第二产程均可以使用。

2) 适应证：①需要进行产科处理而其他体位不便时（如行阴道检查、人工破膜、阴道手术助产）；②计划采用牵引绳辅助分娩；③产妇自觉该体位舒适，且无母婴不良及产程异常等情况出现；④该体位并非常规产程中提倡的体位。

3) 操作方法：产妇仰面平卧或上身稍抬起（小于45°），双腿弯曲呈自然放松状态于床上，或者两手拉住大腿并将其向肩方向牵拉，抑或将两腿放置在支撑物上。

4) 作用：①便于阴道检查；②便于阴道助产；③有利于产妇休息。

(2) 侧卧位

1) 应用时机：第一产程及第二产程均可以用。

2) 适应证：①产妇休息时（与胎儿背部同侧侧卧使用效果更佳）；②使用镇静药后；③急产时；④脐带受压或仰卧位低血压致胎心变化时；⑤胎头枕后位协助胎头内旋转时。

3) 操作方法：产妇侧卧于床上，侧卧方向与胎儿枕骨及背部同侧，双髋及膝关节屈曲，在小

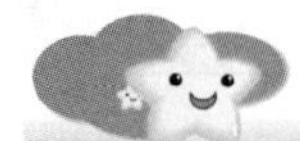

解读

WHO于1996年出版的《正常分娩实用守则》中提出，在第一产程中采用平卧位会影响子宫的血流，沉重的子宫压在主动脉上，会减少主动脉的血流而影响胎儿。

当产妇处于仰卧位或半卧位时，她的脊柱和子宫是平行的。这样子宫的收缩力就将胎儿挤向耻骨弓和骨盆前半部分。而由于髋骨的特殊结构，前半部分是骨盆较小的半边。如果胎位不正，如处于过伸位或头盆不称，胎头的下降和俯屈就更为困难。

为了避免子宫及胎儿对下腔静脉的压迫，通常推荐产妇采取直立位或侧卧位，这样既可解决胎心的可变减速和晚期减速，又能改善胎儿氧供。

腿或大腿间放置一个枕头，可持续 15 ～ 30 分钟。

4）作用：侧卧位有利于枕后位的胎儿内旋转，可纠正胎方位。产妇采用此体位也能避免骶骨受压，达到放松休息的作用。

（3）侧俯卧位

1）应用时机：第一产程。

2）适应证：①产妇休息，产妇喜欢时；②使用镇静药后；③存在急产迹象或发生急产时；④脐带受压或仰卧位低血压致胎心变化时；⑤枕后位和枕横位时加速胎头内旋转。

3）操作方法：产妇面向一侧，下面的手放在身后（或体前），前胸尽量贴近床面，下面的腿尽可能伸直，上面腿弯曲呈 90°，并用一两个枕头或花生形分娩球垫起来，身体就像一个转轴，不完全地转向前方。

4）作用：侧俯卧位有利于枕后位的胎儿内旋转，可纠正胎方位。产妇也能避免骶骨受压，达到放松休息的作用。

（4）半坐卧位

1）应用时机：第一产程与第二产程均可以用。

2）适应证：①产妇喜欢此体位；②产妇感到疲倦想休息时；③行硬膜外麻醉镇痛，需以此体位代替仰卧位或侧卧位；④骨盆倾斜度较大，悬垂腹，跨耻征阳性者；⑤产妇疲倦时，此体位有利于陪护者提供支持。

3）操作方法：协助与指导产

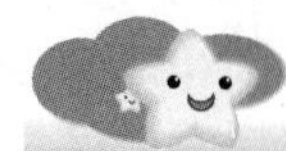

解读

指导产妇侧俯卧位时，胎儿重力和羊水浮力形成的合力可使胎儿背部的重心前移，胎儿背部由枕后位时的侧后方向产妇腹部前方的方向移动，同时带动胎头枕部向前旋转。随着间歇性宫缩，胎头下降，胎方位会朝更有利的枕前位方向旋转。

妇取坐位，背靠抬高的床头或其他支撑物，躯干与床或地面夹角呈45°以上。

4）作用：半坐卧位时有利于产妇休息，便于身体的活动，可以增加胎儿重力的作用，相较于仰卧位，此体位可以增加骨盆入口径线和增加胎儿供氧。

5）注意：下列情况不适宜使用。①已告知或怀疑胎位为枕后位；②胎心反应差；③高血压者；④产妇不愿意时。

（5）站立位

1）应用时机：第一产程与第二产程均可以用。

2）适应证：①产程进展缓慢，尤其是第二产程；②宫缩弱，需要增强宫缩时；③胎头枕后位协助胎头内旋转时。

3）操作方法：产妇两腿自然分开呈直立位，也可以行走，必要时需要搀扶或手抓握栏杆、行走椅等，在站立的基础上可配合左右摇摆、前后摇摆、旋转及下蹲运动。

4）作用：①有利于身体的活动；②增加重力作用，加强宫缩；③有利于胎头的旋转与下降；④缓解分娩疼痛；⑤促进产程进展。

5）注意：下列情况不适宜使用站位。①骨盆倾斜度过大，悬垂腹；②有下床活动禁忌证者；③宫颈水肿者；④胎膜破裂，胎头不能紧贴宫颈；⑤产妇不愿意时。

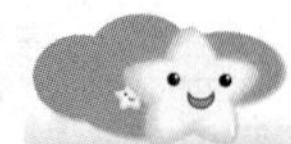

解读

Lawrence等研究有明确而重要的证据表明，在第一产程中，采用行走和直立体位会减少分娩的持续时间，减少剖宫产的风险，减少硬膜外麻醉的需要，而不会延长总产程。根据调查结果，研究人员认为助产人员应告知产妇直立体位的好处，并鼓励和协助她们选择任何体位。

一项meta分析（包括25项研究，共5218名女性）显示，与水平体位相比，采取直立体位女性的第一产程持续时间有所缩短；Desseauve等研究表明直立体位可使第二产程缩短约4分钟。

1960～1980年，McKay通过一些经典的实验比较不同姿势下的子宫收缩强度，他们指出侧卧位产妇子宫收缩的强度更强，但是频率较仰卧位产妇减少，站立位产妇的子宫收缩强度最大，且站立位的子宫收缩在扩张宫颈上有最高的效率，其次是坐位。这主要是因为直立向上时重力作用使胎头作用在宫颈上的压力增加10～35mmHg（1mmHg=0.133kPa）。

(6) 坐位

1）应用时机：适用于第一产程和第二产程。

2）适应证：①产妇喜欢此体位；②产妇想休息；③产妇自觉腰骶部疼痛；④活跃期缓慢进展时，产妇采用双膝低于髋的坐姿可加快产程进展；⑤产程中，需改变骨盆大小与形状来增加胎儿与骨盆的适应性及重力作用时；⑥放置了硬膜外管，需要取代仰卧位或俯卧位；⑦第二产程，为了更好地暴露会阴。

3）操作方法：产妇上半身垂直坐于床上、椅子上、坐便器上或分娩球上。

4）作用：①坐位有利于产妇休息，便于身体的活动；②有利于按摩、热敷或冷敷等；③增加胎儿重力的作用；④相较于仰卧位，坐位可以增加骨盆入口径线和增加胎儿供氧。

5）注意：下列情况不适宜使用。①产妇不愿意时；②坐位加剧疼痛；③坐位发生胎心改变；④高血压者。

(7) 蹲位

1）应用时机：第二产程或任何时候，只要产妇感觉舒适。①蹲位不适合胎头较高及不均倾位；②蹲位时间不能太久，每1～2次宫缩后需要站立片刻。

2）适应证：①第二产程需要增大骨盆空间（骨盆内腔需要增大时）；②胎头下降缓慢或停滞时。

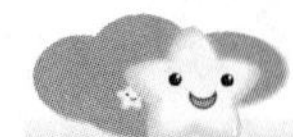

Adachi 等观察58例产妇，发现坐位比仰卧位更能减少产程疼痛。坐在坚固的平面上可使坐骨结节直接受力，这个力使髋骨向侧方移动，因而增大骨盆横径，最大达30%。

2008年，美国妇女健康、产科与新生儿护理协会（AWHONN）指出，蹲位或直立位的产妇较平卧位的产妇有更低的手术阴道助产率、重度会阴裂伤率和侧切率。

一项观察性研究发现，与采用仰卧位相比，初产妇在第二产程采用蹲位可使第二产程持续时间减少9分钟。

蹲位时可利用重力作用促进胎先露下降，增宽坐骨结节间径，从而增宽骨盆出口横径，由于躯干压迫宫底的机械作用，

3）操作方法：产妇由站位转成蹲位时，双足平放于地面或床上，此时须有陪护者或床栏或拉绳的协助，或有其他支撑身体的方式。根据产妇的实际情况，在蹲位基础上可协助产妇，使其上身在两腿之间来回摆动。

4）作用：①重力作用促使胎头下降；②增大骨盆出口平面；③缓解腰背部疼痛；④增加身体的自由活动，增加产妇舒适感。

(8）支撑蹲位

1）应用时机：第二产程或任何时候。

2）适应证：①需要增加骨盆关节的活动度；②胎头不均倾，需要拉长产妇躯干；③第二产程胎头下降缓慢或停滞；④不均倾位、枕横位、枕后位等。

3）操作方法

A. 支撑蹲位法：产妇背靠着伴侣或导乐，宫缩时伴侣或导乐用两手支撑产妇腋下并握紧产妇双手，托住产妇整个身体，视情况左右摇摆产妇身体。

B. 悬吊位法：伴侣或导乐站在高床或高凳上，双腿分开，双足踏在椅子或支撑物上，产妇背靠伴侣或导乐双腿而站立，两手弯曲放在支撑者大腿上，宫缩时身体慢慢下蹲用力，伴侣或导乐双大腿夹住产妇胸部并支撑产妇的全部体重，视情况左右摇摆产妇身体。宫缩间歇时产妇休息。

4）作用：①有效利用重力；

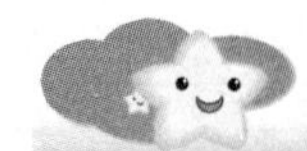

解读

蹲位较其他体位更利于胎头下降。如果胎头较高和不均倾，胸部对宫底的压力可以减少骨盆入口的空间，阻碍胎位的自然纠正，不利于胎头转为均倾势。

蹲位的主要缺点是产妇没法长时间维持该体位。这是由于腘窝神经血管受压迫，影响血流循环，致局部压迫性神经障碍。产妇只要在1～2次宫缩后坐立或站立片刻即可避免该情况的发生。

②牵拉产妇躯干，使骨盆更放松，有助于纠正胎头不均倾及角度；③增大骨盆关节的活动度；④使胎头变形以适于骨盆。

5）注意：①支撑者容易疲劳，需要背靠着墙或支撑架。②支撑时间太长容易导致产妇臂丛神经受压，会引起双手麻痹，因此，宫缩间歇期产妇可站立起来或用悬吊物支撑产妇。

（9）不对称站位、坐位、跪位

1）应用时机：第一产程及第二产程均可以用。

2）适应证：①产妇自诉腰背部、骶尾部疼痛时；②活跃期延缓；③枕后位和枕横位时加速胎头内旋转；④疑似不均倾位或其他胎头位置异常；⑤产程中胎头下降缓慢。

3）操作方法：产妇站位、坐位或跪位时，一只足抬高且同侧膝盖和臀部放松，双足不在同一平面上。根据产妇实际情况，在不对称站位、坐位、跪位基础上，在宫缩时协助产妇使其上身在两腿之间来回摆动，若产妇在宫缩时拒绝摆动，亦可在宫缩间歇期运动。

4）作用：①大腿抬高，牵拉内收肌，使同侧坐骨移动，增加骨盆出口径线；②有助于枕后位及枕横位完成内旋转；③缓解腰背痛；④增加重力作用，有利于胎头下降。

5）注意：下列情况不适宜用此体位。①产妇感觉此体位加剧

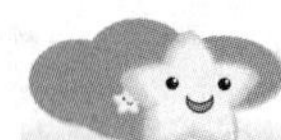

解读

膝关节、髋关节或耻骨联合疼痛；②药物镇痛分娩导致腿部无力而影响身体平衡。

(10) 站立前倾位

1) 应用时机：第一产程及第二产程均可以用。

2) 适应证：①产程进展缓慢或无进展；②子宫收缩间隔时间变长且伴宫缩强度减弱；③产妇腰背痛；④产妇感觉此体位舒适。

3) 操作方法：产妇站立，上身前倾趴在支持物上（如分娩球、窗台、陪伴者、椅子等），产妇亦可同时左右摇摆骨盆。

4) 作用：①增加重力作用；②增加骨盆入口空间；③增加胎轴与骨盆入口的一致性；④有利于胎头俯屈；⑤缓解腰背部疼痛；⑥有利于胎头下降；⑦有利于纠正胎头完成内旋转，纠正枕后位与枕横位。

5) 注意：以下情况不适合用此体位。①产妇不喜欢用此体位；②药物镇痛分娩致腿部无力而影响身体平衡。

(11) 前倾坐位

1) 应用时机：第一产程及第二产程均可以用。

2) 适应证：①产妇自诉腰背部、骶尾部疼痛；②产程进展缓慢或无进展；③异常胎方位，加速胎头内旋转与下降；④产妇需要进行腰背部及骶尾部按摩；⑤产妇喜欢此体位休息。

3) 操作方法：产妇坐在支撑物（如椅子、分娩球、床、分娩

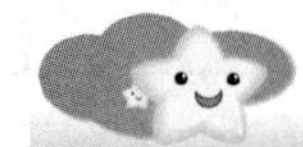

解读

如果产妇保持直体向上并且向前倾斜，不仅她的后背形成了“C”形曲线，而且重力使子宫向腹壁方向倾斜，这使得子宫与脊柱间形成一定的角度，当子宫收缩时，就能将子宫推向骨盆入口中偏大的后半部分，利于胎头下降、俯屈及内旋转。

椅、分娩凳等）上，双足平放分开，两臂放松地放在面前的支撑物或大腿上；身体向前倾屈，亦可两腿分开骑坐在坐便器或椅子上，身体放松地向前趴在水箱上、椅子背部或其他支撑物上。

4）作用：①增加重力作用；②增加骨盆入口空间；③增加胎轴与骨盆入口的一致性；④缓解腰背部疼痛；⑤有利于腰背部按摩；⑥有利于纠正胎头完成内旋转，纠正枕后位与枕横位。

5）注意：①产妇感觉疼痛加剧，不能用此体位；②药物镇痛分娩致腿部无力影响身体平衡者，不适合用此体位。

（12）前倾跪位

1）应用时机：第一产程及第二产程均可以用。

2）适应证：①异常胎方位；②产妇自诉腰骶部疼痛；③产妇需要腰骶部及背部按摩；④产程进展缓慢；⑤产妇有宫颈或会阴水肿；⑥产妇需减轻痔疮疼痛；⑦缓解脐带受压所致的胎心异常；⑧取仰卧位或者侧卧位时发生胎儿宫内窘迫；⑨产妇需要进行骨盆摇摆时；⑩产妇感觉该体位舒适时。

3）操作方法：产妇跪于床上或地面瑜伽垫上，戴护膝或膝下垫棉垫，双腿分开，上身前倾趴于床背、陪伴者、分娩球或其他支撑物上，根据具体情况，产妇亦可依据支撑物进行前后、左右、旋转运动。

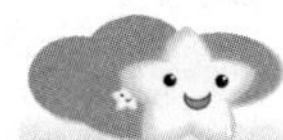

解读

4）作用：①增加重力作用，使胎头下降；②增加骨盆入口空间；③增加胎轴与骨盆入口的一致性；④缓解腰背部疼痛；⑤有利于腰背部按摩；⑥有利于纠正胎头完成内旋转，纠正枕后位与枕横位；⑦有利于产妇身体活动。

5）注意：①产妇感觉膝部或腿部疼痛时，不能用此体位；②药物镇痛分娩致腿部无力影响身体平衡，不适合用此体位；③产妇感觉疲劳，不适合用此体位。

（13）手膝位

1）应用时机：第一产程及第二产程均可以用。

2）适应证：①产妇自诉腰骶部疼痛；②胎头枕后位；③宫颈前唇消失缓慢；④产妇应用该体位感觉舒适；⑤脐带脱垂时，减轻胎头对脐带的受压；⑥痔疮疼痛；⑦外阴或宫颈水肿；⑧需行双髋挤压或腰骶部按压。

3）操作方法：产妇双膝跪在床上或地板上身体前倾，产妇戴护膝或膝下垫棉垫，双手支撑起自己，双手分开与肩同宽，双膝分开与臀部同宽，产妇亦可在此体位上进行左右、前后、旋转及摇摆骨盆运动。

4）作用：①有利于胎头旋转，纠正枕后位及枕横位；②有利于缓解腰背部及痔疮疼痛；③有利于宫颈第一产程末宫颈前唇的退缩；④有利于产妇的活动，减轻疼痛；⑤脐带脱垂时，减轻胎头对脐带的挤压。

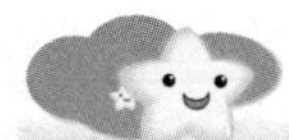

解读

Sven 等对 35 名非妊娠女性志愿者采用仰卧位、手膝位和下蹲位时进行了骨盆测量，表明某些体位，如四肢着地或下蹲，会使盆腔尺寸增加 6 ~ 8mm，特别是中骨盆横径。

5）注意：

①产妇感觉疲劳时，不适合用此体位；

②药物镇痛分娩致腿部无力影响身体平衡者，不适合用此体位。

（14）膝胸卧位

1）应用时机：①发生脐带脱垂时；②临产前或产程早期怀疑胎头高直后位或前不均倾位。

2）适应证：①预防脐带脱垂；②分娩前或者产程早期胎头疑似高直位或枕后位；③产妇腰背部、骶尾部疼痛；④产妇发生过早屏气向下用力的情况时；⑤产妇宫颈前唇水肿或宫颈水肿持续未消退；⑥痔疮疼痛时。

3）操作方法：产妇双膝和前臂着地，胸部紧贴床面或地板，双臀高于胸部，前臂支撑身体重量，亦可在此体位基础上摇摆骨盆。当大腿与躯干夹角 > 90° 时称开放式膝胸卧位，夹角 < 90° 时称闭合式膝胸卧位。

4）作用：①临产早期应用此体位有助于胎头退出骨盆，调整胎头位置，重新入盆；②缓解产妇腰背部、骶尾部及痔疮疼痛；③有助于缓解脐带脱垂时脐带受压；④缓解宫颈水肿。

5）注意：以下情况不适宜用此体位。①产妇呼吸不畅；②药物镇痛分娩导致腿部无力影响身体平衡；③产妇合并高血压、青光眼。

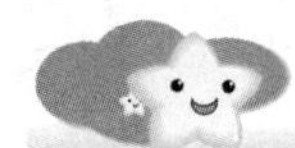

解读

膝胸卧位能起到对抗重力的作用，有利于宫颈前唇水肿消退。闭合式膝胸卧位能使坐骨分开，增加骨盆出口径线。

(15) 摇摆骨盆或臀部

1) 应用时机：第一产程初期，如果需要，任何时间都可以。

2) 适应证：①产妇骶尾部疼痛；②疑似枕后位或其他胎头位置异常；③主要用于第一产程，亦可用于其他任何时机。

3) 操作方法：产妇位于手膝位，收缩腹肌并拱起背部，然后放松背部还原至正常位置。亦可以从一边到另一边摇摆臀部，或借助分娩球向前、向后或做画圆运动。

4) 作用：①促使胎头从枕后位转为枕前位；②有利于矫正不均倾位；③有利于缓解腰背部疼痛。

5) 注意：①摇摆力度以产妇舒适为准；②操作过程中与产妇保持沟通，并告知产妇关注胎动情况；③产妇疲乏或药物镇痛分娩致腿部无力影响身体平衡时不用此方法。

(16) 弓箭步运动

1) 应用时机：第一产程早期，必要时第二产程亦可用。

2) 适应证：①产妇骶尾部疼痛；②确定或疑似胎位不正时；③产妇需通过分散注意力或转换环境来改善情绪时。

3) 操作方法：产妇位于不对称直立位时，保持身体直立，将重心放在直立的腿上，然后弯曲另一条抬高的腿并前倾身体，重心随之转移到抬高的腿上，同时保持身体直立。每一次宫缩节律性地将身体向抬起的足一侧摆动 - 复位 - 摆动，根据需要重复数次。

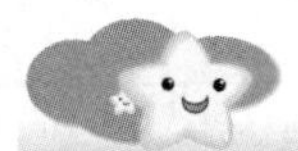

解读

国内有学者对 180 例产妇进行研究，结果发现骨盆摇摆能使胎方位从枕横位或枕后位转至枕前位、产程缩短、疼痛程度减轻、剖宫产率降低。该研究中，在产妇宫口扩张 3 ～ 4cm、宫缩来临的瞬间，产妇左右摇摆骨盆，使骨盆各个关节活动度增加，拉长骶结节韧带和骶棘韧带，使骨盆变宽，增加了胎儿在骨盆中的活动空间。在羊水的浮力下，胎儿纵轴向母体位置最低的腹前位旋转，胎头可发生微调，胎头从枕后位旋转成枕前位，避免胎儿纵轴与产轴成角，纠正胎头俯屈不良的现象。

有氧运动是指任何需要调度全身大肌群，富于韵律性的运动，如散步、慢跑、有氧舞蹈、游泳、跳绳、爬山、划船等。骨盆摇摆、弓箭步、步行、慢舞、摆髋等均是有节律的运动。

对于运动的时长上限，无明确规定，有研究人员认为超过 45 分钟的连续运动可能会因升高胎儿的体温而威胁母胎安全，建议孕妇在运动时每隔 15 分钟休息一次。ACOG 提出，无论是低耗能的瑜伽还是高耗能的有氧运动对无禁忌证的孕妇和胎儿都是安全的。

下腰背痛是孕妇常见的不适，有研究表明，妊娠期进行某些运动，如渐进性肌

4）作用：①利于胎头内旋转及不均倾位的矫正；②增加重力作用，有利于胎儿下降；③增大骨盆空间。

5）注意：若胎儿是枕后位时，产妇应朝向胎儿枕骨方向做弓箭步。

（17）步行或爬楼梯

1）应用时机：第一产程早期，第二产程亦可。

2）适应证：①有持续性的宫缩，但产程进展缓慢或停滞时；②确定或疑似胎位不正时；③产妇有意愿步行时；④产妇需通过分散注意力或转换环境来改善情绪时。

3）操作方法：爬楼梯时产妇可有意识地向外打开双足，这样步行的同时也是在进行弓箭步。如果产妇感到爬楼梯负担过重，可以选择平地步行。

4）作用：①促使胎头内旋转与下降；②增加重力作用；③调节产妇情绪。

5）注意：①产妇宫缩过强或有急产史时慎用此方法；②宫颈或外阴水肿不建议用此方法。

（18）慢舞

1）应用时机：第一产程，必要时第二产程早期亦可以。

2）适应证：①产妇骶尾部疼痛；②产妇身体和骨盆肌肉需要放松时；③产妇精神紧张时。

3）操作方法：产妇与陪伴者面对面站立，头依靠在陪伴者肩上或胸前，手绕住陪伴者脖子或勾住陪伴者的口袋或腰带，陪伴

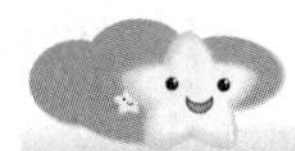

解读

肉放松运动，使得副交感神经处于主导地位，从而导致心率、呼吸频率及血压的下降。而该类运动能降低孕妇肌肉耗氧量，减少乳酸堆积，促进大脑内啡肽释放，从而改善孕妇的下腰背痛。

Ward-Ritacco 等对 26 名孕妇设计了随机临床试验，结果显示妊娠期进行低强度、中等强度的肌肉强化运动能短暂增加体力和减少疲劳。

Somayeh Abdolahian 等研究表明，产时舞蹈可以减轻产痛，提高产妇分娩的满意度。Pratt 等研究发现舞蹈能够减轻人们的焦虑和抑郁症状，并提高人们的工作积极性。

Gurbuz Aktas 等研究表明，体力活动可以增加大脑中内啡肽的释放，使人们处于一种幸福的状态。舞蹈等全身运动增强了身体其他系统的功能，如循环系统、呼吸系统、骨骼系统和肌肉系统。

者抱住或搂住产妇腰部，同时可进行抚摸按摩，产妇身体从一边到另一边慢慢摇摆。产妇摇摆时骨盆关节发生细微变化，促使胎儿旋转和下降。也可伴随着音乐有节奏地呼吸摇摆。

4）作用：①促使胎头内旋转与下降；②增加重力作用；③有利于增加骨盆关节的活动度；④有利于增大骨盆空间；⑤有利于稳定产妇情绪。

5）注意：①慢舞方式以产妇舒适为准；②配合产妇喜欢的音乐，效果更好；③若此方法令产妇感觉不舒适或疼痛加剧，需立即停止。

5. 向产妇交代体位与运动相关注意事项。

6. 结束及评价。做好相关数据的评估及记录，如产妇的生命体征、舒适度、胎心音、宫缩、产妇自觉症状、胎方位变化等。当一种体位无效时要实时更换体位，每个体位持续时间以 15 ～ 30 分钟为宜，以产妇感觉舒适为准，运动 30 分钟听胎心音 1 次。

（四）注意事项

1. 在产程中，体位与运动的采用仅限于低危产妇，高危产妇要根据医疗常规，并结合医生医嘱采用相应的体位。

2. 产妇具体使用哪种体位，要根据母婴情况和产程进展情况来确定，并没有具体的一种体位对任何产妇在任何时候、任何情况下均适用。

3. 时刻关注产妇的安全及舒适感，如果产妇采用某一体位持续不变时，需区分其是喜欢还是无力转换为其他体位。

4. 任何一种体位的使用时间建议不要超过 30 分钟。

5. 当采取任何一种体位出现胎心或胎动异常时，需立即改用其他体位并进行严密监测。

6. 有急产倾向或产程进展较快的产妇不宜应用站立位。

7. 提供必要且安全的分娩支持工具，以避免环境伤害。

（余桂珍　沈　莺　夏华安）

主要参考文献

单楠，黄冬妮，漆洪波，2017. 美国妇产科医师学会 (2017)“分娩过程中限制干预措施的建议”要点解读 . 中国实用妇科与产科杂志，(7):45-48.

韩璐阳，陈丹青，2016. 孕期运动研究进展 . 国际妇产科学杂志，43(5):556-560.

邱洪涛，王剑鹰，刘晶，2016. 运动及自由体位在无创分娩中的应用 . 中国妇幼健康研究，27(2):207-209.

王蕾，2012. 产程中运动及体位改变对分娩的影响 . 中华现代护理杂志，18(28):3468-3469.

Abdolahian S, Ghavi F, Abdollahifard S, et al, 2014. Effect of dance labor on the management of active phase labor pain & clients’ satisfaction: a randomized controlled trial study. Glob J Health Sci, 6(3):219-226.

Adachi K, Shimada M, Usul A, 2003. The relationship between the parturients positions and perceptions of labor pain intensity.Nurs Res, 52(1):47-51.

Akme-e Z B, Oran N T, 2014. Effects of progressive muscle relaxation exercises accompanied by music on low back pain and quality of life during pregnancy. J Midwifery Womens Health, 59(5):503-509.

Aktas G, Ogce F, 2005. Dance as a therapy for cancer prevention . APJCP, 6(3):408-411.

Dani A, Badhwar VR, Sawant G, et al, 2015. Comparative study of squatting position vs dorsal position during second stage of labor. J Evidence Based Med Healthcare, 2(54):8769e73.

Desseauve D, Fradet L, Lacouture P, et al, 2017. Position for labor and birth: state of knowledge and biomechanical perspectives. Eur J Obstet Gynecol Reprod Biol, 208:46-54.

Lawrence A, Lewis L, Hofmeyr GJ, et al, 2013. Maternal positions and mobility during first stage labour. Cochrane Database Syst Rev, (10):CD003934.

Lin YC, Gau ML, Kao GH, et al, 2018. Efficacy of an ergonomic ankle support aid for squatting position in improving pushing skills and birth outcomes during the second stage of labor: a randomized controlled trial. J Nurs Res, 26(6):376-384.

Michel S C A, Rake A, Treiber K, et al, 2003. MR obstetric pelvimetry: effect of birthing position on pelvic bony dimensions. AJR Am J Roentgenol, 179(4):1063-1067.

Practice C O O, 2017. Committee opinion No. 687: approaches to limit intervention during labor and birth. Obstet Gynecol, 129(2):e20.

Pratt R R, 2004. Art, dance, and music therapy. Phys Med Rehabil Clin N Am, 15(4):827-841.

Simkin P, Hanson L, Ancheta R, 2018. 助产手册 --- 早期预防和处理难产 . 4 版 . 钟梅, 雷慧中, 译 . 广州 : 广东科技出版社 :319-365.

Simpson KR, James DC, 2005. Efficacy of intrauterine resuscitation techniques in improving fetal oxygen status during labor . Obstet Gynecol, 105(6):1362-1368.

Ward-Ritacco C, Poudevigne M S, O' Connor P J, 2016. Muscle strengthening exercises during pregnancy are associated with increased energy and reduced fatigue. J Psychosom Obstet Gynaecol, 37(2):68-72.

第五节　按摩技术

一、目的

为规范产时按摩操作流程与方法，提高分娩效能，有效减轻产妇分娩疼痛、缓解压力、稳定产妇情绪、提高产妇对分娩过程的满意率，特制定本指南，以指导临床应用。

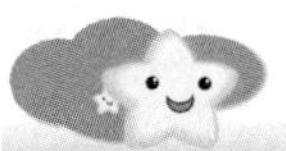

解读

按摩是指用手在人体体表的特定部位进行推、按、捏、揉等动作，常用于缓减肌肉紧张，使个体得到安抚和放松。产时按摩疗法包括英式按摩、瑞典式按摩等。不同的按摩方法可能适合不同的女性。按摩的效果可能包括缓解疼痛、减轻肌肉痉挛、分散疼痛、提供放松感、减少焦虑。此外，按摩有助于催产素释放或皮质醇的调节。

二、评估

（一）快速评估

产妇生命体征（含疼痛评估，以下同）、健康状态、精神状态、睡眠情况、辅助检查结果有无异常、有无按摩禁忌证、对按摩相关知识的了解情况。

（二）一般情况评估

1. 进食情况　上一次进食时间和食物种类，避免饥饿或过饱的状态。

2. 排便情况　是否需要解大小便。

3. 皮肤情况　按摩部位皮肤是否存在破损、炎症、感觉异常等情况。

4. 过敏情况　是否对按摩油过敏。

（三）专科情况评估

孕产史、产程进展情况、宫缩情况、胎方位、胎心情况、有无严重的妊娠合并症或并发症。

三、照护

（一）原则

1. 严格掌握适应证与禁忌证。

2. 根据产妇意愿，在不损害母婴安全的前提下进行操作。

3. 按摩需要配合产妇呼吸，按摩者与产妇均需高度专注按摩。

4. 按摩时环境应安静、灯光柔和，不适宜播放音乐（仅限于英式按摩），按摩过程中尽可能减少彼此之间的交流，以免影响专注化（特殊情况除外）。

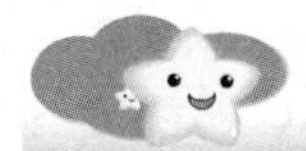

解读

本指南主要介绍英式按摩。英式按摩即LK程式按摩，全称为“英国LK妊娠及分娩基础程式按摩”，简称英式按摩，是由英国皇家助产士学院注册助产士Linda Kimber研究发明的专业按摩方法。它以循证研究结果为基础，加上独特的按摩技巧组合而成，是专门针对妊娠期、产时及产后的专业按摩。英式按摩可分为自我按摩（腹部按摩、大腿按摩）和他人按摩（头部按摩、手臂按摩、肩部T式按摩、背部按摩、腰骶部按摩等）。通过在妊娠期、产时及产后不同阶段采取不同的按摩方法，帮助孕产妇提高睡眠质量，缓解分娩疼痛，促进乳汁分泌和产后康复等。本指南主要介绍其中的产时按摩。

5. 按摩时以身体的移动带动双手进行按摩。

6. 按摩的力度不可过重，以产妇感觉舒适为宜。

（二）适应证与禁忌证

1. 适应证

（1）产妇自愿。

（2）无法入睡。

（3）感觉疼痛，影响活动与休息。

（4）焦虑、紧张。

（5）宫缩差。

（6）胎方位异常且无梗阻性分娩因素存在（骨盆内、外测量无异常）。

2. 禁忌证

（1）产妇拒绝。

（2）体表部位感染、化脓、破损等。

（3）有出血倾向及发热性疾病。

（4）严重的妊娠合并症，如肝炎，血液系统疾病，严重心、脑、肺疾病等。

（5）B 超及产前检查提示明显高危因素。

（三）临床观察

1. 产妇疼痛情况，镇痛疗效。

2. 母亲生命体征及胎心情况。

3. 产程进展情况，如胎头下降及宫口开大情况等。

四、流程

（一）流程图

按摩技术应用流程见图 4-4。

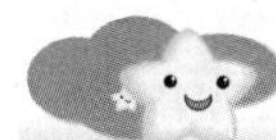

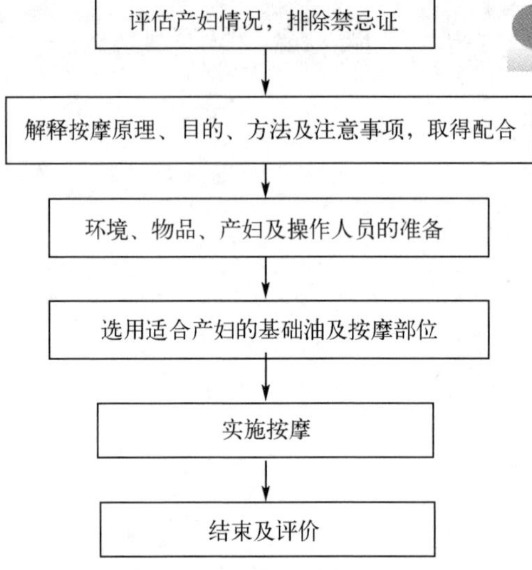

图 4-4　按摩技术应用流程

（二）准备

1. 解释并告知按摩技术的原理、目的、方法和注意事项，知情同意并取得配合。

2. 物品准备。根据产妇按摩时的体位，需准备的物品包括床、椅子、凳子、枕头、被子、体位垫、分娩球、按摩油、毛巾、纸巾等。

3. 环境准备。环境安静、光线柔和，空气清新，具有私密性；环境温度在 26 ~ 27℃。

4. 产妇准备。排空大小便，避免饱食或饥饿状态，穿着合适衣物。

5. 助产士准备。具备按摩相关知识技能，能胜任操作，着装整洁规范，双手保持温暖、清洁，时间安排妥当。

（三）具体实施方法

1. 评估产妇情况，排除禁忌证。

2. 与产妇进行沟通，征求其个人意向，根据产妇情况及个人

解读

选择合适的基础油按摩，使产妇在面对分娩时变得更加平静，从而缩短分娩时间。在助产按摩实践中，植物精油的应用已作为一种辅助手段，基础油的香味可以帮助人们从精神疲惫、身体疲劳和攻击性行为中放松下来。

意向选择合适的按摩方法。

3. 解释并告知按摩原理、目的、方法及注意事项，知情同意并取得配合。

4. 做好物品、环境、产妇及操作人员的相关准备，嘱产妇排空大小便。

5. 选用适合产妇的基础油及按摩部位。

6. 根据所选择的按摩方式进行实际操作。

(1) 自我按摩

1) 腹部按摩：①双手置于子宫（近耻骨）处，双手手指相向。②吸气时双手紧贴子宫向上移至子宫底部。呼气时，双手在子宫底部缓缓分开，转向子宫两侧，手指指向下，各自紧贴子宫边缘并下移回到起点。同时配合呼气。

2) 大腿按摩：适用于产前期、分娩期的潜伏期宫缩时，需配合呼吸，作用是令产妇放松。①产妇取半坐位或半卧位，将手放在膝关节内侧，手指双向打开，沿大腿内侧向上按摩；②当吸气时，产妇双手于大腿内侧向上移动，围绕髋部；呼气时，将手移至大腿外侧（手指向下）回到起点。

(2) 他人按摩

1) 头部按摩

A. 第一步：如图 4-5 所示，双手轻抱产妇头部、面部两侧，双手拇指向上。把拇指重叠在头的顶部中点（耳齐线连线的中点），持续按压 9 秒。

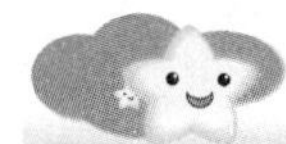

解读

在妊娠 35 ～ 37 周，孕妇与其伴侣一起参加由助产士 / 治疗师教授按摩技术的课程。引导孕妇专注于按摩动作，形成可视化场景。

参与者每周至少练习 3 次，每次 30 ～ 45 分钟，直到 39 周，然后每天晚上结合各种技术进行练习，直到入院分娩 / 引产。

营造良好的孕妇学校环境和氛围，加强按摩班的培训，这些措施有助于提高孕妇对自我按摩的依从性。

自我按摩可使产妇分娩时疼痛感显著降低，缓解了产妇的恐惧和焦虑情绪，使其能更积极地体验分娩。

头部穴位按摩简便易行、安全、无副作用，在镇静催眠、改善患者的睡眠中起到了非常重要的作用。头部穴位按摩可以改善阻塞型睡眠呼吸暂停低通气综合征（OSAHS）患者进行多导睡眠监测时的焦虑状况。

适用于产前期、分娩时的潜伏期及阴道检查时，作用是令产妇放松；手部按摩

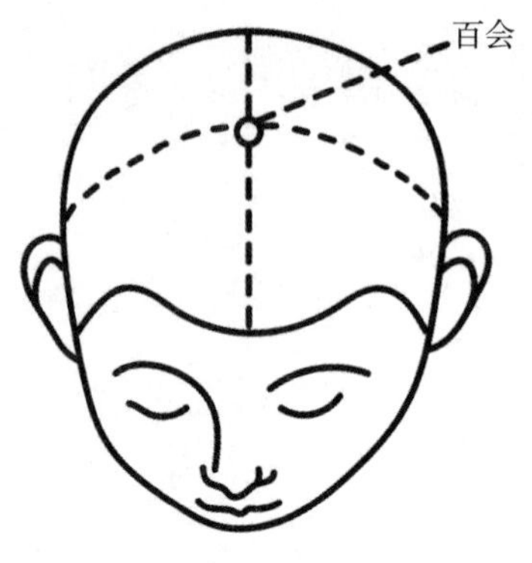

图 4-5　头部按摩第一步

B. 第二步：如图 4-6 所示，双拇指重叠于头顶中点往上向面部前移 1 横指处，按压 3 秒，再分别到中点处、中点向下移动 1 横指处持续按压 3 秒。在头顶中线左边重复一次，最后在头顶中线右边重复一次，总共 9 个点，每个点按压 3 秒。

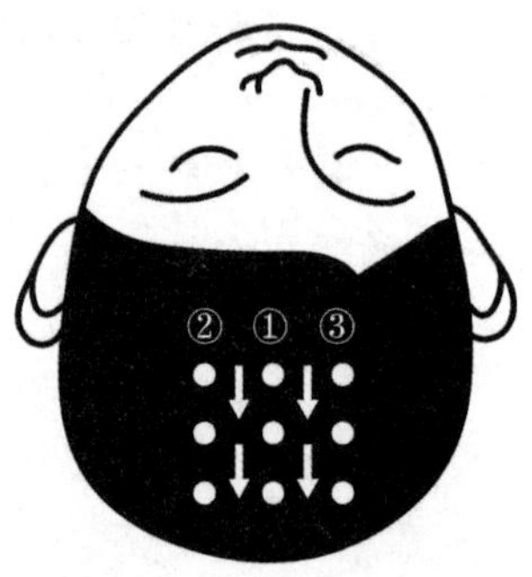

图 4-6　头部按摩第二步

C. 第三步：如图 4-7 所示，双拇指相向置于鼻子及眉毛之上的前额，将面部两侧安放在手掌内。在前额中间轻柔按压，并将拇指缓慢移至太阳穴。双拇指在太阳穴位置慢慢逆时针打圈 3 次。太阳穴是敏感部位，按下时要轻、

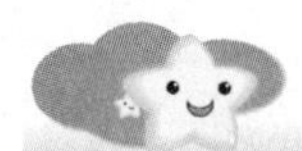

解读

可随时进行，它有助于产妇放松，缓解疼痛；于阴道检查前 20 秒开始手部按摩，可达到放松效果；手部按摩能令产妇较镇定地面对使人害怕的程序，如硬膜外麻醉或产钳的使用等。产妇在分娩期间接受按摩，可缓减其背部和足部的疼痛，减轻紧张焦虑。按摩结束后，产妇心率下降，情绪平稳。

慢，以产妇觉得舒适为宜。接着稍微往发际线方向上移一横指，重做一次，最后再往发际线方向上移一横指，按步骤重做一次。

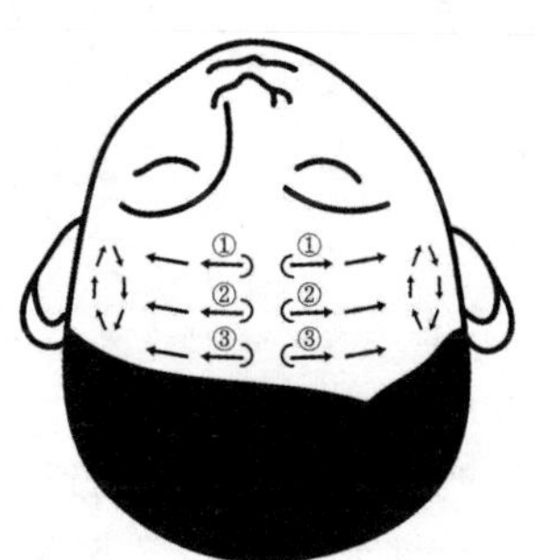

图 4-7　头部按摩第三步

D. 第四步：回到头顶，双手所有手指腹在头皮施以慢而坚定的按摩，然后重复第一步及第二步。完成后，把其中一只手贴于额头，另一只手重叠于额头，轻轻按压，维持 3 秒。

2）手臂按摩

A. 产妇采取舒适体位，按摩者站或坐在产妇侧边，用手承托产妇手腕。

B. 产妇吸气时，按摩的手沿产妇手的内侧上移至肩膀。呼气时，按摩的手围绕肩膀按摩，并沿手臂内侧下移至起点。

3）肩部 T 式按摩：①产妇采取自感舒适的站位、坐位或跪式前倾位，按摩者双手放在产妇胸椎两侧，指尖朝向上方；②配合呼吸，当产妇吸气时，按摩的双手向上移动推至肩位。当产妇呼气前，双手手指向内，手肘向外。当产妇呼气时，按摩双手平滑地

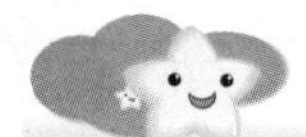

解读

适用于潜伏期，在宫缩和宫缩间歇期均可以用。Khodakarami 等发现按摩可以降低分娩时医疗干预和镇痛剂的使用，显著降低第一产程的时间。

于肩膀上方移动，并向下移至双臂，最后返回起点。

4）背部按摩：①产妇采取自感舒适的站位、坐位或跪式前倾位；②按摩者双手平放在产妇下背部，手指向上，沿脊椎两侧缓慢向上移动至肩膀、围绕肩膀转向背部两侧，下移至起点。

5）腰骶部按摩——B 式按摩：①产妇采取舒适的站位、坐位、跪式前倾位或侧卧位；②以靠近按摩者的髋部为起点，只用单手来按摩；另一只手轻放在产妇肩膀，让其感到被支持；③以惯用右手者为例，宫缩开始时，产妇开始吸气，按摩者右手放于产妇髋部上方，横跨腰部移动至另一边。当产妇开始呼气时，按摩者右手五指张开，围绕髋部及臀部周边移动，用手掌底部轻微向上移动至骶区，沿着臀部周边回到髋部的起点。

6）腰骶部按摩——T 式按摩：①产妇采取自感舒适的站位、坐位或跪式前倾位；②双手放在产妇骶尾部脊椎两侧，手指朝向上方；③配合呼吸，当产妇吸气时，按摩的双手向上移动推至腰部。当产妇呼气前，双手手指向内，手肘向外。当产妇呼气时，双手围绕髋部向下回到起点；④当宫缩间歇时，双手回到起点，左手维持放在产妇的左髋部，右手回到起点推至骶骨位。

7）腰骶部按摩——侧骶按摩：①产妇采取侧卧位，当产妇取左

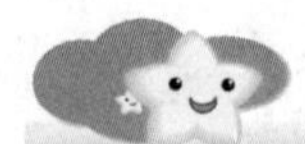

解读

背部按摩通常于宫缩间歇期进行，不需要配合呼吸，其作用是缓解腰背痛或产妇紧张。

腰骶部按摩适用于活跃期或枕后位，作用是缓解腰背痛或产妇紧张。

Chang 等阐明按摩疗法不能改变分娩时疼痛的特点，但其能有效提高疼痛阈值，在宫颈扩张的潜伏期和活跃期减少疼痛。

腰骶部的 T_{10} 和 S_4 对应于腹下神经丛和阴部神经的路径，这些神经支配椎旁神经节、产道和会阴。在分娩活跃期对其进行按摩可显著减轻视觉模拟评分法疼痛指数。Taghinejad 等还发现，与音乐治疗组相比，接受按摩者的分娩疼痛明显减轻。按摩对疼痛的影响在临床上可能是有价值的。

侧卧位时，按摩者右手轻放于产妇髋部；②当产妇吸气时，左手沿着骶椎或腰椎右侧向上按摩。当产妇呼气时，左手继续以环形向下按摩至骶椎或腰椎左侧，回到起点；③当产妇取右侧卧位时，按摩者左手轻放于产妇髋部。当产妇吸气时，右手沿着骶椎或腰椎右侧向上按摩。当产妇呼气时，右手继续以环形向下按摩至骶椎或腰椎左侧，回到起点。

8）腰骶部按摩——骶骨压力按摩：①产妇采取舒适的站位、坐位或跪式前倾位；②按摩者左手放在产妇的左髋部，在宫缩开始时，右手的手掌放在产妇骶骨突出处，五指张开；③当产妇吸气时，右手向上移动至左髋、再打圈移向她的右髋。当产妇呼气时，右手继续向下移，回到起点；④按摩带动产妇的髋骨顺时针方向转动。这转动应由按摩带动，而非产妇扭动产生的。

9）腰骶部按摩——“8”字形按摩①以右手按摩为例，站在产妇左边；②把左手放在产妇左肩膀上给予安慰与支持；③起点由产妇最靠近按摩者侧臀部中段位置开始，当产妇吸气时，按摩者右手由最近的臀部对角移向髋关节。当产妇开始呼气时，按摩的手指张开，手绕过髋关节，沿臀部稍微向下移，然后向上按摩到远侧的臀部，移向近侧的髋关节，回到起点。

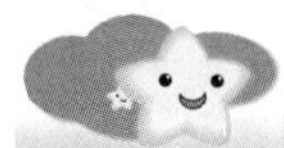

解读

(3) 足反射疗法：

①产妇可坐在床上或椅子上；②在足部均匀地涂上按摩膏，以起润滑皮肤和清热解毒、活血化瘀的作用。对足底进行温和按摩，使足部放松；③用拇指对脑垂体、子宫和腹腔神经丛反射区施加固定或旋转压力，每只足按摩20分钟；④按摩动作要稍快，确保能与呼吸节奏顺畅配合；⑤按摩者身体应做适度移动，以免扭伤背部；⑥若宫缩加剧或产妇呼吸加快，不可按摩整个足部。宫缩时可选择按摩足的上半部或下半部，当宫缩减少时，渐渐伸展按摩整个足部。

(四) 注意事项

1. 按摩动作需配合产妇的呼吸节律，否则达不到预期效果。

2. 按摩时环境应安静、灯光柔和，不适宜播放音乐。

3. 每次按摩时间为20～30分钟。

4. 按摩的力度不可过重，以产妇感觉舒适为宜，根据产妇的感觉调整手法和力度。

5. 产妇在空腹或饱腹时不宜进行按摩，以免对胃产生不良刺激。

6. 按摩者姿态和位置要求：①面对着产妇，重量平均分配，按摩时尽可能伸直背部；②站立时，利用节力原理，身体重心从一只足移动至另一只足；③利用身体移动带动双手按摩。

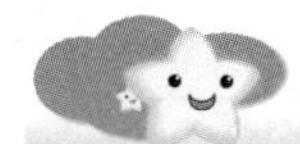

解读

妊娠期间使用足反射疗法可以治疗恶心呕吐、便秘、水肿、疲劳和头痛，有助于之后的母乳喂养。反射疗法在分娩过程中，通过刺激脑垂体、子宫和腹腔神经丛反射区来减少疼痛、焦虑和压力。

足反射疗法促使产妇发生系统和局部的生理变化，使肌肉松弛，改善身体血液循环，最终产生舒适感和精神平衡感，从而缓解压力。此外，足反射疗法促进身体的天然镇痛药（内啡肽或脑啡肽）的释放，可有效改善产妇情绪。

培训产妇及其家属学习按摩技术，详细讲解按摩动作如何结合缓慢，而有节奏的呼吸，强调呼吸意识的重要性，并教会产妇及其家属在练习中同步进行缓慢节奏的呼吸和可视化，展示在分娩过程中如何使用相同的按摩技术及采用不同的直立姿势。这样会带来一种节奏感和催眠感。可视化可通过要求产妇专注于按摩手法来实现。

（余桂珍　周晨慧　王永红　梁　曼）

主要参考文献

蔡蔚，马文，员孙卉，等，2013. 以劳宫穴按摩涌泉穴对失眠病人睡眠质量的影响 . 护理研究，27(11):1017-1018.

马力凤，龚燕岚，程英姿，2016. 开天门穴位按摩法对子宫肌瘤患者术前焦虑影响的临床研究 . 上海中医药杂志，(9):57-59.

俞梦盈，刘丹，杨晓婷，等，2017. 穴位按摩治疗失眠效果的系统评价 . 护理与康复，16(8):811-815.

Can HO, Saruhan A, 2015. Evaluation of the effects of ice massage applied to large intestine 4 (hegu) on postpartum pain during the active phase of labor. Iran J Nurs Midwifery Res, 20(1):129-138.

Chang MY, Chen CH, Huang KF, 2006. A comparison of massage effects on labor pain using the McGill Pain Questionnaire. J Nurs Res, 14(3):190-197.

Gallo RBS, Santana LS, Marcolin AC, et al, 2018. Sequential application of non-pharmacological interventions reduces the severity of labour pain, delays use of pharmacological analgesia, and improves some obstetric outcomes: a randomised trial. J Physiother, 64(1):33-40.

Goldstone LA, 2000. Massage as an orthodox medical treatment past and future. Complement Ther Nurs Midwifery, 6(4):169-175.

Haines A, Kimber L, 2005a. Improving the birth environment (part 1). Pract Midwife, 8(1):18-20.

Haines A, Kimber L, 2005b. Improving the birth environment (part 2). Pract Midwife, 8(2):25-27.

Khodakarami N, Safarzadeh A, Fathizadeh N, 2006. The effects of massage therapy on labour pain and pregnancy outcome. Eur J Pain, 10(Suppl. S1):S214.

Kimber L, McNabb M, McCourt C, et al, 2008. Massage or music for pain relief in labour: a pilot randomised placebo controlled trial. Eur J Pain, 12(8):961-969.

McNabb MT, Kimber L, Haines A, et al, 2006. Does regular massage from late pregnancy to birth decrease maternal pain perception during labour and birth? A feasibility study to investigate a programme of massage, controlled breathing and visualization, from 36 weeks of pregnancy until birth. Complement Ther Clin Pract, 12(3):222-231.

Moghimi-Hanjani S, Mehdizadeh-Tourzani Z, Shoghi M, 2015. The effect of foot reflexology on anxiety, pain, and outcomes of the labor in primigravida women. Acta Med Iran, 53(8):507-511. Dubey S, Lata S, 2015.

Morey JH, 2005. Integrative reflexology: a therapy within a naturopathic nursing practice. Explore (NY) , 1(5):400-401.

Nabb MT, Kimber L, Haines A, et al, 2006. Does regular massage from late pregnancy to birth decrease maternal pain perception during labour and birth?--A feasibility study to investigate a programme of massage, controlled breathing and visualization, from 36 weeks of pregnancy until birth. Complement Ther Clin Pract, 12(3):222-231.

Poole H, Glenn S, Murphy P, 2007. A randomised controlled study of reflexology for the management of chronic low back pain. Eur J Pain , 11(8):878-887.

Ranjbaran M, Khorsandi M, Matourypour P, et al, 2017. Effect of massage therapy on labor pain reduction in primiparous women: a systematic review and meta-analysis of randomized controlled clinical trials in Iran. Iran J Nurs Midwifery Res, 22(4):257-261.

Rapaport MH, Schettler P, Bresee C, 2012. A preliminary study of the eHects of repeated massage on hypothalamic–pituitary–adrenal and immune function in healthy individuals: a study of mechanisms of action and dosage. J Altern Complem Med, 18(8):789-797.

Self-comforting techniques and non-pharmacological methods to relieve pain during labor. Int J Sci Res, 6(1):1594–1599.

Silva Gallo RB, Santana LS, Jorge Ferreira CH, et al, 2013. Massage reduced severity of pain during labour: a randomised trial. J Physiother, 59(2):109-116.

Taghinejad H, Delpisheh A, Suhrabi Z, 2010. Comparison between massage and music therapies to relieve the severity of labor pain. Womens Health (Lond), 6(3):377-381.

Uvnäs-Moberg K, Handlin L, Petersson M, 2014. Self-soothing behaviors with particular reference to oxytocin release induced by non-noxious sensory stimulation. Front Psychol, 5:1-16.

Vigil JM, Torres D, Wolff A, et al, 2014. Exposure to virtual social stimuli modulates subjective pain reports. Pain Res Manag, 19(4):e103-e108.

Yildirim G, Sahin NH, 2004. The effect of breathing and skin stimulation techniques on labour pain perception of Turkish women. Pain Res Manag, 9(4):183-187.

第六节　穴位按压技术

一、目的

本指南旨在规范穴位按压技术在产程中的应用，缓解产妇分娩疼痛，提升产妇分娩体验，促进生理性自然分娩。

二、评估

（一）快速评估

生命体征、有无合并症或并发症、辅助检查结果、睡眠及饮食情况、精神体力状态。

（二）一般评估

1. 家庭及文化、教育背景、分娩认知情况。

2. 皮肤有无破溃、水肿、过敏及出血倾向等。

（三）专科评估

1. 孕产次、胎位、宫缩情况、产程进展情况、头盆适应情况、

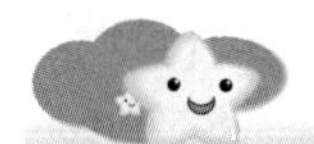

解读

国内外大量研究和实践表明，采用按、点、揉等手法，作用于产妇腧穴（经穴、经外奇穴、阿是穴）及疼痛部位，能引起局部触压觉和温觉等变化，并改善局部组织循环，减少致痛物质蓄积，通过神经传导机制缓解疼痛。同时，还能激发内源性β-内啡肽、催产素等物质的释放，有效提高产妇痛阈，调节情绪反应，促进宫缩和产程顺利进展。

胎膜破裂与否、胎儿状况。

2. 分娩疼痛认知与预期、应对疼痛的语言和非语言行为。

三、照护

（一）原则

陪伴者要创建轻松、熟悉的环境和氛围，与产妇构建熟悉和信任。产程中鼓励产妇增强信心，自主应对疼痛与不适，及时提供适当的帮助，使其保持舒适状态，减轻疼痛。按摩过程中注意与产妇沟通，依据产妇反馈、意愿和体位，随时调整按摩穴位、手法和力度等，做到因人、因时制宜，灵活运用，不可墨守成规，千人一法。

（二）适应证与禁忌证

1. 适应证

（1）因疼痛而焦虑、烦躁时。

（2）自觉疼痛难耐时。

（3）肌肉紧张时。

（4）想使用穴位按压时。

2. 禁忌证

（1）极度疲乏想要休息时。

（2）有严重并发症或合并症时。

（3）局部外伤史。

（4）局部皮肤严重水肿、皮疹、炎症或破损时。

（5）拒绝穴位按压时。

（三）临床观察

1. 产妇的疼痛应对行为。

2. 产妇的肤色、情绪、精神状态，必要时监测生命体征。

3. 与产程进展相关的症状和

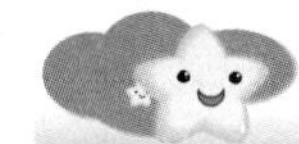

解读

疼痛是伴随着现存的或潜在的组织损伤而产生的一种令人不愉快的感觉和情绪体验。虽然组织损伤是客观存在的，但个体的情绪体验却会受很多因素的影响，具有很强的主观性。因此，减轻疼痛的方法既要降低客观存在的组织损伤程度，又要提升产妇的主观分娩体验。同理，评估疼痛时，也要考虑产妇的情绪、心理及行为因素，如面部表情、语言及姿势改变等。常用的疼痛评估法有视觉模拟评分法（visual analogue scale，VAS）、数字分级评分法（numerical rating scale，NRS）、语言分级评分法（verbal rating scale，VRS）、Wong-Baker 面部表情量表及 WHO 的疼痛分级标准等。

分娩疼痛及相关的内啡肽研究表明，宫缩间歇期产妇对分娩疼痛评估的准确性高于宫缩期，因此由产妇评估自己的分娩疼痛时，宜在宫缩间歇期进行。

体征。

4. 穴位局部皮肤状况。

四、流程

（一）流程图

穴位按压流程图见图 4-8。

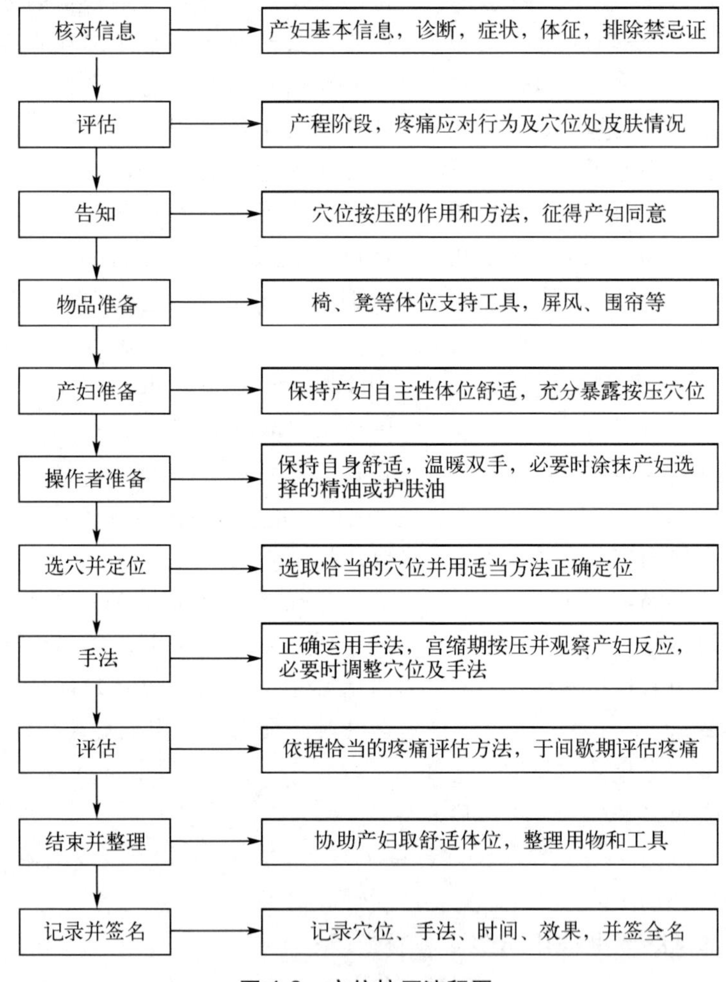

图 4-8　穴位按压流程图

（二）准备

1. *解释并告知*　穴位按压的机制、目的、方法和注意事项，知情同意并取得配合。

2. *物品准备*

（1）稳固的椅子、楼道扶手、床及床栏杆、墙壁或特有的支持工具。

（2）软枕、护膝或厚而软的垫子。

（3）精油或矿物油。

3. 环境准备　环境安静、安全，有足够大的空间，关闭门窗，具有私密性，必要时使用围帘或屏风；温湿度适宜；光线柔和。

4. 产妇准备　排空膀胱，衣着合适，选取舒适的体位或姿势并保持稳固。

5. 操作者准备　着装整洁规范，具备相关知识、技能和沟通能力，清洁并温暖双手，依据产妇体位或姿势并在保证其舒适的前提下，选取相应的穴位和按压手法。

（三）具体实施

1. 常规手法

（1）腹部托起

1）具体方法：①操作者站在产妇体侧，伸出左手或右手，五指分开且指尖向下；也可站在产妇身后，双臂沿着产妇腰部向前围绕，双手在下腹部前方十指交叉；②掌侧温柔地贴放于产妇下腹部感觉疼痛的部位；③宫缩期手掌向着内上方持续轻轻托起，间歇期慢慢将手移开，放松休息；④用力大小以产妇感觉舒适为宜。

2）应用时机：①产妇感觉下腹部疼痛或不适，自己不能应对时；②多用于活跃早期宫口扩张 3 ～ 5cm 时。

（2）骶部按压

1）具体方法：①操作者双手拇指分别置于产妇骶部菱形窝两横角上，其余四指固定在两侧髂骨上；也可将左手或右手掌根部放在骶骨的上部或下部；②宫缩期用拇指或手掌根部适度用力揉压，间歇期将手慢慢移开，放松休息；③以穴位为中心，环形揉压；④揉压速度以 15 次 /30 秒为宜，用力大小以产妇感觉舒适为宜。

2）应用时机：①产时腰骶部疼痛或不适，自己不能应对时；②活跃早期胎先露未进入中骨盆前，手掌在骶骨下段施压；③活跃晚期胎先露进入中骨盆后，手掌在骶骨上段施压。

（3）骨盆对压

1）具体方法：①产妇自愿采取站位、坐位或蹲位；②操作者站在产妇身后，将两手掌（或两位操作者分别将左手或右手）分置于产妇两侧髂嵴上；③宫缩期两手掌心向着对侧方向，稳固而适度地施压，间歇期将手慢慢移开，放松休息；④考虑到骨盆内胎头，用力不要太大，以产妇感觉舒适为宜。

2）应用时机：①活跃晚期，胎头进入中骨盆后；②使用其他按摩手法不能有效缓解疼痛时。

（4）双臀对压

1）具体方法：①操作者双手手指朝上（或两位操作者分别以左手或右手），分置于产妇两侧臀肌上并贴近固定于局部皮肤；②宫缩期双手朝着骨盆中心方向稳固施压（施压时双手不能在皮肤上滑动），间歇期将手慢慢移开，放松休息。

2）应用时机：活跃晚期产妇感觉腰骶部疼痛时。

（5）膝部施压

1）具体方法：①产妇坐在紧贴墙壁稳固的椅子上，保持上身垂直，后背靠在稳固的椅背上，双腿及双足稍微分开，与肩同宽，双足平放在地板上；两大腿保持平行，并与小腿垂直；操作者戴上护膝，跪在产妇面前的地板或软垫上，两手掌分别自然握住产妇膝盖，两肘分别贴在躯体两侧；宫缩期，抬起臀部，利用其上身重量，两手分别朝向产妇大腿根部，适度用力推；间歇期将手慢慢移开，放松休息。②如果产妇采取侧卧位，保持背部垂直于床面，双小腿屈曲并在腿中间夹一两个枕头，大腿与背部呈90°；两位操作者分别将手放于产妇膝盖和骶骨上，宫缩期分别朝对侧方向稳固施压，间歇期将手慢慢移开，放松休息。

2）应用时机：产程中产妇感觉腰骶部疼痛时。

2. 穴位按摩

（1）常用穴位：在临床实践中，常用于缓解分娩疼痛的穴位包括关元、气海、中极、次髎、合谷、内关、环跳、足三里、三阴交、昆仑、太冲。

（2）取穴定位：常用的腧穴定位方法有两种，即指寸定位法

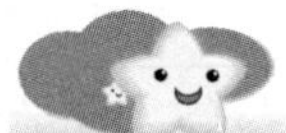

解读

合谷穴属气，是手阳明经之原穴，能振奋周身阳气，起到行气活血、镇静止痛的作用；三阴交属血，是足三阴经交会之穴，能调理阴血；二穴配伍有理气、通络止痛之功效；内关穴能够使产妇宁心安神，具有定惊镇痛的作用；关元为小肠之募穴，能缓解宫缩疼痛；中极为足三阴经和任脉之会穴，穴位的浅层和深层均分布有多条

和骨度分寸法。临床上依据穴位所处位置，采用一种或两种方法相结合而定位，这样能够提高定位准确性。

1）指寸定位法：依据被取穴者本人手指所规定的分寸，量取腧穴的方法（表 4-3）。

表 4-3　指寸定位法

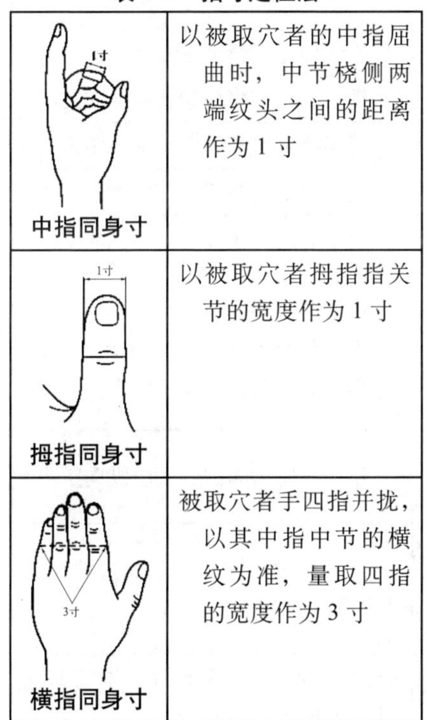

图示	说明
中指同身寸	以被取穴者的中指屈曲时，中节桡侧两端纹头之间的距离作为 1 寸
拇指同身寸	以被取穴者拇指指关节的宽度作为 1 寸
横指同身寸	被取穴者手四指并拢，以其中指中节的横纹为准，量取四指的宽度作为 3 寸

2）骨度分寸法：是指以体表骨节为主要标志折量全身各部的长度和宽度，定出分寸，用于腧穴定位的方法。将设定的两骨节点之间的长度折量为一定的等份，每 1 等份为 1 寸，10 等份为 1 尺，作为定穴的依据（表 4-4 和图 4-9）。

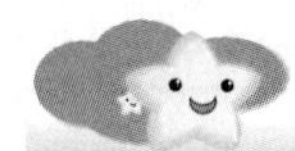

解读

神经分支或属支，能益肾兴阳、止痛通经；次髎穴属足太阳膀胱经穴，能疏导水液，健脾除湿，刺激此穴可促使机体产生内源性内啡肽，从而缓解腰骶部疼痛；昆仑穴，可催产、治疗腰背痛；足三里可健脾和胃、行气止痛，对产时气血耗伤有调补气血之功效；太冲穴为肝经之原穴，乃元气驻留之地；环跳穴是足太阳膀胱经和足少阳胆经的交会穴，刺激此穴可疏通经脉，活血止痛。

表 4-4　骨度分寸量表

部位	起止点	折量寸	度量法	说明
头部	前发际正中至后发际正中	12	直寸	用于确定头部腧穴的纵向距离
	眉间（印堂）至前发际正中	3	直寸	用于确定前或后发际及其头部腧穴的纵向距离
	两额两发际（头维）之间	9	横寸	用于确定头前部腧穴的横向距离
	耳后两乳突（完骨）之间	9	横寸	用于确定头后部腧穴的横向距离
胸腹胁部	胸骨上窝（天突）至剑胸结合中点（歧骨）	9	直寸	用于确定胸部任脉腧穴的纵向距离
	剑胸结合中点（歧骨）至脐中	8	直寸	用于确定上腹部腧穴的纵向距离
	脐中至耻骨联合上缘（曲骨）	5	直寸	用于确定下腹部腧穴的纵向距离
	两肩胛骨喙突内侧缘之间	12	横寸	用于确定胸部腧穴的横向距离
	两乳头之间	8	横寸	用于确定胸腹部腧穴的横向距离
背腰部	肩胛骨内侧缘至后正中线	3	横寸	用于确定背腰部腧穴的横向距离
上肢部	腋前、后纹头至肘横纹（平尺骨鹰嘴）	9	直寸	用于确定上臂部腧穴的纵向距离
	肘横纹（平尺骨鹰嘴）至腕掌（背）侧远端横纹	12	直寸	用于确定前臂部腧穴的纵向距离
下肢部	耻骨联合上缘至髌底	18	直寸	用于确定大腿部腧穴的纵向距离
	髌底至髌尖	2	直寸	
	髌尖（膝中）至内踝尖	15	直寸	用于确定小腿内侧部腧穴的纵向距离
	胫骨内侧髁下方阴陵泉至内踝尖	13	直寸	
	股骨大转子至腘横纹（平髌尖）	19	直寸	用于确定大腿前外侧部腧穴的纵向距离
	臀沟至腘横纹	14	直寸	用于确定大腿后部腧穴的纵向距离
	腘横纹（平髌尖）至外踝尖	16	直寸	用于确定小腿外侧部腧穴的纵向距离
	内踝尖至足底	3	直寸	用于确定足内侧部腧穴的纵向距离

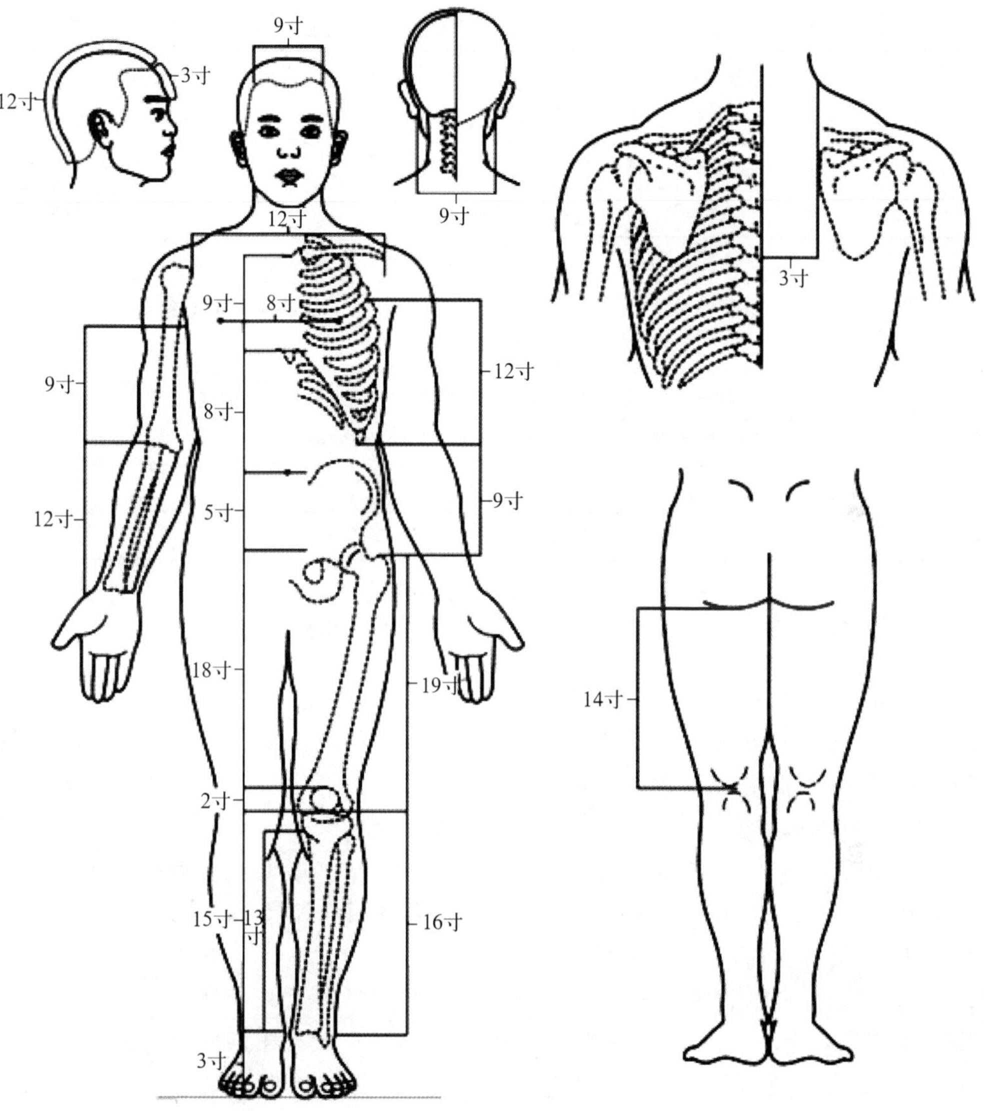

图 4-9　常用骨度分寸示意图

3）使用上述两种定穴方法，依据穴位的定位标准可以准确定位，详见表 4-5。

表 4-5　常用穴位的定位标准

部位	穴位	定位
上肢	合谷	手背第 1、2 掌骨之间，第 2 掌骨桡侧缘中点。将一手的拇指指骨关节横纹放在另一手拇指、示指之间的指蹼缘上，当拇指尖下是穴
	内关	在前臂掌侧，曲泽与大陵的连线上，腕横纹上 2 寸，掌长肌腱与桡侧腕屈肌腱之间

续表

部位	穴位	定位
腹部	关元	脐部直下 3 寸，即四横指
	气海	在下腹部，脐中下 1.5 寸，前正中线上
	中极	在下腹部，脐中下 4 寸，前正中线上
背腰部	次髎	在骶部，当髂后上棘内下方，适对第 2 骶后孔处
	环跳	侧卧伸直下腿，屈曲上腿，在股骨大转子最凸点与骶骨裂孔连线的中外 1/3 交点之凹陷处
下肢	足三里	在小腿前外侧，犊鼻穴（外膝眼）下 3 寸，距胫骨前缘一横指
	三阴交	在小腿内侧，足内踝尖上 3 寸，胫骨内侧缘后方
	太冲	足背，第 1、2 跖骨结合部前方二横指凹陷处
	昆仑穴	在外踝后方，外踝尖与跟腱之间的凹陷处

（3）常用的穴位按压手法

1）点穴：以指端或屈曲的指间关节部着力于施术部位，持续地进行点压。此法包括拇指端点法、屈拇指点法和屈示指点法。临床常用拇指端点法。

用中度或重度手法在穴位上垂直用力，持续点压。点压数秒后放松，反复操作 1 ~ 2 分钟；以局部穴位透热或产生酸、麻、胀、痛和走窜感为佳。

2）揉穴：是以拇指指腹着力按压在施术部位，带动皮下组织做环形运动的手法。腹部或腰部等大面积部位和皮下脂肪稍厚的部位可用手掌或肘部揉压。通常将掌根着力于穴位上，顺时针环形揉压并带动皮下组织，以 60 次 / 分为宜。

（4）应用时机

1）第一、第二产程，小腹或腹部疼痛时，选用关元、气海、

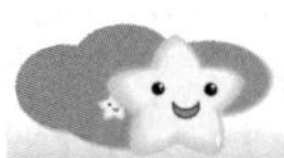

解读

（1）拇指端点法：手握空拳，拇指伸直并紧靠于示指中节，以拇指指端着力于施术部位或穴位上。前臂与拇指主动发力、进行持续点压。亦可采用拇指按法的手法形态、用拇指端进行持续点压。

（2）屈拇指点法：屈拇指，以拇指指间关节桡侧着力于施术部位或穴位，拇指端低于示指中节桡侧以助力。前臂与拇指主动施力，进行持续点压。

（3）屈示指点法：屈示指，其他手指相握，以示指第一指间关节突起部着力于施术部位或穴位上，拇指末节尺侧缘紧压示指指甲以助力。前臂与示指主动施力，进行持续点压。

中极为主穴，采用揉法；配穴选择合谷、内关、三阴交、足三里、太冲穴，采用点法。

2）第一、第二产程，腰骶部疼痛时，选择次髎、环跳、昆仑穴位，采用点法。

（陈改婷　赵红梅　李灵格）

主要参考文献

郭路，冯玉华，叶朝，2016. 中医指压穴位法在产程中的应用 . 中华护理杂志，51(4):438-441.

梁繁荣，王华，2018. 针灸学 . 北京：中国中医药出版社 :27-28.

王民集，2013. 经络腧穴学 . 郑州：河南科学技术出版社 :48-49.

中华人民共和国国家质量监督检验检疫总局，中国国家标准化管理委员会，2006. 腧穴名称与定位 :GB/T 12346-2006. 北京：中国标准出版社 .

Simkin P, Ancheta R, 2017. The Labor Progress Handbook: Early Interventions to Prevent and Treat Dystocia. 4th ed. Hoboken, United States: Wiley-Blackwell:200-209.

第七节　冷热敷技术

一、目的

为降低产妇分娩疼痛，提高分娩质量与产妇舒适度，规范产时冷敷与热敷应用，提高冷热敷应用的安全性，特制定本指南，以指导临床的应用。

二、评估

（一）快速评估

产妇的生命体征（含疼痛评估，以下同）、健康状态、精神状态、辅助检查的结果有无异常、有无冷敷 / 热敷禁忌证，对冷敷 / 热敷相关知识的了解情况。

（二）一般情况评估

1. 排便情况　是否需要解大小便，上次小便的时间。

2. 皮肤情况　冷敷 / 热敷部位皮肤是否存在破损、炎症、感觉异常等情况。

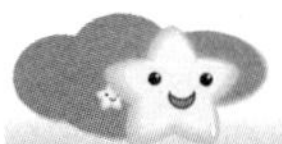

解读

冷热疗法是指利用低于或高于人体温度的物质作用于人体表面，通过神经传导引起皮肤和内脏器官血管的收缩和舒张，改变机体各系统的体液循环和新陈代谢，从而达到治疗目的。

冷疗法（cold therapy）指使用冰袋、瓶用水、冷毛巾等放在孕妇的胸部、面部、背部，以舒适及不感觉寒战为度。冷疗具有减轻局部出血、缓解组织肿胀和疼痛、控制炎症扩散、降低体温等作用。冷敷是临床上较常用的物理方法，是用冰或冰水作为媒介，作用于人体的一种疗法。

热疗法（heat therapy）指使用热水袋、电热毯、热湿毛巾等热敷孕妇的腰背部、下腹、腹股沟和会阴部，可改善盆底的血液循环、缓解疼痛、消除寒战、减少关节僵硬、缓解肌肉痉挛、增加结缔组织的延展性。

（三）专科情况评估

孕产史、产程进展情况、宫缩情况、胎方位、胎心情况、有无严重的妊娠合并症或并发症。

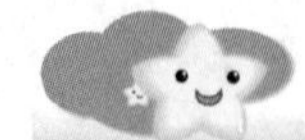

国内外关于冷敷/热敷有较多研究应用。有证据表明，使用冷敷镇痛疗法能有效缓解产妇分娩的疼痛，且对产妇会阴进行冷敷能明显改善会阴水肿和疼痛的情况。国内研究也表明黄豆袋热敷在分娩产程中具有减痛效果，可有效缩短第一产程，降低剖宫产率，提高孕妇对自然分娩的信心。

三、照护

（一）原则

1. 严格掌握适应证与禁忌证。

2. 以自愿为前提、以母婴安全为核心、以有利产程进展为导向、以产妇舒适为标准。

3. 充分评估产妇及胎儿情况。

4. 热敷温度不宜过高，以产妇舒适为宜。

（二）适应证与禁忌证

1. 冷敷适应证

（1）产程中，产妇自诉腰骶部疼痛。

（2）产妇感觉过热、出汗、发热时。

（3）痔疮导致明显疼痛时。

（4）产后会阴部肿胀、疼痛时。

2. 冷敷禁忌证

（1）产妇感觉寒冷时（此刻应适时采用热敷）。

（2）因传统文化产妇认为冷敷会对产时或产后健康有害时。

（3）不想使用冷敷或诉冷敷无效时。

（4）疼痛部位有皮肤破损、

冷刺激时，神经传导速度减慢，神经终板兴奋减少，疼痛阈值提高，因而冷敷可起到减轻疼痛或解除疼痛的作用。冷敷时，周围血管收缩，局部血流量减少，血管通透性降低，这使得局部炎性渗出液减少、肿胀减轻。

慢性炎症或深部化脓性病灶。

(5) 产妇合并妊娠高血压。

(6) 对冷过敏。

(7) 血液循环障碍。

(8) 冷敷的禁忌部位：

1) 枕后、耳郭、心前区、腹部及足底；

2) 水肿部位禁用冷敷；

3) 昏迷、感觉异常、体弱者禁用。

3. 热敷适应证

(1) 产妇自诉或示意某处疼痛。

(2) 产妇自诉或者有焦虑、肌肉紧张的特征。

(3) 产妇自觉寒冷。

(4) 第二产程，会阴部热敷促进盆底肌肉松弛并减轻疼痛。

4. 热敷禁忌证

(1) 产妇发热。

(2) 产妇不想使用热敷。

(3) 疼痛部位皮肤破损或有炎症。

(4) 对热的敏感性差，如感觉迟钝或障碍。

(5) 对热不耐受。

(三) 临床观察

1. 产妇疼痛情况。

2. 母亲生命体征及胎心情况。

3. 产程进展情况，如胎头下降及宫口开大情况等。

4. 冷敷 / 热敷部位的皮肤情况。

四、流程

(一) 流程图

1. 冷敷应用流程　见图 4-10。

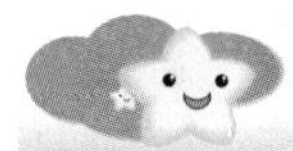

解读

全身小动脉痉挛是妊娠高血压的病变基础。有研究表明季节气候寒冷对妊娠高血压有促进作用，这是由于在冷刺激下，小血管会紧张痉挛，从而导致血压升高。

血液循环障碍患者在冷敷时会进一步使血管收缩，加重血液循环障碍，导致局部组织缺血缺氧而变性、坏死。

在枕后、耳郭、阴囊等部位冷敷容易导致冻伤；心前区冷敷可导致反射性心率减慢、心房颤动或房室传导阻滞；腹部冷敷易致腹泻；足底冷可导致反射性末梢血管收缩，影响散热或引起一过性冠状动脉收缩。

豆袋加热后热敷腰间部、腰骶部等部位，利用热刺激（温暖）皮肤，产妇跨坐于豆袋上能放松盆底肌肉，有效缓解会阴神经的疼痛，消除产妇紧张、焦虑等不良心理，使大脑皮质处于正常活动状态，再加上适度地放松肌肉，可直接减轻宫缩时胎儿对盆腔底部的压迫感，从而减少大脑皮质对疼痛冲动的感应，提高产妇的疼痛阈值，达到减痛的目的。

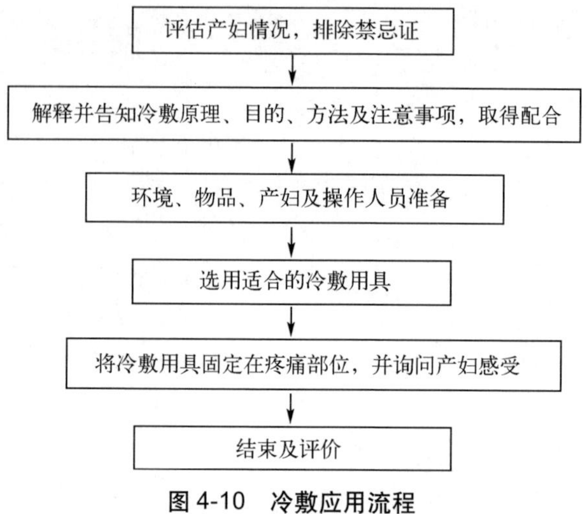

图 4-10　冷敷应用流程

2. 热敷应用流程　见图 4-11。

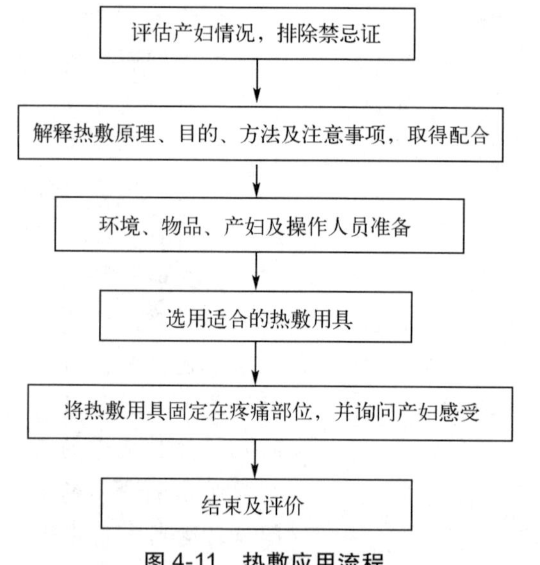

图 4-11　热敷应用流程

（二）准备

1. 解释并告知冷敷 / 热敷的原理、目的、方法和注意事项，知情同意并取得配合。

2. 物品准备

（1）冷敷物品准备：①冷敷用物，如冰袋、冰冻胶袋、米袋或其他冷冻物体等；②固定物品如腰带等；③冰箱（视冷敷用物实践需要而定）；④毛巾或一次性垫单。

（2）热敷物品准备：①热敷用物，如加热硅胶、黄豆袋、米袋等；②棉布外套；③微波炉；④保温物品，如保鲜袋、保鲜膜；⑤毛巾或一次性垫单。

3. 环境准备。环境安静、安全，温湿度适宜，光线柔和，可提供行走和休息的场所。

4. 产妇准备。排空膀胱，穿着合适衣物。

5. 助产士准备。具备冷敷 / 热敷应用相关知识技能，能胜任操作，着装整洁规范。

（三）具体实施方法

1. 评估产妇情况，排除禁忌证。

2. 与产妇进行沟通，征求其个人意向，根据产妇情况及个人意向选择合适的冷敷 / 热敷方法。

3. 解释并告知冷敷 / 热敷原理、目的、方法及注意事项，知情同意并取得配合。

4. 做好环境、物品、产妇及操作人员的准备，嘱产妇排空大小便，协助取舒适体位，选择产妇认可的、适宜的冷敷 / 热敷工具。

5. 根据所选择的冷敷 / 热敷方式进行实际操作。

（1）冷敷

1）检查冷敷用物如冰袋等的完整性，将其放于冰箱冷藏室冷藏。取出后，检查袋口，检查袋内物质分布是否均匀。

2）擦去表面水分，用毛巾或一次性垫单包裹冰袋用物。

3）将冰袋用物置于腰骶部或会阴部等，在冰袋物和产妇皮肤之间放置 1 ～ 2 层棉布或毛巾等，以避免直接冷敷所致的不适或皮肤冻伤。询问产妇感受，产妇感觉温度能够耐受后对袋敷用物进行固定，若为滚动式冷敷用

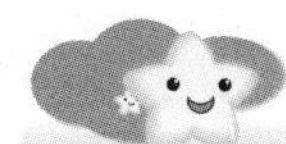

解读

宫缩时冷敷产妇掌面虎口处，无宫缩时停止冰敷，双手交替，每侧冷敷 20 分钟的自身前后对照研究的结果显示，使用冷敷镇痛法可有效缓解产妇分娩的疼痛。

物，如饮品或软果汁等，可采用滚动的方式对疼痛部位进行滚动按摩。

4）向产妇交代冷敷相关注意事项。

5）评估冷敷物的使用情况，适时更换，并记录、观察产妇疼痛及冷敷部位的皮肤情况。

6）冷敷时间以 20 ～ 30 分钟为宜，若需反复使用，中间需间隔 1 小时。每 10 分钟评估 1 次产妇冷敷部位的皮肤情况，若发现皮肤出现苍白、青紫、疼痛或麻木感时，应立即停止使用。

7）结束及评价。做好相关数据如生命体征、胎心等情况的评估及记录。

（2）热敷

1）加热前检查热敷用物如加热硅胶、黄豆袋、米袋等的完整性。

2）将硅胶或平整折叠后的黄豆袋、米袋等放于微波炉转盘中间，以中高档火力加热 2.5 ～ 3 分钟。如若是黄豆袋、米袋等，厚薄大小不同，则加热的时间不同。加热取出后放平、抚平，检查袋口，检查热敷用物的温度是否适宜，热力是否均匀，操作者应先在产妇肢体内侧测试温度，以保证在耐受范围内。

3）用保鲜袋或保鲜膜包裹热敷用物，并将热敷用物装进棉布外套等固定物品中并整理。

4）将热敷用物置于产妇疼痛部位，通常应在热敷物和产妇皮肤之间放置 1 ～ 2 层棉布或毛巾，

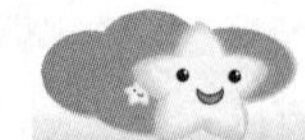

解读

临床观察发现，冷敷 1 小时后，会发生 10 ～ 15 分钟的小血管扩张，即冷敷的“继发效应”，它是机体避免长时间冷对组织造成损伤而引发的防御反应。因此，冷敷时间以 20 ～ 30 分钟为宜，若需反复使用，中间需间隔 1 小时，让组织有一个复原过程，避免出现继发效应而抵消生理效应。

豆袋热敷是在临床上应用较广的一种疼痛缓解方法，其主要原理是依据热敷及黄豆滚动对穴位的刺激，激发疼痛调节中枢，转移产妇对疼痛的注意力。有研究表明，豆袋热敷联合穴位按摩能有效减轻初产妇的分娩疼痛程度，从而提高自然分娩成功率，还能有效缩短产程，降低新生儿窒息发生风险，且该方法操作方便，适用性强，适于临床应用。

国内学者采用豆袋热敷结合阿是穴方式进行分娩镇痛，结果提示，豆袋热敷能够有效降低产妇疼痛程度，缩短产程时间。热敷可有效改善血液循环，使组胺等致痛物质加速排出，使神经末梢的压迫与刺激得到解除。

有中等证据表明，在患有急性和亚急性下背痛（长达 3 个月）的混合人群中，连续热敷疗法可在短期内减轻疼痛，并且

以避免直接烫伤。产妇临产后，由助产士指导产妇采取不同的体位，将豆袋放置于相应部位。侧卧位时，将豆袋放于腰间部；端坐位时，可挨着椅背，并将豆袋横放于腰骶部并固定腹带；也可将豆袋竖放置于椅子上，让产妇跨坐于豆袋上，产妇可自由活动不受限制。询问产妇感受，产妇感觉温度舒适后对热敷用物进行固定，并可配合进行按摩。

5）向产妇交代热敷相关注意事项。

6）评估热敷用物的散热情况，适时更换，观察并记录产妇疼痛情况及热敷部位皮肤情况。热敷时间以 20 ～ 30 分钟为宜，若需反复使用，中间需间隔 1 小时。每 15 分钟评估产妇热敷部位皮肤情况，若发现皮肤潮红、疼痛时应立即停止使用。

7）结束及评价。做好相关数据如生命体征、胎心等情况的评估及记录。

（四）注意事项

1. 冷敷 / 热敷用物做到“一用、一清洁、一消毒”。

2. 定期检查冷敷 / 热敷用物：如冰袋、软饮料罐等的完整性；如加热硅胶、豆袋、米袋等的完整性及其所散发的热力是否均匀和适宜；如为黄豆袋、米袋等热敷用具，应存放于干燥通风处，若发现潮湿，要及时暴晒。

3. 冷敷 / 热敷用物切勿直接接触产妇皮肤，注意防止冻伤 / 烫伤。

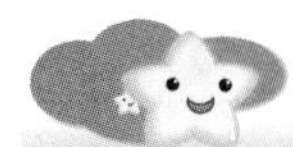

解读

在热敷疗法中增加锻炼可进一步减少疼痛并改善功能。

硬膜外分娩镇痛有改变体温调节的副作用（即宫缩产热和散热的不平衡），导致产妇体温上升，并影响到胎儿。

4. 应用微波炉进行加热热敷用物时要严格控制时间及热力，以防止发生烧焦及其他不测。

5. 硬膜外麻醉镇痛有改变产妇体温调节的副作用，因此，不建议硬膜外麻醉镇痛的产妇使用冷敷 / 热敷，尤其是在阻滞区域内，应避免在阻滞区域内冷敷 / 热敷。

（余桂珍　屠　蕾　陆红梅）

主要参考文献

崔雪梅，何赛荷，吴艳萍，2014. 豆袋热敷在分娩减痛中的应用 . 中外医学研究，(3):119-120.

刘兴会，贺晶，漆洪波，2018. 助产 . 北京：人民卫生出版社 :400, 436.

罗太珍，沈健，刘冰，等，2010. 豆袋热敷在初产妇分娩中的应用 . 中国现代药物应用，4(15):24-25.

汪静美，王云燕，2015. 一种新型冷热疗袋的设计 . 中国医疗设备，(12):118-119.

吴晓明，2019. 豆袋热敷在分娩镇痛中的应用 . 实用妇科内分泌电子杂志，6(27):113-114.

许家丽，2014. 冷疗法在疼痛管理中的应用现状 . 医学信息，(34): 388.

French S D, Cameron M, Walker B F, et al, 2006. A cochrane review of superficial heat or cold for low back pain. Spine, 31(9):998-1006.

Lieberman E, O'Donoghue C, 2002. Unintended effects of epidural analgesia during labor: a systematic review. Am J Obstet Gynecol, 186(5 Suppl Nature):S31-68.

Osborne C, Ecker J L, Gauvreau K, et al, 2011. Maternal temperature elevation and occiput posterior position at birth among low-risk women receiving epidural analgesia. J Midwifery Womens Health, 56(5):446-451.

Waters B L, Raisler J, 2003. Ice massage for the reduction of labor pain. J Midwifery Wom Heal, 48(5):317-321.

第八节　水疗技术

一、目的

本指南旨在降低产妇分娩疼痛，提高产妇舒适度，规范水疗在产程中的应用，提高水疗应用的效果与安全性，以指导临床应用。本指南主要针对水疗技术中温水浴的淋浴和盆浴。

二、评估

（一）快速评估

产妇的生命体征（含疼痛评

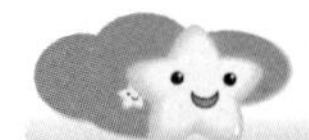

解读

水疗是指使不同温度、压力和溶质含量的水以不同方式作用于人体，以防病治病的一种方法。水疗对人体的作用主要有温度刺激、机械刺激和化学刺激。按其使用方法可分为浸浴、淋浴、喷射浴、漩水浴、气泡浴等。

自 1805 年国外首次报道水中分娩以来，水疗技术在分娩中的应用就成为产科工作者研究的热门课题。水疗分娩在国外

估，以下同)、健康状态、精神状态、睡眠情况、辅助检查结果有无异常、有无淋浴或盆浴禁忌证、对水疗相关知识的了解情况。

（二）一般情况评估

1. 进食情况　上一次进食时间和食物种类，避免饥饿或过饱的状态。

2. 排便情况　是否需要解大小便，上次排便排尿的时间。

3. 活动情况　双下肢是否存在疼痛或者手术史，能否在水疗过程中保持平衡。

（三）专科情况评估

孕产史、产程进展情况、宫缩情况、胎方位、胎心情况、有无严重的妊娠合并症或并发症。

三、照护

（一）原则

1. 严格掌握水疗适应证与禁忌证。

2. 以自愿为前提、以母婴安全为核心、以有利产程进展为导向、以产妇舒适为标准。

3. 充分评估产妇及胎儿的情况。

4. 注意防烫伤、防着凉、防跌倒。

5. 严密观察产程进展情况，预防产妇在浴池或沐浴间分娩，并做好相关突发事件应对措施。

（二）适应证与禁忌证

1. 适应证

（1）产妇自愿。

（2）单胎、头位、妊娠 37 ~

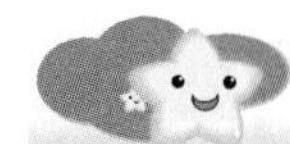

已有 200 多年的历史，水疗分娩被国际医学界视为“回归自然”的生育方式，并在世界各国应用。然而，临床上仍然对水中分娩的安全性和相关风险存在一定的担心。例如，新生儿窒息、溺水、脐带撕脱，以及母亲和新生儿感染的风险。目前，关于水中分娩的安全性和相关风险的研究较少。水中分娩在国内尚未普遍开展，研究主要集中在水中待产。本指南主要介绍温水淋浴及盆浴的水中待产及水中减痛。

产程中水疗的应用时机：①紧张、焦虑、烦躁。②中度至重度疼痛。③产程延缓或停滞。④产妇疲乏不能自行休息。⑤自感全身不舒适。

41^{+6}周，无并发症，估计胎儿在1小时内不能分娩，无下床活动禁忌证。

（3）淋浴适用于第一产程各阶段及第二产程早期；盆浴适用于宫口开大＞3cm、胎膜未破、无明显阴道出血者。

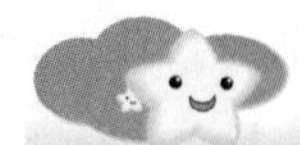

解读

2016年11月，ACOG发布了水中待产与分娩的第679号委员会意见，建议第一产程浸入水中，认为其有助于缩短分娩时间及减少麻醉镇痛的使用，适用于妊娠37～41^{+6}周无并发症的健康女性。此外，ACOG报告显示，水疗并不会导致孕妇、胎儿或新生儿不良结局等风险的增加。

2. 禁忌证

（1）产妇拒绝。

（2）淋浴禁忌证：使用镇静剂药物4小时内；分娩镇痛者；平衡能力差或不能站立者；有下床禁忌证者；高危妊娠或需要持续母婴监护者。

（3）深盆浴禁忌证：使用镇静剂药物4小时内；分娩镇痛者；平衡能力差或不能站立者；有下床禁忌证者；高危妊娠或需要持续母婴监护者；妊娠合并症；胎儿窘迫；宫缩过强；宫口扩张＜3cm；阴道出血；胎膜已破者。

盆浴的时间很重要，临产早期盆浴可能使宫缩延迟及减弱，因此，建议宫口开大＞3cm再进行盆浴。

（三）临床观察

1. 产妇疼痛情况。

2. 母亲生命体征及胎心情况。

3. 产程进展情况，如胎头下降及宫口开大情况等。

4. 胎方位异常者观察胎方位改变情况。

5. 淋浴过程中注意观察产妇的一般情况，如呼吸、面色等，询问产妇自我感受及胎动情况，每15～30分钟听胎心音、触摸宫缩

ACOG建议浸浴时，间隔适当的时间应对产妇和胎儿进行监测，如果出现紧急的产妇或胎儿问题或并发症，则将产妇从盆中移出。

一次，观察阴道分泌物、破膜情况及羊水性状。

6. 盆浴过程中注意观察产妇的一般情况，如呼吸、面色等，询问产妇自我感受及胎动情况，每 15 ~ 30 分钟听胎心音、触摸宫缩一次，并严密观察阴道分泌物及破膜情况（一旦破膜，随即结束盆浴）。

7. 观察是否出现以下情况，一旦出现即为水疗结束时机。

（1）产妇疼痛难忍，淋浴时无法站立或坐立，或无法忍受盆浴。

（2）产妇出现较强便意感，不可抑制地自发用力。

（3）产妇出现异常阴道出血。

（4）产妇出现面色苍白、头晕、乏力等。

（5）淋浴时间≥ 30 分钟，浸泡时间≥ 60 分钟。

（6）产妇要求结束淋浴或盆浴。

（7）产妇感觉胎动持续不间断。

四、流程

（一）流程图

水疗技术应用流程见图 4-12。

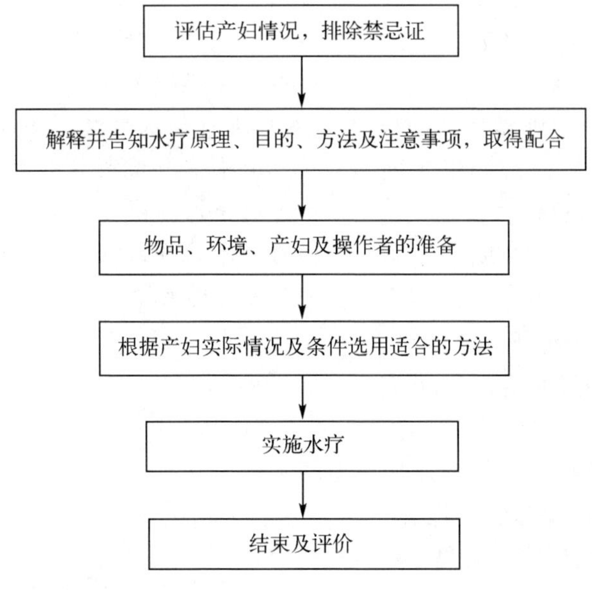

图 4-12　水疗技术应用流程

（二）准备

1. *解释并告知*　水疗技术的原理、目的、方法和注意事项，知情同意并取得配合。

2. 物品准备

(1) 淋浴物品准备：淋浴喷头、淋浴椅子（凳子）、浴帽、一次性中单、一次性防水围裙、雨鞋、防滑拖鞋、大浴巾、小毛巾、清洁衣裤、卫生巾、吹风筒、温开水或饮料。

(2) 深盆浴物品准备：浴缸（盆）、一次性浴缸（盆）套、浴帽、一次性中单、一次性围裙、防滑拖鞋、大浴巾、小毛巾、干净衣裤、卫生巾、吹风筒、温开水或饮料。

3. 环境准备　沐浴间干净、整洁，光线明亮，空气清新，关闭门窗，具有私密性；地面安全，有防滑设施，有扶手或有浴椅扶手；环境温度在 26 ～ 27℃；有紧急呼叫装置；可播放产妇喜爱的音乐。

4. 产妇准备　排空大小便，避免过饱或饥饿状态，测量生命体征（含疼痛评分）、称体重，监测胎心音、宫口扩张及胎先露下降情况（估计产妇 60 分钟内不会分娩者），着防滑拖鞋，戴浴帽，选择合适体位。深盆浴产妇还需洁净全身。

5. 助产士准备　具备水疗应用相关知识技能，能胜任操作，着装整洁规范，时间安排妥当。

（三）具体实施方法

1. 评估产妇情况，排除禁忌证。

2. 与产妇进行沟通，征求其个人意向，根据产妇情况及个人意向选择合适的水疗方法。

3. 解释并告知水疗原理、目的、

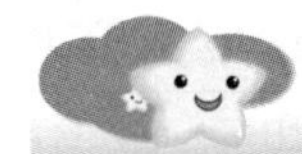

产妇一般在温暖的环境中临产，尤其是在热水浴时，需要额外地增加液体摄入量，应该准备温开水或饮料，并鼓励产妇饮水以满足需要。每隔 1 ～ 2 次子宫收缩后主动给产妇喝水比询问产妇是否需要更适宜。

浴缸（盆）应当有足够的空间，使产妇能变换不同体位，甚至可以容纳伴侣。

水中分娩在国内受限制的一部分原因是感染，因此，一般使用一次性浴缸（盆）套，以预防交叉感染。同时，应注意浴缸（盆）的清洁及消毒，通常应用含氯消毒剂来抑制微生物的生长。浴缸（盆）采用高效消毒剂喷洒，或将浴缸（盆）中放满水，再加入两杯漂白粉，然后再将水放掉，并再次用干净水冲洗。产妇使用后，应对浴缸（盆）进行彻底清洗，然后使用 84 消毒液浸泡消毒；消毒完毕用清洁大单遮盖，以备下次使用。同时每周专人对水疗室进行细菌标本采样，监测消毒灭菌效果，确保符合医院感染控制的要求。

研究表明，温水浴能有效减轻产程中的疼痛，可能的机制如下：一是温水刺激表皮温度感受器产生的信号到达大脑的速度比疼痛受体传送的速度快，这样有效地阻止了后者的传输，使痛感下降；二是将温暖聚集在特定的组织部位，能够提高局

方法及注意事项，并取得知情同意及配合。

4. 做好物品、环境、产妇及操作人员的相关准备，嘱产妇排空大小便，避免过饱或饥饿状态，测量生命体征（含疼痛评分）、称体重，产妇穿防滑鞋。

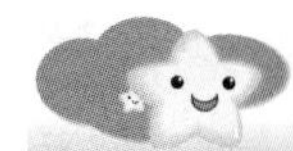

部组织的新陈代谢和弹性，以有效提高疼痛阈值，从而达到减轻疼痛的目的，温热的水温和按摩的水流还能缓解产妇焦虑紧张的情绪，使产妇肌肉松弛，可大幅度消除宫颈抵抗力的发生；三是温热的按摩水流刺激垂体腺分泌 β- 内啡肽，β 内啡肽不仅能提高中枢神经系统的反应能力，而且能提高对强刺激的耐受力，同时有研究表明 β- 内啡肽是最好的生理镇静剂；四是水的温热刺激，水的浮力和按摩作用使儿茶酚胺分泌较少、β- 内啡肽分泌增加，从而，减轻了分娩疼痛强度，同时提高了对疼痛的耐受性。巴西的 Benfield 等对第一产程浸浴对疼痛效果的随机对照试验表明，浸浴是目前减轻分娩疼痛的可行方法。

5. 根据所选择的水疗方式进行实际操作。

（1）淋浴

1）在宫缩间歇期协助产妇进入浴室；让产妇感受浴室温度是否适宜，根据产妇需求调节至适宜温度。

2）淋浴时体位：站、坐、躺、跪、趴、蹲均可，根据产妇需求选择体位，再根据产妇的体位放置沐浴椅子（凳子）、沙滩椅或助步车。

3）调节水温至 37 ～ 37.5℃（可根据季节或产妇个体需求进行调节），以产妇自我感受适宜为准。

4）协助产妇戴浴帽，先脱去裤子，再脱去上衣。

5）实施淋浴：第一个 5 分钟

产妇存在个体差异，每个人对温度敏感性不同，对水温的要求也存在差异。因此，无论是淋浴还是盆浴，水温可根据产妇个体需求进行调节，但水温不能过高，以免引起胎儿缺氧；也不能过低，以免导致产妇着凉。

实施全身淋浴，再根据产妇的需求进行局部淋浴，哪里感觉最疼最不舒服就将淋浴头对准哪里淋，以产妇感觉舒适的方式给予淋浴。

6）根据产妇需求，淋浴过程中配合按摩，可以自行实施局部按摩或由家属或医务人员进行局部按摩。

7）淋浴过程中注意观察产妇的一般情况，如呼吸、面色等，询问产妇自我感受及胎动情况，每 15 ～ 30 分钟听胎心音、触摸宫缩一次，并严密观察阴道分泌物、破膜情况及羊水性状。

8）掌握淋浴结束的时机，适时结束淋浴。

9）淋浴结束后取下浴帽，用浴巾包裹产妇，并依次协助产妇擦干脸部、颈部、前胸腹部、背部、手部、腋窝，将浴巾退至产妇臀部并擦干，随即穿上衣并系上扣子；再依次擦干大腿、小腿、足部，然后穿裤子。

10）称体重、测量生命体征、监测胎心及根据需要检查宫口扩张及胎先露下降情况。

11）向产妇交代淋浴后的相关注意事项。

12）结束及评价。做好前后生命体征、体重、胎心等情况的评估和记录。

（2）盆浴

1）在宫缩间歇期协助产妇进入浴室；让产妇感受浴室温度是否适宜，根据产妇需求调节至适宜温度。

2）为预防感染，浴缸放水前套上一次性浴盆套，再将热水注入浴盆中。

3）调节水温至 37 ～ 37.5℃（可根据季节或产妇个体需求进行调节），以产妇自我感受适宜为准。

4）协助产妇先脱去裤子，再脱去上衣，戴浴帽，先进行淋浴，洗净全身。

5）实施盆浴：再次测试水温，产妇感觉适宜后，协助产妇进入浴盆中。

6）盆浴时体位：坐、躺、跪、趴、蹲均可。

7）根据产妇需求，在盆浴过程中配合按摩，可以自行实施局部按摩或由家属或医务人员进行局部按摩。

8）盆浴过程中注意观察产妇的一般情况，如呼吸、面色等，询问产妇自我感受及胎动情况，每 15 ～ 30 分钟听胎心音、触摸宫缩一次，并严密观察阴道分泌物及破膜情况（一旦破膜随即结束盆浴）。

9）掌握盆浴结束的时机，适时结束盆浴。

10）取下浴帽，协助产妇站立，用浴巾包裹产妇，并依次擦干脸部、颈部、前胸腹部、背部、手部、腋窝，将浴巾退至产妇臀部并擦干，随即着上衣并系上扣子；协助产妇出浴盆，再依次擦干大腿、小腿、足部，然后穿裤子。

11）称体重、测量生命体征、监测胎心及根据需要检查宫口扩张及胎先露下降情况。

12）向产妇交代水疗后的相关注意事项。

13）结束及评价。做好前后生命体征、体重、胎心等情况的评估和记录。

（四）注意事项

1. 严格掌握水疗的适应证与禁忌证，视每个产妇的个体及产程的不同阶段选择合适的水疗方法。

2. 水温应保持在 37 ～ 37.5℃（可根据季节或产妇个体需求进行调节），环境温度以 26 ～ 27℃为宜。

3. 注意定期监测母亲的体温、胎心及宫缩情况。

4. 注意时间的控制，淋浴时间最好控制在 30 分钟，盆浴时间最好控制在 60 分钟。

5. 在水疗过程中补充水分与营养。

6. 盆浴时胸前区要露出水面，减轻静水压对心功能的影响。

7. 水疗过程中注意安全，预防跌倒、烫伤、着凉等情况。

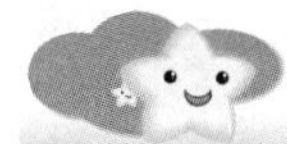

解读

无论是淋浴还是盆浴，在产程中都可反复使用，但间隔时间为 60 ～ 90 分钟。

产妇浸入深水时，其体液平衡会改变。作用于水中身体部分（随着水深而增加）的静水压会将组织间液压进血管内，使血容量增加，尤其是回心血量，这将引起流体调节激素——心房钠尿肽（ANF）的逐步释放。随着时间的推移，ANF 会抑制垂体后叶腺体功能，减少抗利尿激素（另一种流体调节激素）和催产素的分泌。催产素释放减少会导致产程进展缓慢。因此，应要求产妇在盆浴 60 ～ 90 分钟后结束盆浴，并且隔 60 ～ 90 分钟才可再次重复进行。

（余桂珍　屠　蕾　罗晓菊）

主要参考文献

蔡红霞，徐毅，林燕敏，等，2005. 水中分娩对产妇及新生儿的影响．中华护理杂志，40(3):200-201.

查锦芬，宋华梅，毛巧玲，2019. 水中分娩对低风险产妇围产期妊娠结局的影响．中国妇产科临床杂志，20(3):249-250.

产程进展手册．2 版．陈改婷，张红玉，译．西安：世界图书出版公司，1:71, 267-268.

黄遐，样娟，杨永秀，2017. 分娩镇痛研究进展．国际妇产科学杂志，44(2):197-201.

刘兴会，贺晶，漆洪波，2018. 助产．北京：人民卫生出版社 :418. Simkin P, Hanson L, Ancheta R, 2018. 助产手册—早期预防和处理难产．4 版．钟梅，雷慧中，等主译．广州：广东科技出版社 :377.

刘兴会，漆洪波，2015. 难产．北京：人民卫生出版社 :518.

余桂珍，胡金英，丁玲玲，等，2013. 温水浴对低危初产妇产程及分娩结局的影响．中华现代护理志，19(31):3900-3902.

张薇，汪小华，2016. 水中镇痛对初产妇分娩镇痛效果的影响. 中国实用护理杂志，32(20):1553-1557.

American College of Obstetricians and Gynecologists' Committee on Obstetric Practice, 2016. Committee opinion No. 679:immersion in water during labor and delivery. Obstet Gynecol, 128(5): 231-236.

Benfleld RD, Herman J, Katz VL, et al, 2001. Hydrotherapy in labor.Res Nuts Health, 24(1):57-67.

Cluett ER, Burns E, 2009. Immersion in water in labour and birth. Cochrane Database Syst Rev, 5(5):CD000111.

Geissbuhler V, Eberhard J, 2000. Waterbirths:a comparative study. A prospective study on more than 2, 000 waterbirths.Fetal Diagn Ther, 15(5):291-300.

Katz VL, Ryder RM, Cefalo RC, et al, 1990. A comparison of bed rest and immersion for treating the edema of pregnancy. Obstet Gynecol, 75(2):147-151.

Odent M, 1997. Can water immersion stop labor?J Nurse Midwifery, 42(5):414-416.

Schorn M, McAllister J, Blanco J, 1993. Water immersion and the effect on labor. J Nurse Midwifery, 38(6):336-342.

Simkin P P, O'Hara M, 2002. Nonpharmacologic relief of pain during labor: systematic reviews of five methods. Am J Obstet Gynecol, 186(5):S131-159.

第九节　经皮电神经刺激技术

一、目的

本指南旨在降低产妇分娩疼痛，提高其舒适度与分娩质量，规范经皮电神经刺激操作与管理，提高该技术应用的效能与安全性，以指导临床应用。

二、评估

（一）快速评估

产妇的生命体征（含疼痛评估，以下同）、健康状态、精神状态、辅助检查的结果有无异常、有无使用 TENS 禁忌证、对 TENS 相关知识的了解情况。

（二）一般情况评估

1. 排便情况　是否需要解大小便。

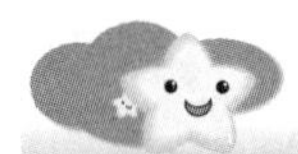

解读

经皮电神经刺激（TENS）是一种出于治疗原因而使用电流激活神经的方法。TENS 机是一种小型设备，通常由电池供电，有时甚至可以放入口袋中。其利用放置在皮肤上的电极（这些电极通过电线连接到设备）达到目标治疗的目的。

自 20 世纪 70 年代以来，TENS 已用于分娩。TENS 技术是基于闸门控制理论而产生的治疗方法。当应用到下背部时，TENS 装置会发出电脉冲，激发传入神经，从而抑制分娩过程中子宫、阴道和会阴部引起的疼痛刺激的传递。本指南主要针对 TENS 在产时的应用。

TENS 的禁忌证少并且多为假设，很少有报道不良事件病例的文献，但给某些

2. 皮肤情况　TENS 机电极片粘贴部位皮肤是否存在破损、炎症、感觉异常等情况。

（三）专科情况评估

孕产史、产程进展情况、宫缩情况、胎方位、胎心情况、有无严重的妊娠合并症或并发症。

三、照护

（一）原则

1. 严格掌握适应证与禁忌证。

2. 以自愿为前提、以母婴安全为核心、以有利于产程进展为导向、以产妇舒适为标准。

3. 充分评估产妇及胎儿的情况。

4. 严格使用 TENS 电流强度，出现终止征兆时应及时停止使用 TENS，并对症给予处理措施。

（二）适应证与禁忌证

1. 适应证

（1）产妇自愿。

（2）单胎头位。

（3）经评估，没有使用禁忌证。

2. 禁忌证

（1）产妇拒绝。

（2）妊娠未满 12 周。

（3）与水疗同时使用。

（4）带有心脏起搏器或除颤器者。

（5）体质极度过敏或对电流刺激过敏者。

（6）癫痫、活动性恶性肿瘤、对感觉迟钝、深静脉血栓形成及皮肤脆弱或受损者。

（三）临床观察

1. 产妇疼痛情况。

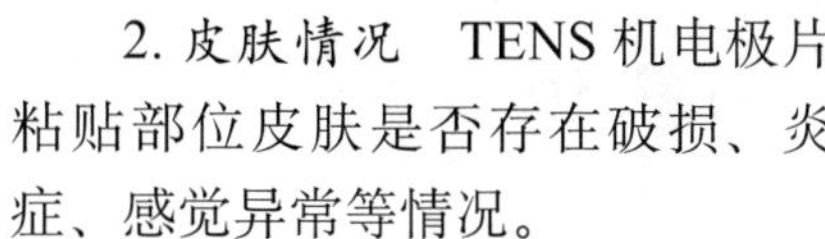

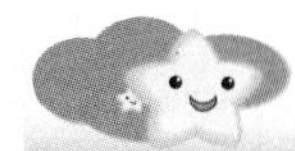

人群使用 TENS 时应小心。学者 Scherde 认为癫痫患者如果使用 TENS 时遇到问题，从法律角度来看，可能很难排除其作为一个潜在原因的问题。妊娠初 3 个月的女性因对胎儿发育的影响尚不明确而不能使用 TENS（虽然没有关于它存在的有害的报道）。为了减少分娩的风险，TENS 不能用于孕妇的子宫，常规用于背部，以减轻分娩时的疼痛。对于使用心脏起搏器患者，因为 TENS 产生的电磁场可能会干扰植入的电子设备而禁忌使用。颈前部分的电流可能刺激颈动脉窦导致急性血管迷走神经反射引起的低血压反应。TENS 电流也可能刺激喉部神经，导致喉痉挛。

TENS 禁忌证包括未诊断的疼痛（除非医生推荐）、带有起搏器（除非心脏病专家推荐）、心脏病（除非心脏病学家推荐）、癫痫（除非医生建议）、妊娠初期（除非医生建议）。明确不适用 TENS 的部位有子宫、颈动脉窦、皮肤破损、对感觉迟钝的皮肤、口、眼睛上方、经脑、肿瘤上方、脊柱正上方、严重感觉异常的区域。

2. 母亲心率及胎心情况。

3. 产程进展情况，如胎头下降及宫口开大情况等。

4. 皮肤情况。

5. 观察有无出现终止 TENS 征兆：腹痛（非宫缩疼痛）、异常阴道流血、晕厥、头晕、头痛、呼吸困难、心悸、全身肿胀、麻痹、胎儿活动减慢、皮肤疼痛等。

四、流程

（一）流程图

经皮电神经刺激应用流程见图 4-13。

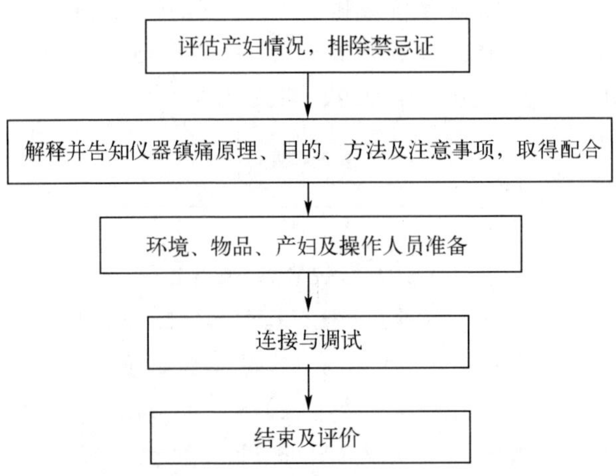

图 4-13　经皮电神经刺激应用流程

（二）准备

1. 解释并告知　TENS 应用的原理、目的、方法和注意事项，知情同意并取得配合。

2. 物品准备

（1）检查 TENS 设备性能，安装新电池或插上电源。

（2）根据部位和仪器选用合适的贴片。

3. 环境准备　环境安静、安

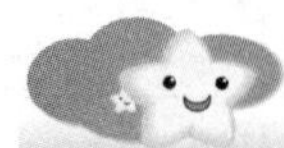

解读

使用之前应该确保患者有正常的皮肤感觉，若应用于皮肤感觉缺乏的患者，可能会因没有意识到控制高强度的电流而导致轻微的皮肤电灼伤。学者 Corazza、Meuleman 等发现患者可能会出现皮肤过敏，如电极下面或周围皮肤变红，通常是由于患者接触电极，对电极的成分电极胶或胶带过敏。

全、避免接触流动水；温湿度适宜，光线柔和。

4. 产妇准备 排空大小便，避免饱食或饥饿状态，选择合适的体位。

5. 助产士准备 具备 TENS 设备镇痛相关知识技能，能胜任操作，着装整洁规范，双手保持温暖、清洁，时间安排妥当。

（三）具体实施方法

1. 评估产妇情况，排除禁忌证。

2. 解释并告知 TENS 设备镇痛原理、目的、方法及注意事项，知情同意并取得配合。

3. 做好物品、环境、产妇及操作者相关准备。嘱产妇排空大小便，协助产妇取舒适体位。

4. 实施操作

（1）接通电源，连接导线：根据不同品牌的仪器选用正确的方法。

（2）粘贴贴片：协助产妇取侧卧位，擦干皮肤，将贴片贴于产妇脊柱 T_{10} ～ L_1（第 10 胸椎至第 1 腰椎）、$S_{2\sim4}$（第 2 ～ 4 骶椎）两侧，即经过肚脐水平绕腹与背部脊柱相交，在距该交界点左右和上下各 3cm 处各贴 1 片，或者根据不同品牌仪器的要求进行粘贴，开启电源。

（3）调节模式及电流：根据不同品牌仪器选择治疗模式，观察产妇的疼痛耐受能力并随之调节电流大小。

（4）放置仪器：将 TENS 设

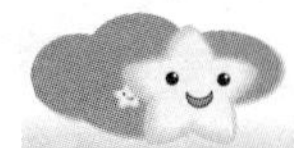

解读

1. 常用的 TENS 镇痛疗法

（1）应用韩氏穴位神经刺激仪于第一产程时将 2 个电极板置于产妇的夹脊穴(对应脊柱为 T_{10} ～ L_1，于其双侧旁开 3cm 处)，第二产程时将另 2 个电极板置于产妇的次髎穴（对应脊柱为 S_2 ～ S_4，于其双侧旁开 3cm 处)，电刺激频率为 2Hz 与 100Hz 交替，刺激强度为 15 ～ 25mA，每小时刺激 1 次，30 分钟 / 次，刺激强度以产妇能耐受的最大强度为限。

（2）英国产品的功能都可以只通过一个简单的按钮实现（美国的装置设计较复杂，需要家属在宫缩期及宫缩间隙期通过调节两个旋钮协助进行)。将 4 片可重复利用的刺激垫或电极片通过电极片粘合剂粘合后分别放置于脊柱两侧，上面两片置于肋缘下，下面两片略高于臀裂。TENS 可根据使用模式调节参数，最常用的是专门为分娩设计的英国产品，装置简单易操作，可调节电流强度和模式（持续电流或脉冲式电流，开关设计)。持续不变的刺激强度会削弱 TENS 的效果，在宫缩后调节不同的刺激强度可以增强 TENS 的作用。装置中均配有说明书，也有其他可调节更多参数的多功能和复杂的装置。产妇及其家属可在宫缩时加强对神经刺激的强度，在宫缩间隙期降低刺激强度。

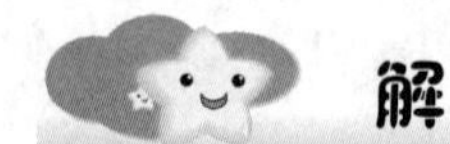

2. 用于分娩镇痛的电极片位置（图4-14）

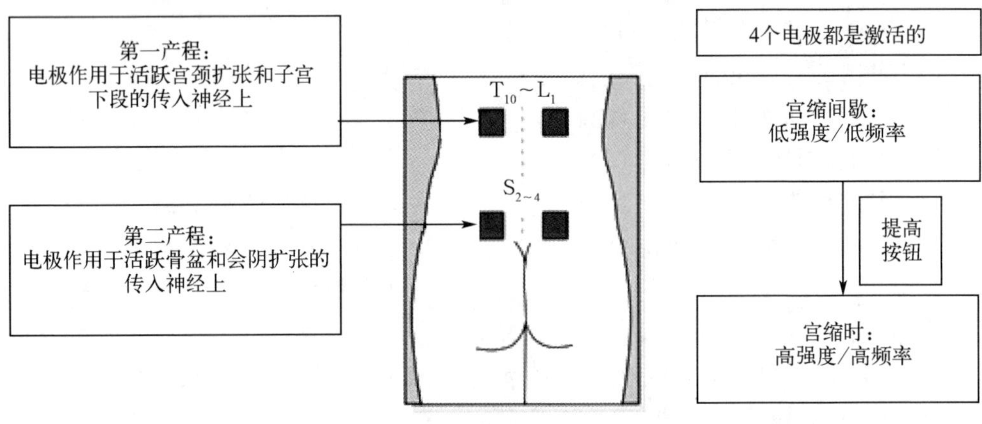

图 4-14　用于分娩镇痛的电极片位置

备放置妥当，整理导线，产妇随身携带。

5. 向产妇交代 TENS 应用相关注意事项。

6. 结束使用 TENS 的实施操作。

（1）逐渐调低电流大小，直到患者没有麻刺感。

（2）关闭 TENS 设备电源。

（3）从 TENS 设备上断开连接导线。

（4）从导线上的引脚断开与电极贴片的连接。

（5）从产妇身上取下电极贴片。

（6）清洁产妇电极片粘贴部位皮肤并评估皮肤情况。

7. 结束及评价。做好相关数据如生命体征、胎心、疼痛等情况的评估及记录。

3. 安全应用 TENS 的建议

（1）评估禁忌证与患者。

（2）使用钝/锐测试测试皮肤的正常感觉。

（3）使用前关闭 TENS 设备和电极、断开连接，在设备关闭情况下放置 TENS 的电极。

（4）将电极连接到引线上的引脚，并将定位电极贴在患者的皮肤上。

（5）再次确认 TENS 设备仍然处于关闭状态，电极丝连接在 TENS 设备上。

（6）打开 TENS 设备。

（7）逐渐（慢慢）增加强度，直到患者体验到第一次“刺痛”的感觉。

（8）逐渐（慢慢）增加强度直到患者会有一种“强烈但舒适”的刺痛感觉。

（9）这种强度不应该使患者疼痛或引起肌肉收缩。

4. 安全终止 TENS 的建议

（1）逐渐（慢慢）降低强度，直到患

（四）注意事项

1. 禁止将电极置于眼睛、颈动脉、咽喉部等区域。

2. 临产早期应用更加有效，效果良好时可应用于整个产程，自觉刺激无作用者可不采用。

3. 可自由活动，可与其他镇痛方法同时使用。

4. 注意产妇主诉，调节电流大小时速度要慢。

5. 随着宫缩加强，电流的强度可以相应加大，调节的电流大小以产妇可耐受为宜。

6. 密切观察产妇产程进展，注意胎心变化宫缩情况可能会影响胎心检测仪的信号接收，经医师评估为低风险者，可暂时停止持续胎心监护。

7. 专用贴片，一人一用。

8. 经皮神经电刺激仪维护：每次使用后用消毒湿巾擦拭机身及各线路。

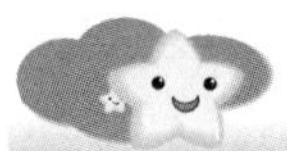

解读

者没有麻刺感。

（2）关闭 TENS 设备。

（3）从 TENS 设备上断开电极片。

（4）从引线上的引脚断开电极。

（5）从患者皮肤上取下电极。

（余桂珍　王　芳　宋传旭）

主要参考文献

李小梅，2014. 经皮穴位电刺激的临床镇痛进展. 中国疼痛医学杂志，20(11):826-829.

苏心镜，安建雄，2001. 韩氏穴位神经刺激仪 (HANS) 用于分娩镇痛临床效应的观察及评价. 中国疼痛医学杂志，7(2):89-93.

Johnson M, 2014. Transcutaneous Electrical Nerve Stimulation (TENS). Research to Support Clinical Practice. Oxford, UK: Oxford University Press.

Miller M A, Palaniswamy C, Sharma D, et al, 2015. Inappropriate shock from a subcutaneous implantable cardioverter-defibrillator due to transcutaneous electrical nerve stimulation. Heart Rhythm, 12(7):1702-1703.

Simkin P, Ancheta R, 2011. The labor progress handbook. J Midwifery Wom Heal, 51(5):383-384.

Sluka K A, Walsh D, 2003. Transcutaneous electrical nerve stimulation: Basic science mechanisms and clinical effectiveness. Journal of Pain, 4(3):109-121.

第十节　音乐疗法

一、目的

为规范音乐疗法（音乐疗法较多，本指南主要介绍音乐催眠、音乐冥想、音乐呼吸、音乐慢舞、音乐配合体位、音乐配合抚触与按摩）在产时的应用，有效减轻产妇分娩疼痛、缓解压力、稳定产妇情绪、提高产妇对分娩过程的满意度，特制定本指南，以指导临床应用。

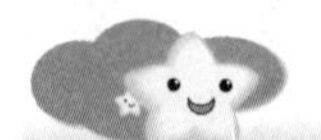

解读

音乐治疗（music therapy）是一个系统的干预过程，在这个过程中，治疗师利用音乐体验的各种形式，以及在治疗过程中发展起来的作为治疗的动力来帮助患者达到健康的目的，科学且系统地运用音乐的特性，以使患者在疾病或医疗过程中改变身心。音乐治疗分为主动音乐疗法、被动音乐疗法（或接受式音乐疗法）和综合音乐疗法。

音乐镇痛分娩属于接受式音乐疗法在分娩中的临床应用，其临床方法基于音乐治疗与专业陪伴分娩的融合，在以指导性音乐想象为基础的方法上，结合呼吸、催眠、冥想、放松、体位、抚触、按摩等技巧，缓解产妇紧张、焦虑、恐惧心理，促进内啡肽的分泌，令产妇放松身心，达到降低产妇分娩疼痛之目的。

二、评估

（一）快速评估

产妇生命体征（含疼痛评估，以下同）、精神情绪状态、睡眠情况、听力情况、产时活动情况、妊娠期是否规范接受妊娠期健康教育、有无音乐疗法禁忌证、对音乐疗法相关知识的了解程度和接受能力。

（二）一般情况评估

1. 进食情况　上一次进食时间和食物种类，避免饥饿或过饱

有证据表明，无论是患者选择音乐还是医师选择音乐都有良好的效果（Grade B），并建议运用的音乐为流畅舒缓、情感平和的低调弦乐或低音铜管演奏，每分钟60～80拍（Grade B）。而美国音乐协会提出，所有类型的音乐都有可能在改变患者的生活中发挥作用，建议应根据患者的喜好和需求来选择音乐。

黄明钜等建议整个音乐播放过程中音量控制在60～70dB。周文姬的Meta分析指出，当将音乐应用于整个产程时，如果遇到产妇休息和睡眠，应暂停音乐的播放。

的状态。

2. 排便情况　是否需要解大小便。

（三）专科情况评估

孕产史、产程进展情况、宫缩情况、胎方位、胎心情况、有无严重的妊娠合并症或并发症。

三、照护

（一）原则

1. 根据产妇意愿，在不损害母婴安全的前提下进行操作。

2. 根据产妇的喜好选择适合的音乐，音量控制在 60 ～ 70dB。

3. 停止音乐疗法的时机。

（1）宫缩异常。

（2）胎心异常。

（3）产妇睡眠时应暂停音乐。

（4）音乐镇痛效果不佳或产妇不配合。

（5）产妇出现异常情况时，需要紧急处理或抢救时。

（二）适应证与禁忌证

1. 适应证

（1）产妇自愿。

（2）痛阈低，无法自行控制疼痛。

（3）潜伏期时间比较长，体力消耗大。

（4）产妇紧张、焦虑、恐惧、情绪激动。

（5）胎方位异常且无梗阻性分娩因素存在（骨盆内、外测量无异常）。

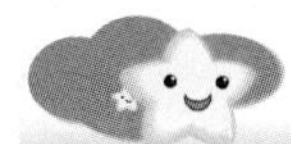

解读

2. 禁忌证

(1) 产妇拒绝。

(2) 产妇患有精神分裂症、重度抑郁症、躁狂症、幻想症等。

(3) 胎心异常。

(4) 存在阴道分娩禁忌证，或患有严重的妊娠合并症：如肝炎，血液系统疾病，严重心、脑、肺疾病等。

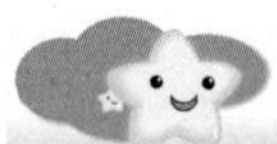

解读

音乐疗法的禁忌证：精神分裂症、情感性精神病、心肌梗死、脑出血急性期均属禁忌证。各脏器功能衰竭，如心力衰竭、肾衰竭、呼吸衰竭等，禁用或视其病情许可慎用，但须配合药物或其他治疗方法。

(三) 临床观察

1. 产妇生命体征。

2. 胎心，产程进展。

3. 疼痛评分、镇痛效果评价。

4. 产妇精神情绪状况。

5. 产妇满意度。

四、流程

(一) 流程图

音乐疗法应用流程见图 4-15。

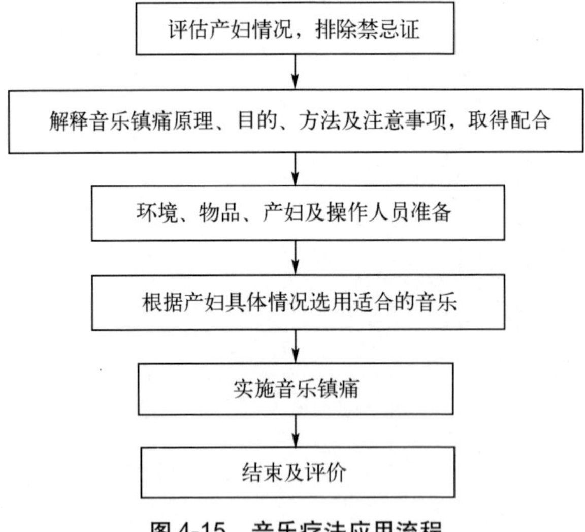

图 4-15　音乐疗法应用流程

(二) 准备

1. 解释并告知　音乐疗法的原理、目的、方法和注意事项，知情同意并取得配合。

2. 物品准备　专业的分娩临床类音乐及音乐播放设备，根据需要配置其它如分娩椅、靠垫、枕头、瑜伽垫、分娩球、助步车等辅助物品及设施。

3. 环境准备　环境安静，光线柔和，空气清新，温湿度适宜，最好为独立的、安静的待产室或者分娩室，避免太嘈杂的环境。

4. 产妇准备　排空大小便，避免过饱或饥饿状态，穿着合适的衣物，协助产妇取舒适体位，放松身体。

5. 助产士准备　具备音乐镇痛分娩相关知识技能，能胜任操作，着装整洁规范。

（三）具体实施方法

1. 评估产妇情况，排除禁忌证。

2. 解释并告知音乐镇痛的原理、目的、方法和注意事项，知情同意并取得配合。

3. 做好环境、物品、产妇及操作人员的相关准备。

4. 协助产妇取舒适体位或运动，根据产妇具体情况选用适合的音乐。

5. 实施音乐镇痛。

(1) 音乐催眠：适用于潜伏期，情绪容易紧张、焦虑的产妇；

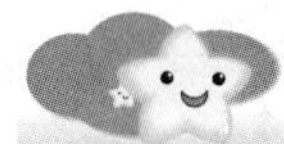

解读

Evans 通过对文献的系统回顾研究，证明了日常护理中使用音乐治疗对减少焦虑情绪的有效性，且无副作用，推荐音乐同日常护理实践相结合；Browning 研究初产妇女的音乐治疗资料后发现，音乐治疗可明显缓解产前及分娩过程中的疼痛和紧张状态；Sidorenko 对医学共振治疗音乐的研究也发现其有缓解产妇分娩过程中疼痛和紧张状态的作用；还有证据表明接受音乐镇痛的女性在潜伏期和活跃期的疼痛强度较低。

Geden 和 Heitz 等研究建议，在音乐疗法进行的同时，再配合使用放松技巧、冥想、生物回馈法或背部按摩等，这样能使患者增强对疼痛及其他不适的耐受力。

音乐是没有副作用的简单方法，分娩过程中可以与其他方法一起使用，帮助女性减轻痛苦。

以及潜伏期时间较长，消耗体力与精力较多，且需要休息来恢复或保存体力的产妇。

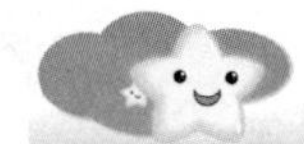

音乐及催眠治疗用于产科镇痛属于自然分娩中的非药物疗法。音乐疗法已被广泛用于临床且取得了一定疗效；而自我催眠应用于自然分娩中达到了很好的减痛甚至无痛的效果，同时还能使产程缩短。在音乐催眠放松引导下，产妇身心得到了很好的放松和休息，在身心最大限度放松的状态下使全身的肌肉放松。

第一步：评估产妇测试暗示性，与产妇进行有效沟通，告知方法、目的、配合要点、注意事项，知情同意并取得产妇配合。

测试暗示性的方法主要有以下几种：测查嗅觉的灵敏度、测查平衡功能、测查记忆力、测查视觉分辨力；通过此4项测查，患者可得0～8分，分数越高者表示患者暗示性越强，被催眠的可能性就越大。

第二步：让产妇选择自己喜欢的催眠类音乐。

第三步：产妇取平卧位或侧卧位或侧俯卧位，并保持放松的姿势。

第四步：引导产妇闭上眼睛，放松身心。

第五步：引导产妇与当下的身心和周围的环境进行联结，并引导产妇深呼吸，保持呼吸平稳、规律。

第六步：打开催眠类音乐，跟随音乐的节奏，对产妇实施从头到足的肌肉渐进式放松法，或数字催眠法，或其他相关的催眠方法，引导产妇彻底放松身心。

第七步：待产妇放松以后，引导者跟随音乐的节奏对产妇植

音乐肌肉渐进放松训练：在舒缓音乐的背景下，指导产妇按顺序依次放松及紧绷如下肌肉群（前额、手及前臂、上臂、下颌、脸颊及鼻、胸肩及后背、大腿、腹部、小腿、足部）；对每组肌肉群的操作顺序如下：要求产妇将注意力集中在某一组肌肉群上，然后持续绷紧肌肉5～7秒，随后放松肌肉，从而体验放松与紧绷的不同感觉，通过肌肉放松法转移产妇注意力，使产妇精神得到放松。

入一些催眠加深的引导词，如“睡吧、睡吧，越睡越深了……”“你可以带着放松的感觉，好好地休息一会儿、好好地休息一会儿……”“周围任何的声音都不影响你的放松，所有你能听到的声音都会让你越来越放松……越来越放松……”“身体的任何反应都不影响你的放松，所有身体的反应都会让你越来越放松……越来越放松……”

第八步：待产妇充分休息与放松后，便可结束音乐催眠。

(2) 音乐冥想：适用于第一产程，在宫缩间隙期不能放松的产妇。

第一步：与产妇进行有效沟通，告知方法、目的、配合要点、注意事项，知情同意并取得产妇配合。

第二步：让产妇选择自己喜欢的冥想类音乐。

第三步：产妇取平卧位或侧卧位或侧俯卧位或由陪伴支撑的坐位、前倾位，并保持放松的安全姿势。

第四步：引导产妇闭上眼睛，与当下的身心和周围的环境进行联结，并引导产妇深呼吸，保持呼吸平稳、规律。

第五步：打开冥想类音乐，跟随音乐的节奏，对产妇实施大自然类冥想，或者与身体联结类的冥想，以及与胎儿联结式的冥想，引导产妇转移注意力，放松身心。

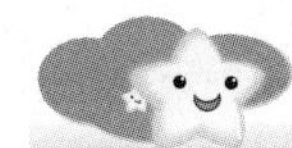

解读

引导冥想训练：产妇在音乐背景下跟随引导语进行冥想。冥想内容告知如下：“自己与孩子在美好大自然中进行嬉戏玩耍的情景”“孩子第一次叫妈妈的情景”“孩子第一次走路”等，通过冥想让产妇感受为人母的喜悦，增强产妇分娩信心。

第六步：待产妇充分放松，紧张、焦虑的情绪得到缓解后，便可结束音乐冥想。

(3) 音乐呼吸：适用于第一产程宫缩时较紧张或情绪激动或不能配合宫缩进行有节律的呼吸、烦躁不安甚至大喊大叫的产妇。

第一步：宫缩间隙期与产妇进行有效沟通，告知方法、目的、配合要点、注意事项，知情同意并取得产妇配合。

第二步：让产妇选择自己喜欢的音乐。

第三步：协助产妇取舒适体位。

第四步：引导产妇闭上眼睛，或者眼睛注视一个点，并指导用鼻子慢而深的吸气，然后用嘴唇缓慢吐气，如此反复。

第五步：待产妇情绪稍平稳，打开音乐，跟随音乐的节奏，引导产妇平稳地呼吸，并把注意力集中在音乐和自己的呼吸上，不受大脑任何杂念与身体感受的影响，保持音乐陪伴下的专注呼吸。

第六步：引导产妇一边呼吸，一边跟随音乐进行自我暗示："我的每一次宫缩都是对宝宝最好的爱，我的每一次宫缩都是对宝宝最好的按摩，我的每一次宫缩都会让我的身体越来越放松，我的每一次宫缩都会让我的身体越来越柔软，我的每一次呼吸都会让我的身体越来越放松，我的每一次呼吸都会让我的身体越来越柔软，我的每一次宫缩都会让宝宝

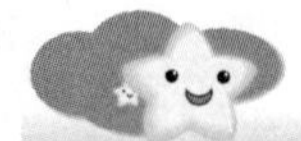

解读

音乐配合呼吸训练：在音乐背景下，指导产妇经鼻吸气，用口呼气，然后左手置于腹部，右手置于胸部中央，在右手确认无明显胸部活动后，经鼻吸气使胸部慢慢隆起，达到最大气位时，经口呼气，使腹部慢慢下沉。呼气频率为 16 次 / 分，产妇用力吸气后稍作停顿，然后缓慢呼气。

轻松下降，我是最棒的妈妈！我是最伟大的妈妈！”

第七步：宫缩结束时，引导产妇跟随音乐保持放松且自然的呼吸即可。

(4) 音乐慢舞：适用于整个第一产程宫缩间隙时需要放松身心，或腰骶部疼痛的产妇；也适用于需要利用直立位加强宫缩，或扩张产道，或纠正异常胎方位的产妇。

第一步：与产妇及陪伴者进行有效沟通，告知方法、目的、配合要点、注意事项，知情同意并取得产妇配合。

第二步：让产妇选择自己喜欢的音乐。

第三步：向产妇及其陪伴者示范慢舞要领与方法。

第四步：引导产妇取前倾位，身体支撑在陪伴者（若无陪伴者则改由医务人员或导乐辅助）肩部或胸部，并放松身心。

第五步：引导产妇跟随音乐，进行骨盆的前后、左右、顺时针旋转、逆时针旋转运动或骨盆画“8”字的摇摆运动，令骨盆关节发生连续性变化，这样可放松骨盆。

(5) 音乐配合体位：适用于第一及第二产程，产妇需要改变体位，以缓解疼痛、提高舒适度、纠正异常胎方位，且需要放松身心。

第一步：与产妇及其陪伴者进行有效沟通，告知方法，目的、配合要点、注意事项，知情同意，并取得产妇配合。

第二步：根据产妇意愿及产

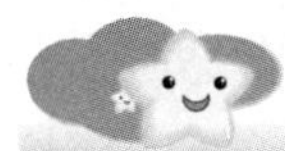

解读

进行骨盆摇摆时播放欢快动力性强的音乐，既能舒适身心、安抚情绪，又能配合宫缩节律，激发产妇个人潜能，提高疼痛的耐受能力，从而缓解产痛。

第一产程潜伏期给予适宜的运动可以有效纠正异常胎方位，促使产程顺利进展，避免分娩时间过长加重产妇疲乏、焦虑，进而达到安全、满意的分娩效果。进入第二产程后连续播放音乐，由产妇根据舒适程度选择侧卧位、半坐位或者俯卧位分娩。

程进展情况选择合适的体位，并保持身心放松。

第三步：播放相应体位的音乐，产妇在音乐氛围中亦可在体位基础上进行相应的运动。

(6) 音乐配合抚触与按摩：适用于第一产程活跃期，产妇自觉疼痛较甚，且精神高度紧张、焦虑，不能放松全身时。

第一步：与产妇进行有效沟通，告知方法，目的、配合要点、注意事项，知情同意，并取得产妇配合。

第二步：产妇取舒适体位，指导产妇应用呼吸放松法。

第三步：产妇选择自己喜欢的音乐。

第四步：播放音乐，随着音乐的节奏给产妇进行背部轻抚或按摩、腰骶部的按摩或按压，其按摩与按压的力度以产妇舒适为原则。

6. 结束与评价。

(四) 注意事项

1. 环境安全、光线柔和，做好防滑措施，穿舒适的衣物。

2. 配合体位应避免在饭前、饭后 1 小时内练习。

3. 治疗前后排空膀胱，补充水分。

4. 慢舞幅度和姿势根据产妇自身情况制订。

5. 如出现阴道流血、头晕、头痛、胎动减少、呼吸困难等情况应立即停止练习。

6. 音量过大会引起产妇不适。

（余桂珍　聂巧乐　刘　军）

主要参考文献

郭朝利，2016. 音乐放松疗法在初产妇分娩中的应用. 齐鲁护理杂志，22(24):81-82.

郭小花，沈琦，刘玉姣，2019. 音乐放松想象训练在剖宫产产妇围术期中的应用. 齐鲁护理杂志，25(4):81-83.

黄明钜，谭晓燕，谭玲，等，2019. 乐蓓尔分娩镇痛配合音乐疗法对分娩影响的临床研究. 中国计划生育和妇产科，11(5):88-91, 96.

李丽敏，时兆芳，时风英，等，2014. 音乐联合催眠治疗在产妇分娩期的疗效. 中国妇幼健康研究，(6):1010-1011, 1014.

刘兴会，贺晶，漆洪波，2018. 助产. 北京：人民卫生出版社.

陆箴琦，2009. 音乐治疗在临床护理中的应用进展. 上海护理，9(1):60-63.

满力，高明全，2003. 音乐疗法在护理工作中应用的现状. 中华护理杂志，38(3):205-206.

潘敏，雪丽霜，陈悦，等，2012. 体位干预及采用分娩辅助设施对产程及分娩结局影响的研究进展. 中国妇幼保健杂志，27(18):2874-2876.

佩妮•西姆金，2010. 妊娠分娩新生儿全书. 北京：中国纺织出版社:138-167.

孙倩，王璐，谢建飞，等，2019. 音乐疗法改善癌症患者身心结局的应用进展. 解放军护理杂志，36(10):63-66.

汪向东，王希林，马弘，等，1999. 心理卫生评定量表手册(增订版). 北京：中国心理卫生杂志

社 :205-209.
王雪 , 2011. 催眠在中国的应用 . 山西师大学报 (社会科学版) 研究生论文专刊 , 38:145-146.
谢颖 , 戴小红 , 熊霞 , 2018. 第一产程骨盆摇摆辅助干预促进初产妇分娩的效果观察 . 护士进修杂志 , 33(1):54-56.
谢颖 , 戴小红 , 熊霞 , 2018. 第一产程骨盆摇摆辅助干预促进初产妇分娩的效果观察 . 护士进修杂志 , 33(1):54-56.
张小松 , 周敏 , 杨慧霞 , 2008. 世界卫生组织推荐 : 产时管理改进分娩体验 . 中华围产医学杂志 , 21(9):645-647.
周文姬 , 2011. 音乐疗法在产程中应用效果的 Meta 分析 . 中国循证医学杂志 , 11(4):419-426.
American Music Therapy Association. 2019-04-19, 2020-07-20. What' s music therapy. https://www. musictherapy. org/
Browning CA, 2000. Using music during childbirth. Birth, 27(4):272-276.
Evans D, 2002. The effectiveness of music as an intervention for hospital patients:a systematic review. J Adv Nurs, 37(1):8-18.
Sidorenko VN, 2000. Clinical application of medical Resonance Therapy Music in high-risk pregnancies. Integr Physial Behow Sci, 35(3):199-207.
Simavli S, Kaygusuz I, Gumus I, et al, 2014. Effect of music therapy during vaginal delivery on postpartum pain relief and mental health. J Affect Disord, 156:194-199.
Smith CA, Levett KM, Collins CT, et al, 2011. Manual healing methods including massage and reflexology for pain management in labour. Cochrane Database Syst Rev, (2):CD009290.
Smith CA, Levett KM, Collins CT, et al, 2018. Relaxation techniques for pain management in labour. Cochrane Database Syst Rev, 3(3):CD009514.

第十一节　芳香疗法临床指南（2020）

一、目的

旨在指导助产士、产科医生和孕产妇，在分娩过程中正确使用芳香疗法，以缓解疼痛，舒缓精神心理情绪，有效提高产妇分娩时的舒适度，促进产程进展，提高自然分娩率。

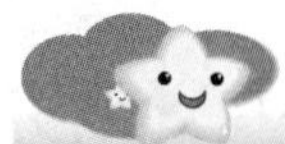

解读

中医芳香疗法历史悠久，我国古代就有记载使用气味芳香的药物（如艾叶、藿香、木香、白芷、冰片、麝香）制成适当的剂型，作用于全身或局部以防治疾病、强身保健。早在殷商甲骨文中就有熏燎、艾蒸和酿制香酒的记载，至周代就有佩戴香囊的习惯。马王堆出土的香囊、香炉中就有辛夷、佩兰、花椒、肉桂等芳香类药物，我国人民自古即有运用芳香药物防治疾病、辟秽消毒的习惯，香药芬芳走窜，具有调理气血、燥湿辟秽、提升正气的特性。

二、概念与应用

芳香疗法是指由芳香植物所萃取的精华油为媒介，通过吸嗅或身体的涂抹等方式达到养身、美容、抗菌及愈合伤口和调整情绪的辅助性疗法。

芳香疗法为植物疗法的一部分，属于非药物镇痛方法，可由经过培训的助产士、医师帮助使用，通常采用嗅闻、香熏，以结合身体按摩或足底按摩，在妊娠、分娩时，或产后使用精油，可发挥镇静、安神，增加舒适等作用，使产妇全身放松，利于缓解分娩疼痛，促进产程进展，从而提高产妇的自然分娩率。

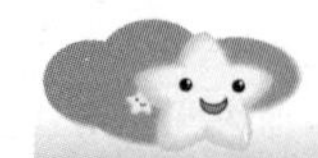

解读

芳香疗法被英国医学协会（British Medical Association,1993）及整合医疗基金会（Foundation for Integrated Medicine，1997)视为是前十名的支持性疗法。在德国，植物疗法在法规的分类上隶属于自然疗法，设定为医学专业人士的进修课程。需具有足够的解剖学生理学、病理学、植物学及植物药理学的基本知识与诊断能力。具备上述专业知识及能力方能称为芳香治疗师。APRC世界芳香植物研究中心（Aroma plant research center）为专业权威第三方机构，每一年都会对世界芳香植物进行持续不断的检测、认证和教育。

三、评估

（一）快速评估

产妇对芳香疗法知识认知程度，接受程度。

（二）一般情况评估

产妇情况：生命体征、过敏史、合并症或者并发症情况，辅助检查结果等。

（三）专科情况评估

1. 母体情况

（1）产程进展情况：临产的时间，宫口扩张程度、胎头位置及先露下降程度，胎膜破裂与否，关注羊水的量、性状及有无异味，骨盆的形状与大小；子宫收缩的

中医古籍记载，在产母分娩时，预烧称锤或硬炭石，烧令通赤，置器中，方产即于床前，以醋沃之，可除血晕，七日内时作为妙。无醋烧旧漆器亦可。夏日宜房外烧砖，醋沃之置房中，使产房内空气洁净清新，没有异味，不使产母呕吐恶心和血晕的记载。

西方的芳香疗法传承埃及人的智慧，希腊医学之父希波克拉底（Hippocrates）将药草医学做了更精确的研究与分类，打开通往300多种植物秘密的大门。西元1025年，一位阿拉伯的宫廷御医博学的哲学家阿维森纳（Avicenna)，完成著作《医典（The Canon of Medicine)》，详细记载800多种植物对人体的功效，是当时最重要的医学百科，影响力至今不衰。但更重

持续时间、间歇时间、强度等情况。

(2) 疼痛程度：对产妇分娩痛进行准确的疼痛评分。

(3) 心理社会状况：产妇对分娩是否做好生理和心理准备，分娩的计划、期望值及家庭的支持状况。

2. 胎儿情况　孕周、胎方位、胎心、胎儿体重综合评估及头盆是否相称等情况。

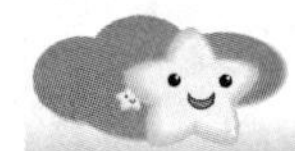

解读

要的是，阿维森纳透过蒸馏法成功地萃取出玫瑰精油，让精油萃取的技术与稳定度提高，成为后来芳疗的基础。

四、精油选择

(一) 原则

产妇安全、身体放松，情绪稳定。

选择精油时注意安全性，选择适合孕期、分娩期使用的精油，并根据功能及产妇的喜爱选择。

(二) 正确选择、使用精油

1. 选择　适合孕期及分娩期使用的精油：橘、大马士革玫瑰、柠檬、苦橙花、葡萄柚、檀香、天竺葵、罗马洋甘菊、薰衣草、乳香、茉莉、桃仁油、甜杏仁油、荷芭油、玫瑰果油、橄榄油、葡萄籽油，椰子油、酪梨油、核桃仁油、芝麻籽油、小麦胚芽油等及各种基础油。

芳香疗法在美国作为整体护理技术提供。英国学者 Burns 从 1990 年开始，历经了长达 8 年的临床试验，对 8058 名参与研究的产妇在其分娩过程中采用芳香疗法，结果发现玫瑰、乳香和薰衣草，有助于减轻恐惧、焦虑和不安，而鼠尾草和洋甘菊，能有效缓解疼痛。许多疗法，特别是按摩，芳香疗法，反射疗法和针灸，可以减少压力荷尔蒙，如皮质醇，它在促进催产素分泌方面具有直接的生理优势，从而有助于提高分娩效率（Wu et al，2014；McVicar et al，2007）。

2. 配制方法　将精油用基础油稀释后配制成 1% 浓度的单方精油，适用于敏感肌肤和妊娠期间的孕产妇使用。

配制方法：10ml 基础油加入 2 滴单方精油。

在调配精油时，治疗师需要穿戴手套。购买高品质的产品，一般市面上精油的等级会分成四个等级：专业纯正调理级认证、理疗级别、食用级别及化学合成级别。不建议应用化学合成级别。

1ml = 20 滴。如调制为 1%，则 10ml × 20 滴 × 1%=200 滴 × 1%=2 滴

使用前请摇匀。

（三）禁忌证

1. 感染及传染性疾病。

2. 发热、肌肤问题（发炎、开放性伤口、烧烫伤、严重瘀伤）。

3. 静脉曲张（避免直接加压）、血栓静脉炎或静脉栓塞、近期骨折、瘢痕（避免直接加压）。

4. 基础疾病：癫痫、糖尿病、心脏问题、肾脏问题高血压、甲状腺疾病。

（四）注意事项

1. 精油有易燃的特性，特别当蒸散精油时，要检查所用的电子式熏香器功能完好。用完的精油及其容器应丢弃在金属容器内。

2. 建立设置专门的产房区域应用芳香疗法。

五、临床观察

观察产妇应用的有效性，及时询问产妇的自我感觉，应用疼痛评分工具进行疼痛评分，了解减痛措施实施的效果。

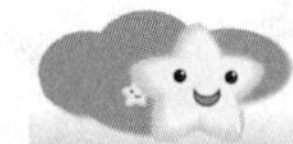

解读

有关精油安全性的问题，某些芳香药物有可能引发宫缩导致流产，如中药的麝香、龙涎香、雄黄等，孕期是禁止使用的。罗勒、鼠尾草有激发宫缩的作用，不建议在孕期使用，可用于分娩期或产后。

白桦，冬青，肉桂，桂皮，百里香胡椒等，1，8- 桉油脂、黄樟素、肉豆蔻醚、水杨酸甲酯及樟脑会穿透胎盘进入胎儿，具有潜在畸胎性，牛膝草精油因为含有大量的松樟酮 (pinocamphone)，含有侧柏桐的精油，不建议孕妇使用。圆叶薄荷含有胡薄荷酮 (pulegone)，胡薄荷酮是一种单贴烯酮，可能会导致严重的肝病或肝衰竭，不能用于孕妇。

在使用空气香薰时，所有同一空间的其他人都会吸入蒸气，而每个人对气味的喜好是不同的。因此，房间内必须通风良好，要确认门窗敞开，空气流通。

国内自 2005 年开始在妇科疾病、分娩及产后、美容等使用芳香疗法。黄雪群等让产妇选择喜爱的精油，调配成 1% 浓度，给进入产程的产妇进行腰背部按摩，结果显示观察组产妇的中、重度疼痛率明显低于对照组，且总产程相对于对照组更短，药物的使用率更低。黄慧等于产妇产生分娩疼痛时，采用茉莉精油于产妇的背部及腹部进行涂抹及打圈按摩，帮助产妇改善疼痛，舒缓身心，同时，在产妇分娩后，

六、流程

1. 对产妇进行评估。评估内容：一般情况、产程进展、生命体征、既往史及过敏史、排除禁忌证。

2. 告知：目的及方法，配合、注意事项，取得同意。

3. 准备：选择舒适、温馨的环境，室温在 24 ～ 26℃。注意保护隐私，根据产妇的需求，可选择柔和的音乐。选择需要使用的物品如分娩球、大毛巾、小毛巾、香薰灯、软枕、椅子等。操作者做好工作的安排，如实施芳香按摩时避免在实施过程中离开，洗手，按摩前温暖双手；产妇选择舒适的体位，排空大小便，穿宽松的衣服。

4. 根据安全性、功能性及产妇的喜好选择合适的精油及基础油进行调配。

5. 实施选择的方法。

（1）按摩法：在实施部位涂上已调配好的精油，进行按摩。

（2）吸入法：用面纸或手帕滴上一滴单方精油，需要时，用鼻子嗅闻。

（3）房间香薰法：使用香薰灯或扩香器，把 1 ～ 6 滴精油放在容器内，进行香薰。

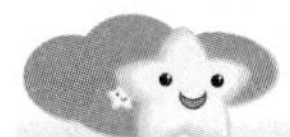

解读

再次在下背部及腹部涂抹适量的精油，使得胎盘能够快速的、完整的脱落。张慧等对 200 例产妇采用熏蒸的方式，于产妇产生规律性子宫收缩时采用茉莉精油进行熏蒸，使得产妇在分娩时能够舒缓身心，减轻疼痛。

这是专门为使用精油而设计的器具，有各种各样的香薰仪，有的是用蜡烛加热，有的是插电使用。有一点很重要，盛装精油的碗表面必须没有气孔，这样才能将碗彻底擦拭干净，以便更换新的精油。无论香薰仪是用黏土、玻璃还是金属制成，其用意都是要把精油加热，使精油分子扩散到空气当中（图 4-16）。

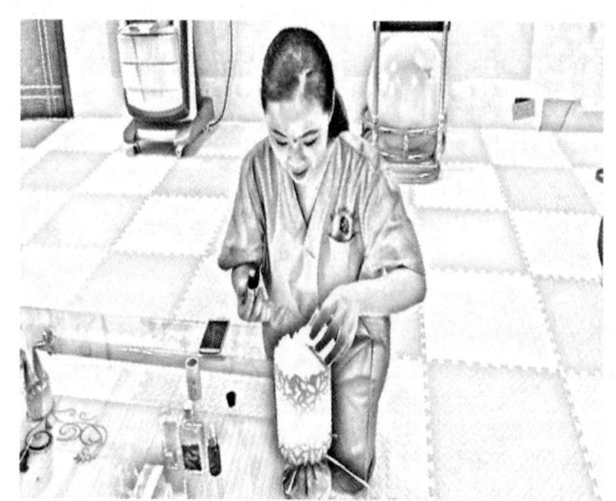

图 4-16　房间香薰法：香薰灯熏香

6. 实施不同方法后及时对产妇进行评价（流程图见图 4-17）。

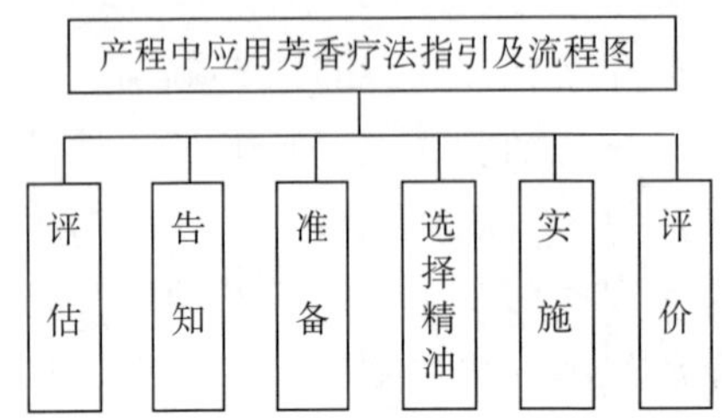

图 4-17　产程中应用芳香疗法指引及流程图

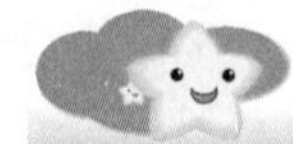

解读

芳香照护的概念是根据患者的个体状况，规划完整及专属的治疗方式，并强调身心健康的重要性。应用精油进行治疗前，必须要取得产妇及其家属的同意。做好评估，排除禁忌证，做好观察及记录。系统的评估、完整的病历、身体检查及深度的咨询为芳香疗法前的基本步骤。

（张宏玉　熊永芳　彭　政　黄伟嫦）

主要参考文献

大卫 • 希尔博士 . 精油这样用才对 - 享受完美精油的 50 个健康对策 .

蒋秋燕 , 武云娟 , 董林红 , 等 , 2010. 穴位按摩法对产程进展影响的临床研究 . 中国妇幼保健杂志 , 25:3547-3548 .

林慧光 , 2010. 中医传统芳香疗法 . 北京 : 人民卫生出版社 .

彭政 , 黄丽晖 , 余桂珍 , 等 , 2018. 水疗配合芳香疗法对分娩结局的影响、实用临床护理学杂志 , 3(6): 87-89.

世界中医药学会联合会 ,2019. 植物精油疗法专业委员会学术文集（第三辑）.

王雪群 , 彭政 , 2014. 产程中应用芳香疗法的临床效果观察 . 护理学报 , (3): 59-62.

沃伍德 , 2013. 芳香疗法配方宝典 (上). 2 版 . 陈评梅，冯凯 , 译 . 北京 : 中信出版社 : 10.

印会河 , 1984. 中医基础理论 . 上海 : 上海科学技术出版社 .

Aromaticscience.com

ARPC CEO 2019, 年国际精油研讨会现场实录 .

Burns EE, Blamey C, Ersser SJ, et al, 2000. An investigation into the use of aromatherapy in intrapartum midwifery practice. J Altern Complement Med, 6(2):141-147.

McVicar AJ , Greenwood CR, Fewell F, et al, 2007. Evaluation of anxiety, salivary. cortisol and melatonin secretion following reflexology treatment: a pilot study in healthy individuals, Complement Ther Clin Pract, 13 (3): 137-145 .

Mousley S, 2005. Audit of an aromatherapy service in a maternity unit. Complement Ther Clin Pract, 11(3):205-210.

Myoilexpert.com

Tadokoro Y, Horiuchi S, Takahata K et al, 2017. Changes in salivary oxytocin after inhalation of clary sage essential oil scent in term-pregnant women: a feasibility pilot study. BMC Res Notes, Dec 8, 10(1): 717.

Wu JJ, Cui Y, Yang YS, et al, 2014. Modulatory effects of aromatherapy massage intervention on electroencephalogram, psychological assessments, salivary cortisol and plasma brain-derived neurotrophic factor. Complement Ther Med, 22(3): 456-462.

第5章 乙型肝炎病毒感染母婴临床照护实践指南

一、目的

本指南旨在指导临床助产士及其他相关医护人员规范乙型肝炎病毒（hepatitis B virus，HBV）感染孕产妇及所生婴儿临床照护实践，促进我国HBV母婴传播预防措施规范落实，降低HBV母婴传播风险，保障母婴健康。

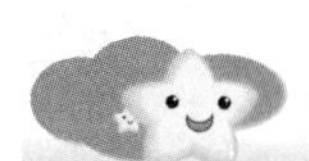

解读

慢性HBV感染是我国常见病，感染者约7000万例。慢性乙型肝炎在妊娠期可进展为重型肝炎，是我国孕产妇死亡的重要原因之一。在我国30%～50%的HBV感染者是通过母婴传播感染的，新生儿期感染后，90%以上发展为慢性感染。因此，预防HBV母婴传播是控制慢性HBV感染的关键。我国对HBsAg阳性母亲的新生儿已全面推广联合免疫措施，但仍有2%～3%新生儿发生母婴传播。调查发现，全国各级医院助产士、产科及社区医护人员在HBV母婴传播预防工作中还存在很多误区，一些地区或医疗机构母婴阻断干预措施落实还不够规范。为改善现状，提高HBV感染孕产妇母婴临床照护水平，基于目前临床证据，参考我国《慢性乙型肝炎防治指南（2019年版）》和《乙型肝炎病毒母婴传播预防临床指南（2020）》等，制订符合我国国情的乙型肝炎母婴临床照护实践指南。

二、评估

（一）快速评估

1. 初次产检评估　筛查所有孕妇有无HBV感染，检测乙型肝

我国育龄女性HBsAg的总体阳性率为5%～6%，对孕产妇进行HBsAg筛查有利于对该人群进行规范管理，有效预防母

炎表面抗原（HBsAg）和乙型肝炎e抗原（HBeAg）。如有条件，对HBsAg阳性孕妇定量检测HBV DNA。

2. 急诊孕产妇快速评估　接诊无HBsAg筛查结果的急诊孕产妇，无论产科情况如何，均应进行快速筛检HBsAg，明确是否感染。

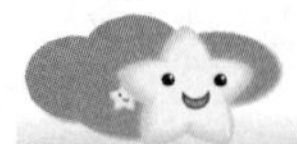

解读

婴传播和妊娠期重型肝炎的发生。孕妇在第一次到产科围生保健门诊就诊时，检测HBsAg和HBeAg。如有条件，对HBsAg阳性孕妇定量检测HBV DNA。如果孕妇第一次产检时没有检测，再次就诊时务必检测。对检测结果阳性者建议其配偶也进行检测，并提供预防HBV母婴传播的知识及相关咨询。

国家卫生健康委员会办公厅2017年9月22日发布的《孕产妇妊娠风险评估与管理工作规范》中关于妊娠风险评估分级中要求，对孕妇要进行首次妊娠风险评估。按照风险严重程度分别以“绿、黄、橙、红、紫”共5种颜色进行分级标识，其中紫色标识为孕妇患有传染性疾病。要求医疗机构对“紫色”的孕产妇与橙（较高风险）、红（高风险）孕妇均作为重点人群纳入高危孕产妇专案管理。对于HBV DNA $> 2 \times 10^5$U/ml的高病毒载量孕妇，助产机构如不具备条件提供抗病毒药物预防服务的，可按当地转诊流程转至有条件的医疗机构进行孕产期保健及母婴阻断技术服务，并提供安全助产服务。

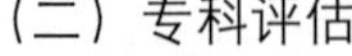

（二）专科评估

1. 健康史评估：对备孕的女性进行孕前健康评估，了解有无HBV感染史及家族感染史。了解有无肝炎活动史等。

对HBsAg阳性孕妇，需进一步评估HBV感染状态及有无并发症等情况。根据HBsAg阳性持续时间、既往有无肝炎活动、既往治疗情况、家族史、有无合并其他感染，配偶和其子女及其他共同生活家庭成员是否感染，评估其能否继续妊娠及对妊娠的承受能力。

2. 母婴传播风险评估：检测 HBV 血清学指标及定量检测 HBV DNA。无条件 HBV DNA 定量检测时，如 HBeAg 阳性，则可视为高病毒水平。HBV 血清学指标包括：HBsAg、 抗 -HBs、HBeAg、抗 -HBe 和抗 -HBc，临床意义见表 5-1。

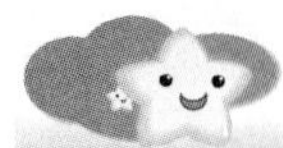

解读

HBsAg 、HBeAg、抗 -HBc 阳性（俗称“大三阳”）者其肝细胞内病毒复制活跃，母亲的 HBV DNA 水平与新生儿感染风险密切相关，母亲血清 HBV DNA 水平越高，传染性越强，发生母婴传播的风险也越高。

大量研究显示，孕期 HBV DNA < 1×10^{6}U/ml 时，其新生儿正规免疫预防后，几乎不发生母婴传播。在 28 ~ 32 周需根据 HBV DNA 水平决定是否需要进行妊娠期抗病毒干预。

表 5-1　乙型肝炎血清学指标检测及其诊断意义

乙型肝炎血清学指标					诊断意义
HBsAg	抗 -HBs	HBeAg	抗 -HBe	抗 -HBc	
+	-	+	-	+/-	HBV 感染、传染性强
+	-	-	+/-	+	HBV 感染、有传染性
+	-	-	+	-	HBV 感染、有传染性
+	+	+/-	+/-	+/-	HBV 感染、有传染性、病毒可能变异
+	-	-	-	-	HBV 感染潜伏期、有传染性
-	+	-	+/-	+	既往感染已恢复、无传染性、有保护力
-	+	-	+	-	既往感染已恢复、无传染性、有保护力
-	+	-	-	-	接种疫苗或既往感染已恢复、无传染性、有保护力
-	-	-	+/-	+	既往感染已恢复、无传染性
-	-	-	+	-	既往感染已恢复、无传染性
-	-	-	-	-	既往无感染、易感人群

3. 肝炎症状体征、肝脏功能生化指标及肝组织学状况评估。

4. 心理 - 社会状况：妊娠合并 HBV 感染孕妇易出现抑郁、焦虑及自卑心理，应在孕妇初次产检建档时进行心理筛查，评估孕

评估患者有无乏力、恶心、呕吐等消化系统症状，有无皮肤、巩膜黄染，尿色深黄，有无肝脾大、肝区叩击痛。肝功能丙氨酸转氨酶（ALT）、天冬氨酸转氨酶（AST）、总胆红素（TBil）及血小板计数（PLT）等凝血功能指标是否异常；肝脏 B

妇对妊娠的接受程度，孕妇及其家属对肝炎相关知识的知晓程度，家庭支持系统及其他影响因素。

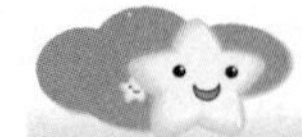

解读

型超声、瞬时弹性成像，必要时行肝穿刺等检查，判断有无肝纤维化、肝硬化等情况。及时发现肝炎活动，并由肝病内科或感染科医生进行评估，严格掌握适应证，决定是否需要抗病毒治疗。

对正在接受核苷（酸）类似物（包括拉米夫定、替比夫定和替诺福韦）抗病毒治疗的孕妇，需了解既往抗病毒药物治疗情况，并根据用药及病情需要，定期监测血常规、血清肌酐水平、血磷水平、肾小管功能、HBV DNA 水平等相关检测。此外，应密切关注患者治疗依从性，包括用药剂量、服药时间、是否有漏服药物或自行停药等情况，确保患者已经了解随意停药可能导致健康风险，提高患者治疗依从性。

若应用替诺福韦酯（TDF）治疗，无论患者是否存在肾脏损伤高危风险，均需定期监测血清肌酐、血磷水平；若使用替比夫定（LdT）治疗，需监测肌酸激酶（CK）有无升高，以监测药物不良反应。

三、照护

（一）原则

1. 监测肝脏功能状态，及时发现和预防并发症。

2. 做好母婴传播阻断措施，最大限度降低母婴传播风险。

（二）孕前照护

1. 若其配偶为 HBsAg 阳性，本人未接种过乙型肝炎疫苗或抗 -HBs 阴性者，建议其尽快接种乙型肝炎疫苗。在接种疫苗前或在其配偶健康状况不明时，应使

对未感染 HBV 的女性，特别是其配偶为 HBV 携带者的孕妇，在妊娠期间接种乙型肝炎疫苗是安全的；除按 0、1 和 6 个月常规程序接种外，已证明加速疫苗接种程序（0、1 和 2 个月程序）可行和有效。如在接种期间妊娠，无须特别处理，且可以

用安全套，以预防 HBV 和其他性传播疾病，避免女性感染 HBV。

2. 准备妊娠的女性应进行 HBV 血清学指标筛查，一旦 HBsAg 阳性，应进一步检查肝功能和肝脏 B 超，确定是否乙型肝炎活动期，最好由感染科或肝病科医师对疾病严重程度进行评估，确定妊娠时机。

3. 正在接受干扰素治疗者，需要避孕。妊娠前接受阿德福韦酯或恩替卡韦治疗者，孕前需根据情况调整用药方案。

4.HBV 感染妇女或丈夫 HBV 感染，不影响体外生殖技术（试管婴儿）的实施。

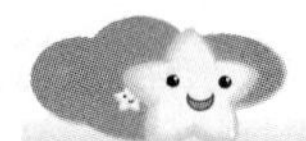

完成全程接种，乙型肝炎疫苗对孕妇和胎儿均无不良影响。

对无临床症状、肝功能正常且无肝纤维化或肝硬化的慢性 HBV 感染者可以正常妊娠。

对有肝炎活动者，即有临床表现和（或）肝功能异常者需指导避孕，经休息等非手术治疗恢复正常且稳定 3 个月后再妊娠。经非手术治疗无效需要抗病毒治疗者，须待肝功能正常后再妊娠。

对于正在接受抗病毒治疗期间备孕的女性，应调整治疗用药为妊娠期 B 类药物，首选替诺福韦酯（TDF），孕妇有肾功能损害或骨质疏松时可选用替比夫定（LdT）或拉米夫定（LAM）。如果患者在治疗期间意外妊娠，应重新评估治疗指征，若服用 TDF 或 LdT，建议继续妊娠；若服用阿德福韦酯或恩替卡韦，可不终止妊娠，建议更换为 TDF 治疗；若正在接受干扰素治疗，建议向孕妇和家属充分告知风险，由其决定是否继续妊娠，如继续妊娠应换用 TDF 治疗。

在使用任何抗病毒药物期间妊娠，必须充分告知药物的各种可能的风险。

（三）孕期照护

1. 对未感染 HBV 的妇女，特别是其配偶为 HBV 携带者的孕妇，在妊娠期间接种乙型肝炎疫苗，可采用 0、1 和 2 个月程序。

2. 关于羊膜腔穿刺：对 HBsAg 阳性和 HBeAg 阴性孕妇行羊膜腔穿刺术不增加母婴传播的概率。对孕妇 HBeAg 阳性或高病毒水平

孕期首次检测肝功能正常者，每 2 ～ 3 个月复查 1 次；如 ALT 水平升高但不超过正常值 2 倍（< 100U/L）、无症状、无胆红素升高者，无需治疗，但需休息，间隔 1 ～ 2 周复查；如 ALT 升高超过正常值 2 倍（≥ 100 U/L），但无胆红素升高、无症状者，无需治疗，但需休息，间隔 3 ～ 5 天复查；如 ALT 超过正常值 2 倍，且有肝

的孕妇，妊娠期羊膜腔穿刺是否增加母婴传播有待研究。确实需要进行时，权衡利弊后再做决定。

3. 监测肝功能：HBV 感染女性妊娠后须定期复查肝功能，尤其在妊娠早期和妊娠晚期。

4. 高 HBV DNA 水平（＞ 2×10^5 U/ml）或 HBeAg 阳性孕妇，为阻断母婴传播而孕晚期服用抗病毒药物时的临床照护

（1）在接受服药期间需评估其用药的依从性，为减少用药引起的不适，建议每晚睡前服药，为避免漏服可设置闹钟提醒服药。

（2）指导孕期按时产检，根据用药情况定期监测肝功能、血肌酐、血磷、肌酸激酶及 HBV DNA 定量检测，服药期间出现头痛、头晕、恶心、呕吐等不适症状应及时就医。

（3）强调孕期服用抗病毒药需在医生指导及监测下使用。

（4）根据抗病毒治疗 4 周后 HBV DNA 下降水平来评判抗病毒效果，分娩前再次检测，综合评估母婴传播风险。

5. 心理支持及照护：妊娠合并 HBV 感染孕妇由于担心受到社会和家庭歧视和担心发生 HBV 母婴传播，易出现焦虑、抑郁及自卑心理，应予以关注。向其讲解 HBV 感染及母婴阻断的知识，减

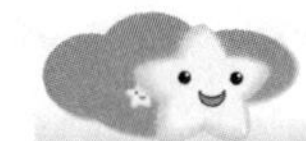

解读

炎症状或胆红素升高，需请感染科或肝脏科医师会诊，必要时住院治疗。绝大部分 HBsAg 阳性孕妇肝功能异常程度较轻，经休息等保守治疗后能好转或完全恢复。如保守治疗后肝功能异常继续加重，或出现明显的临床表现，应考虑使用抗病毒治疗，以预防由妊娠诱发的重型肝炎。

孕期服用抗病毒药治疗的孕妇一般包括以下三种情况。

1. 以母婴阻断为目的：妊娠晚期 HBV DNA 定量＞ 2×10^5U/ml，肝功正常者，在充分沟通并知情同意的基础上，可于妊娠第 28 ～ 32 周开始服用抗病毒药物。

2. 在孕期出现肝炎活动，且经休息等对症治疗无效，甚至加重者。

3. 在慢性乙型肝炎治疗过程中计划或意外受孕并决定继续妊娠者。

消除对 HBV 感染人群的歧视是最好的心理支持措施之一，尤其医护人员更应注意沟通用语及态度，避免对其造成压力。普及正确的 HBV 感染相关知识，为消除乙型肝炎歧视做出努力。

轻患者的焦虑，鼓励家庭成员给予孕妇心理支持，减轻其心理负担，必要时协助获取专业心理咨询服务。

（四）分娩期照护

1. 分娩期一般照护　同非 HBV 感染孕产妇，强调做好血液隔离和职业防护，详见《助产士职业防护指南（2020）》，预防交叉感染。注意保护性语言及保护患者隐私。减少有创干预，降低胎婴儿 HBV 暴露风险。

2. 分娩方式选择　不建议剖宫产来减少 HBV 母婴传播，根据产科指征决定分娩方式。

3. 监测凝血功能　注意预防产科出血。对于慢性乙型肝炎活动、肝硬化或重型肝炎的孕妇，应密切监测凝血功能。

4. 新生儿即时处理

（1）新生儿娩出后即刻放在母亲腹部，并用温热毛巾快速擦干全身肌肤，刺激呼吸。

（2）新生儿出生 1 ～ 3 分钟实施延迟结扎脐带。脐带结扎前，需再次清理、擦净脐带表面血液等污染物，再按断脐标准操作规程实施断脐。

（3）清理新生儿口、鼻腔时，尽可能轻柔操作，避免用力过度，以避免皮肤黏膜损伤增加 HBV 母婴传播风险。在新生儿没有进行沐浴前，新生儿皮肤表面可能存在 HBV，任何有穿刺操作前，务必充分消毒。尽可能先注射 HBIG，再进行其他穿刺、注射等治疗。

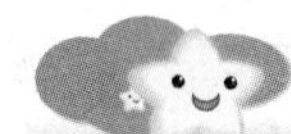

解读

目前没有充分的循证医学证据表明剖宫产可以减少母婴传播，分娩方式与母婴传播风险没有确切关系。

延迟结扎脐带不增加 HBsAg 阳性产妇 HBV 母婴传播风险，不影响婴儿联合免疫应答，HBsAg 阳性产妇在第三产程延迟结扎脐带是可行的。

(4) 乙型肝炎免疫球蛋白(HBIG)和乙型肝炎疫苗联合接种。新生儿务必在出生后12小时内肌内注射HBIG(越快越好，最好在数分钟内)，同时在不同部位肌内注射第1针乙型肝炎疫苗(越快越好，最好在数分钟内)。产房应备有HBIG和乙型肝炎疫苗，使新生儿出生后能尽早接受联合免疫预防措施。对于妊娠期未筛查HBsAg者，分娩时尽快检测。如果新生儿娩出后无法确定孕妇HBsAg状态，最好给新生儿注射HBIG，有乙型肝炎家族史者，强烈建议注射HBIG。HBIG为血制品，分娩前预先签署知情同意书。

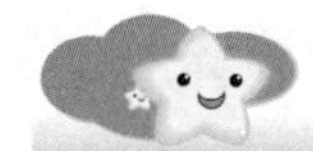

HBIG和乙型肝炎疫苗的联合免疫是预防HBV母婴传播最有效的措施，首针注射的及时性对母婴阻断成功具有重要意义。HBV母婴传播绝大部分发生在临产后和分娩时，临产后宫缩可使少量母体血液经胎盘渗漏，HBV可随母血进入胎儿体内；阴道分娩或手术分娩时，新生儿接触母亲阴道分泌物和血液而暴露于HBV。因此，新生儿出生后需要尽早注射HBIG和乙型肝炎疫苗，以发挥最大的预防保护效果。HBIG其有效成分是抗-HBs，肌内注射后15～30分钟即开始发挥作用。近年研究显示，对出生于HBeAg阳性母亲的新生儿，北京352例出生后6小时内使用HBIG和乙型肝炎疫苗，仅10例(2.84%)发生母婴传播；泰国147例使用HBIG和乙型肝炎疫苗的中位时间分别为1.3小时和1.2小时，仅3例(2%)婴儿感染；江苏156例新生儿使用HBIG和乙型肝炎疫苗中位时间均为0.5小时，仅2例(1.28%)感染；对375例新生儿使用联合免疫预防的中位时间0.17h，9例(2.4%)感染，提示新生儿出生后尽早注射HBIG和乙型肝炎疫苗，可进一步降低HBeAg阳性母亲的母婴传播率，值得推广。

(1) 注射方法及部位：乙型肝炎联合免疫效果与注射方法有关，肌内注射免疫效果更好，为确保乙型肝炎联合免疫效果，乙型肝炎疫苗和HBIG均应采取肌内注射。建议乙型肝炎疫苗注射在右上臂三角肌处(因左侧上臂为常规注射卡介苗的部位)，HBIG注射在大腿前外侧中部肌肉。

(2) 注射剂量：疫苗剂量及疫苗质量也是保证免疫效果的重要因素。孕妇

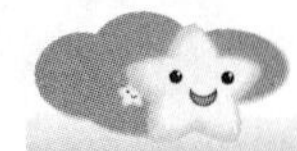

解读

HBeAg 阳性时，100IU 和 200IU 的 HBIG 对新生儿的保护作用相同，使用 100IU 的 HBIG 即可，无须使用 200IU。重组酵母乙型肝炎疫苗每针次 10μg；抽吸 HBIG 和乙型肝炎疫苗前，务必将药液充分摇匀，注射器和针头需连接紧密，避免注射过程中药液漏出，导致注射剂量不足。

(3) HBIG 和乙型肝炎疫苗保存：冷链保存过程中，需要避免温度过低，不要放置在靠近冰箱制冷板的位置，以免造成冻结。冻结后再化冻，影响其效果，且冻结也可造成玻璃安瓿裂纹，存在污染可能。因此，安瓿有裂纹时不能使用。此外，HBIG 和乙型肝炎疫苗在室温中性质稳定，第二产程中即可将之从冰箱取出，放置在室温环境，尤其是预灌封注射器包装的 HBIG 和疫苗，以免从冰箱取出后即刻注射，温度过低引起新生儿不适。

(4) 联合免疫方案：慢性 HBV 感染孕妇所生婴儿应在出生 12 小时内（越快越好，最好在数分钟内）尽早完成乙型肝炎疫苗和 HBIG 的联合免疫，并在 1 月龄和 6 月龄分别接种第 2 针和第 3 针乙型肝炎疫苗。孕妇 HBsAg 阳性，早产儿无论身体状况如何，在 12 小时内（越快越好）必须肌内注射 HBIG，如果首针疫苗接种延迟≥ 4 周，间隔 4 周左右需再注射 1 次 HBIG。如果早产儿生命体征稳定，无须考虑体重，尽快接种第 1 针乙型肝炎疫苗；如果生命体征不稳定，待稳定 1 周左右，尽早接种第 1 针乙型肝炎疫苗。1 个月后或体重≥ 2000g 后，再重新按照“0、1、6 月龄”方案全程接种 3 针乙型肝炎疫苗。若第 2 针乙型

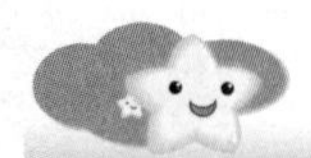

肝炎疫苗接种延迟，但在3月龄内，应尽快接种第2针疫苗，第3针仍在6月龄时注射；如果第2针疫苗超过3个月，应尽快接种第2针疫苗，至少间隔2个月再注射第3针疫苗。如果因各种原因导致婴儿第2针乙肝疫苗接种延迟至婴儿2个月后，即超过了出生时接种HBIG的保护期（42～63天），可以考虑再追加一针HBIG 100IU。

（5）鼓励HBV感染孕妇的新生儿母乳喂养，在注射HBIG和疫苗前，就可以吸吮乳头，实施“三早”。

与分娩过程中婴儿暴露于母亲血液中的HBV水平相比，婴儿通过初乳暴露于HBV的水平是微不足道的，且暴露不等于感染。

（五）产后母婴照护

1. 一般照护：同非HBV感染产妇。

2. 婴儿按照乙肝疫苗0、1、6月龄免疫程序完成免疫，不应随意延迟乙肝疫苗第2针、第3针接种时间。HBV感染母亲所生婴儿为HBV感染高危人群，在实施婴儿计划免疫过程中应优先考虑按时注射第2针乙肝疫苗。新生儿出生后注射HBIG不影响卡介苗接种，可按正常免疫程序进行。

关于乙型肝炎疫苗延迟接种问题：目前国内乙型肝炎疫苗第2针接种延迟现象较突出，主要原因是疫苗接种相关工作人员顾忌疫苗接种可能出现的不良反应，造成禁忌证被扩大。有研究显示，延迟接种第2针乙型肝炎疫苗，可增加免疫预防失败率。HBV携带孕妇所生婴儿属于HBV感染高危人群，按照免疫程序接种乙型肝炎疫苗有助于降低HBV母婴传播，任何随意扩大乙型肝炎疫苗接种禁忌证的做法均应被禁止。HBV感染母亲所生婴儿为HBV感染高危人群，在实施婴儿计划免疫过程中应优先考虑按时注射第2针乙肝疫苗。但存在发热，或鼻塞、咳嗽等呼吸道症状，或腹泻等消化道症状，或不明原因烦躁、哭闹、拒奶，睡眠不佳等，需延期接种，待身体恢复后1周可接种。

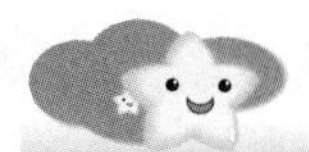

解读

①黄疸：晚发型母乳性黄疸和单纯间接胆红素增高婴儿，不能仅依据经皮胆红素增高作为接种禁忌证。生理性黄疸、母乳性黄疸患儿身体健康状况良好，可按免疫程序接种疫苗。病理性黄疸患儿生命体征平稳，可正常接种乙型肝炎疫苗。

②食物过敏和湿疹：食物过敏的急性反应期（如并发哮喘、荨麻疹等）、广泛严重的全身湿疹，应暂缓接种，局部皮肤轻微湿疹可以接种。接种疫苗后不会加重湿疹疾病症状，避开湿疹部位可以接种各种疫苗。

③肛周脓肿：肛周脓肿患儿如有免疫功能缺陷，减毒活疫苗的接种需要慎重决策。乙型肝炎疫苗为基因重组亚单位蛋白疫苗，不属于减毒活疫苗，可以按时接种。

研究证实，新生儿出生后 12 小时内同时注射 HBIG 和卡介苗不会降低卡介苗的免疫效果，且有助于提高 HBsAg 阳性母亲新生儿接种卡介苗的效果。卡介苗诱导的是细胞免疫，而不是体液免疫。细胞免疫与抗体无关，乙肝免疫球蛋白就是乙肝抗体，它也和婴儿自母体获得的抗体一样，都属于体液免疫。卡介苗的接种是越早越好，世界卫生组织建议新生儿出生后尽快进行卡介苗的接种。

3. 母婴监测与随访

（1）产妇监测与随访

1）产后停药：以母婴阻断为目的的服用抗病毒药物的产妇，分娩当日停药；妊娠期因肝炎活动或孕前已经开始接受抗病毒治疗的产妇，产后需继续接受抗病毒

妊娠期服药者产后停药，病毒量通常将回复到原来水平，约有 20% 可能出现肝功能异常（ALT > 40U/L），而妊娠期未服药的孕妇，20% ～ 25% 产后也出现肝功能异常。总体上，这些轻度肝功能异常的产妇，多可以通过休息等保守治疗可恢复正

治疗，故应告知患者不能随意停药及随意停药的风险。

2）近期随访：所有 HBsAg 阳性孕妇不论妊娠期是否服用抗病毒药物，产后每 2 ～ 3 个月复查 1 次肝功能，至产后 6 个月。如果出现肝炎活动，由肝病内科参照慢性肝炎患者处理，并观察产妇是否出现 HBeAg 血清学清除及抗 -HBe 转阳。

3）长期随访：慢性 HBV 携带状态建议至少每 6 个月进行血常规、生物化学、病毒学、甲胎蛋白、腹部超声和肝纤维化无创诊断技术等检查，必要时进行肝脏活组织检查，若符合抗病毒治疗指征，及时启动治疗。

（2）婴儿监测与随访：HBsAg 阳性孕妇的婴幼儿，需随访乙型肝炎血清学指标，其目的：①了解阻断是否成功，有无感染 HBV；②乙型肝炎疫苗接种后是否良好的免疫应答。随访时间为 7 ～ 12 月龄，即接种第 3 针乙型肝炎疫苗后 1 ～ 6 个月。接种第 3 针乙肝疫苗后 1 ～ 2 个月，抗 -HBs 滴度最高，是随访的最佳时机。如果未随访，12 月龄后仍需随访。妊娠期或产后口服抗病毒药物者，需观察对婴儿有无不良影响。

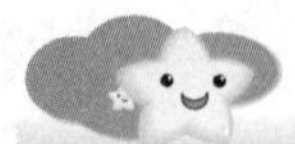

常，是否需要抗病毒治疗须由感染科或肝病科医生严格掌握适应证。

坚持长期随访监测可以及时发现异常情况，必要时启动抗病毒治疗，降低患者肝硬化和肝癌的风险。

婴儿免疫完成后 HBV 血清学指标的结果判断：

1. 免疫预防失败：HBsAg 阳性、抗 -HBs 阴性，初步说明免疫预防失败。6 个月后复查 HBsAg 仍阳性，可确定预防失败，已为 HBV 慢性感染，并指导其按 HBV 感染者进行随访。

2. 免疫接种无应答：HBsAg 和抗 -HBs 均为阴性，无论抗 -HBe 及抗 -HBc 阳性与否，尽快再次按“0、1、6”方案全程接种 3 针乙型肝炎疫苗，完成复种后 1 个月复查。

3. 免疫接种成功：如果 HBsAg 阴性，同时抗 -HBs 阳性（≥ 10mU/ml）表明免疫接种成功。确定免疫预防成功、抗 -HBs 阳性后，无须每年随访，如果抗 -HBs 转为阴性，因机体具有免疫记忆，仍具有免疫力，无须重复接种乙型肝炎疫苗。母源性抗 -HBc 最长可持续 2 年，但只要婴儿 HBsAg 阴性、抗 -HBs 阳性，就说明没有

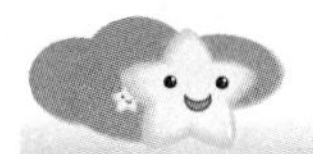

4. 婴儿喂养：鼓励HBV感染孕妇的新生儿母乳喂养，无论孕妇HBeAg阴性还是阳性，无论新生儿口腔有无损伤，均可母乳喂养。孕期以母婴阻断为目的服用抗病毒药者，分娩当日即可停药并开始母乳喂养，无须待停药3天后再开始母乳喂养。产后需继续服用抗病毒药物者，也建议母乳喂养，同时观察药物对新生儿是否产生不良影响。

感染，而且具有免疫力。

HBV感染不是母乳喂养的禁忌证，不论孕妇HBeAg阳性还是阴性，都应鼓励新生儿母乳喂养，且在预防接种前就可以开始哺乳。虽然HBsAg阳性孕妇乳汁中的HBV水平与产妇血清中水平呈正相关，婴儿过度吸吮、乳头皲裂或损伤甚至出血，母乳喂养确实会增加婴儿暴露于HBV的风险，但这并不是HBV感染产妇不能母乳喂养的证据，只有当母乳喂养的儿童HBV感染率高于人工喂养，才能说明母乳喂养是HBV母婴传播的风险因素。人乳中的乳铁蛋白不仅具有抵抗多种细菌的功能，而且具有广泛的抑制病毒复制或灭活病毒的功能，其中就包括HBV。婴儿出生注射HBIG 15～30分钟即开始发挥作用，使婴儿被动获得的抗-HBs至少可持续42～63天。婴儿同时接种第2针乙型肝炎疫苗后1周左右即可自身产生抗-HBs，从而建立对HBV的持久免疫力。胃肠道黏膜也具有屏障保护功能。乳汁中的病毒量远远低于母亲血清中的病毒量，与分娩时婴儿暴露于母亲血液和阴道分泌物中HBV的高剂量相比，母乳喂养可能暴露于HBV的量是微不足道的。

一项纳入32项研究的5650例大样本荟萃分析结果表明：HBV感染产妇所生的婴儿在接受常规乙型肝炎疫苗免疫接种（未注射HBIG）后，244例（4.32%）感染HBV。其中，2717例母乳喂养，感染114例，发生率4.2%。2933例人工喂养，感染130例，发生率4.4%。可以看出母乳喂养与人

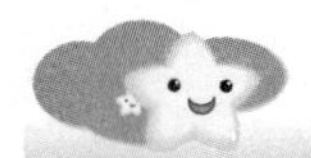

工喂养的婴儿发生感染的比例相当，母乳喂养不会增加婴儿 HBV 感染风险。即使母亲肝功能异常、HBeAg 阳性或 HBV DNA 高水平、乳头皲裂或出血、血性乳汁，或者婴儿口腔存在溃疡或损伤，均可以母乳喂养。

产后继续口服 LdT 治疗者母乳喂养安全性的研究数据有限。分娩后停药的产妇 HBV DNA 水平会出现反弹，但高病毒载量母亲母乳喂养并不增加婴幼儿 HBV 感染风险，仍可以继续母乳喂养。

哺乳期间服用 TDF 者，乳汁及婴幼儿体内 TDF 剂量分别仅为建议婴幼儿口服剂量的 0.03%和 0.01%。2014 年的一项研究对孕期使用 TDF 预防乙型肝炎传播进行了评估。报道中，母亲产后接受该药物治疗 12 周，36 名母乳喂养的婴儿期间并未发现不良反应。

产后出现 ALT 轻度异常，需继续监测，无须治疗者可以继续母乳喂养。停药后出现肝功能异常时，如果没有重型肝炎倾向，也不存在肝纤维化等其他抗病毒指征，应首先考虑休息等保守治疗，无效者根据相应指南进行规范抗病毒治疗。若病情允许且产妇母乳喂养意愿强烈，可采用 TDF 口服，知情同意继续母乳喂养。对于妊娠合并肝硬化的孕妇，喂养方式选择首先应遵从孕妇个人意愿，并结合产后评估具体情况决定是否母乳喂养，代偿期肝硬化不应作为母乳喂养的绝对禁忌证，若母亲选择母乳喂养应加强肝功能监测，及时发现异常情况并及时启动相应干预措施。

鉴于母乳喂养给母婴带来的诸多益处，

（六）健康指导

1. 疾病知识指导　根据病情

向患者及其家属介绍乙型肝炎的临床特点、传染途径，夫妻一方如为 HBV 感染者，另一方如抗 -HBs 阴性，需按照 0-1-6 月方案注射乙型肝炎疫苗，免疫接种完成前，应使用避孕套以免交叉感染。

2. 健康生活方式　慢性肝炎患者加强营养、生活规律、注意休息、避免饮酒、适当锻炼、保持心情愉快，提高机体免疫力，有益于病情稳定。

母婴密切生活接触注意事项：母亲注意合理处置恶露及经期卫生，喂养照护婴儿时注意手卫生，婴儿日常用品不宜混用，避免共用牙刷和口对口喂食等，预防水平传播。

3. 母乳喂养指导　尽管乳头皲裂甚至出血并不增加婴儿感染 HBV 的风险，但出生早期做好母乳喂养支持和指导可以有效地避免乳头皲裂的发生，具体指导内容详见《母乳喂养临床实践指南》(2020)。

4. 计划生育指导　指导患者做好避孕，复方避孕药因含雌激素，应避免使用，凡有血小板减少和凝血功能异常患者不宜放置宫内节育器，可采取安全套（男用或女用）避孕，对没有生育需求的女性可采取输卵管结扎术。

四、流程

1. 孕产妇乙型肝炎检测及服务流程，见图 5-1。

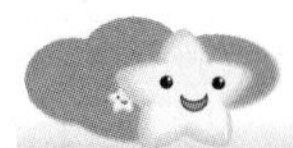

解读

医务人员应为 HBV 感染的产妇提供全面咨询，充分告知母乳喂养不增加婴儿感染 HBV 的风险，还应该充分告知母乳喂养的益处及配方奶喂养的健康风险，由产妇及其配偶在充分知情后选择喂养方式。无论最终选择哪种喂养方式，除非具有母乳喂养的绝对禁忌证，医务人员都应该予以支持，特别是心理上的支持和鼓励。应该鼓励 HBV 感染孕妇孕期和家人一起主动进行相关问题咨询，充分告知是医务人员的责任和义务，帮助她们在分娩前做出正确的选择，避免因犹豫不决贻误泌乳启动的最佳时机。

新生儿出生后 12 小时内已完成免疫预防，具有免疫力；越早完成免疫预防，越早产生免疫力。乳头皲裂或损伤出血、婴儿口腔溃疡或舌系带剪开造成口腔损伤等，均可哺乳，无须检测乳汁 HBV DNA 水平。

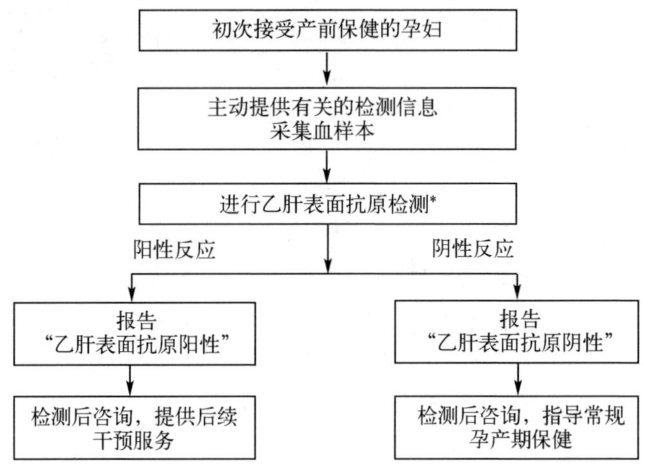

* 有条件的地区，可在筛查时直接进行 HBV-M 检测

图 5-1　孕产妇乙型肝炎检测及服务流程

2. 产时乙型肝炎检测及服务流程，见图 5-2。

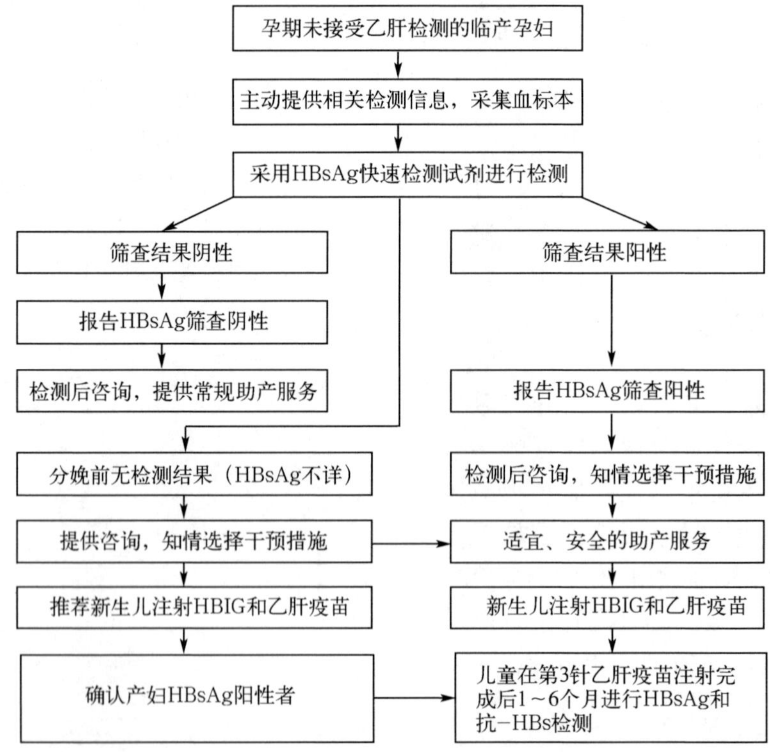

图 5-2　产时乙型肝炎检测及服务流程

（田瑞华　王　虹　岳彩虹
指导专家：周乙华　刘志华）

主要参考文献

安力彬，陆虹，2017. 妇产科护理学 . 北京：人民卫生出版社 .

高翔，王明，朱云霞，等，2018. HBV 感染的 e 抗原阳性的免疫耐受期患者产后母乳喂养的安全性研究 . 中华实验和临床病毒学杂志，32(4): 391-394.

韩国荣，2019. 育龄期妇女慢性乙型肝炎诊治管理及母婴阻断策略 . 临床肝胆病杂志，35(7): 1417-1420.

韩振艳，张媛，白小艺，等，2020. 羊膜腔穿刺对乙型肝炎病毒母婴传播影响的回顾性队列研究 . 中华围产医学杂志，23(1): 68-69.

姜梅，2017. 妇产科护理指南 . 北京人民卫生出版社：112-118.

金曦，王临虹，2016. 预防艾滋病、梅毒和乙型肝炎母婴传播培训教程 . 北京：人民卫生出版社：152-153.

李典，张华，朱云霞，等，2020. 延迟结扎脐带对 HBsAg 阳性产妇母婴阻断效果及婴儿免疫应答影响的前瞻性队列研究 . 中国妇产科临床杂志，21(2): 58.

任钰雯，高海凤，2018. 母乳喂养理论与实践 . 北京：人民卫生出版社：18.

上海市疾病预防控制中心，杭州市疾病预防控制中心，苏州市疾病预防控制中心，中国儿童免疫与健康联盟，2019. 特殊健康状态儿童预防接种专家共识十一——婴儿黄疸与预防接种 . 中国实用儿科杂志，34(2): 87-88.

上海市疾病预防控制中心，杭州市疾病预防控制中心，苏州市疾病预防控制中心，中国儿童免疫与健康联盟，2019. 特殊健康状态儿童预防接种专家共识之十三——肛周脓肿与预防接种 . 中国实用儿科杂志，34(3): 177-178.

上海市疾病预防控制中心，杭州市疾病预防控制中心，苏州市疾病预防控制中心，中国儿童免疫与健康联盟，2019. 特殊健康状态儿童预防接种专家共识之四——食物过敏与预防接种及特殊健康状态儿童预防接种专家共识之六——湿疹与预防接种 . 中国实用儿科杂志，34(1): 1-5.

孙宇红 . 乙肝高效免疫球蛋白、卡介苗同时注射对新生儿接种卡介苗效果影响分析 . 实用临床护理学杂志，2018, 3(11): 92.

汪雪玲，易为，李春梅，等，2014. 慢性 HBV 感染产妇血清、初乳和成熟乳中含量分析及临床意义 . 中华实验和临床感染病杂志 (电子版), 8(3)616-620.

王荣明，江建宁，2019. HBV 感染母亲新生儿预防接种与母乳喂养 . 实用肝脏病杂志，22(1): 6-8.

预防艾滋病、梅毒和乙型肝炎母婴传播工作实施方案 (2015 年版)http: //www.nhc.gov.cn/ewebeditor/uploadfile/2015/06/20150615151817186.

中国妇幼保健协会新生儿保健专业委员会，中国医师协会新生儿科医师分会，2017. 新生儿期疫苗接种及相关问题建议 . 中华新生儿科杂志，32(3): 161-164.

中国肝炎防治基金会，中华医学会感染病学分会，中华医学会肝病学分会，2017. 乙型肝炎母婴阻断临床管理流程 . 中华肝脏病杂志，25(4): 254-256.

中华医学会妇产科学分会产科学组，中华医学会围产医学分会，2020. 乙型肝炎病毒母婴传播预防临床指南 (2020 年版). 中华围产医学杂志，23(05): 289-298.

中华医学会感染病学分会，华医学会肝病学分会，2019. 慢性乙型肝炎防治指南 (2019 年版). 临床肝胆病杂志，35(12): 2648-2669.

周乙华，胡娅莉，2018. 预防乙型肝炎母婴传播的乙肝免疫球蛋白合理剂量：100IU 单次注射 . 中华围产医学杂志，21(2): 109-111.

Chang CY, Aziz N, Poongkunran M, et al, 2018. Serum Aminotransferase Flares in Pregnant and Postpartum Women With Current or Prior Treatment for Chronic Hepatitis B. J Clin Gastroenterol,

52(3): 255–261.

Ehrhardt S, Xie C, Guo N, et al, 2015. Breastfeeding while taking lamivudine or tenofovir disoproxil fumarate: a review of the evidence.Clin Infect Dis, 60(2): 275–278.

Greenup AJ, Tan PK, Nguyen V, et al, 2014. Effcacy and safety of tenofovir disoproxil fumarate in pregnancy to prevent perinatal transmission of hepatitis B virus.Journal of Hepatology, 61: 501-507.

Han Y, Zeng A, Liao H, et al, 2017. The efficacy and safety comparison between tenofovir and entecavir in treatment of chronic hepatitis B and HBV related cirrhosis: A systematic review and Meta-analysis.Int Immunopharmacol, 42: 168–175.

http: //www.nhc.gov.cn/fys/s3581/201711/9c3dc9b4a8494d9a94c02f890e5085b1.shtml.

Hu Y, Xu C, Xu B, et al, 2018.Safety and efficacy of telbivudine in late pregnancy to preven tmother-to-child transmission of hepatitis B virus: A multicenter prospective cohort study.J Viral Hepat, 25(4): 429-437.

Huang H, Xu C, Liu L, et al, 2020. Increased protection of earlier use of immunoprophylaxis in preventing perinatal transmission of hepatitis B virus.Clin Infect Dis, Jul 8: ciaa898. doi: 10.1093/cid/ciaa898.

Indolfi G, Easterbrook P, Dusheiko G, et al, 2019. Hepatitis B virus infection in children and adolescents.Lancet Gastroenterol Hepatol, 4(6): 466-476.

Jourdain G, Ngo-Giang-Huong N, Harrison L, et al, 2018.Tenofovir versus placebo to prevent perinatal transmission of hepatitis B.N Engl J Med, 378(10): 911-923.

Lampertico P, Chan HL, Janssen HL, et al, 2016. Review article: long-term safety of nucleoside and nucleotide analogues in HBV-monoinfected patients.Aliment Pharmacol Ther, 44(1): 16–34.

Montoya-Ferrer A, Zorrilla AM, Viljoen J, et al, 2015. High level of virus in the breast milk seems not to contraindicate breastfeeding[J/OL].Mediterr J Hemat.ol Infect Dis, 7(1): e2015042(2015-07-01)[2019-06-30].

Moro PL, Zheteyeva Y, Barash F, et al, 2018. Assessing the safety of hepatitis B vaccination during pregnancy in the Vaccine Adverse Event Reporting System(VAERS), 1990-2016[J].Vaccine, 36(1): 50–54.

Terrault NA, Lok ASF, McMahon BJ, et a1, 2018. Update on prevention, diagnosis, and treatment of chronic hepatitis B: AASLD 2018 hepatitis B guidance.Hepatology, 67(4): 1560-1599.

Tharmaphornpilas P, Rasdjarmrearnsook AO, Plianpanich S, et al, 2019.Increased risk of developing chronic HBV infection in infants born to chronically HBV infected mothers as a result of delayed second dose of hepatitis B vaccination.Vaccine, 27(44): 6110-5. doi: 10.1016/j.vaccine.2009.08.034.

WHO. 卡介苗：WHO 立场文件 . Weekly Epidemiological Record. No.4, 2004, pp. 27-38. http: //www.who.int/topics/immunization/positionpapers/zh/.

Zhang H, Pan CQ, Pang Q, et al, 2014.Telbivudine or lamivudineuse in late pregnancy safely reduces perinata ltransmission of hepatitis B virus in real-life practice.Hepatology, 60(2): 468-476.

第6章

母乳喂养临床实践指南

一、目的

为了确保母婴在进入孕产妇和新生儿医疗服务机构时（甚至之前）能够接收到及时和适宜的保健服务，确保建立促进新生儿健康和发展的最佳的喂养方式，特编写本指南，旨在指导产儿科医护人员、社区医疗保健人员更好地做好促进、保护和支持母乳喂养的工作。

二、内容

（一）产前健康教育（妊娠期母乳喂养教育）

让孕妇及其家庭在妊娠期从医护人员处获得正确的母乳喂养知识和技能，做好母乳喂养的心理准备，建立信心，有利于产后尽早顺利开始母乳喂养，提高纯母乳喂养率，延长母乳喂养时间。

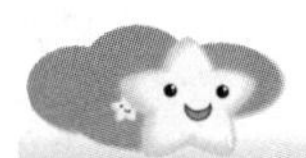

解读

本指南参考了UNICEF/WHO《成功促进母乳喂养十项措施(2018年更新版)》(附表1)《母乳喂养促进策略指南（2018版)》《新生儿早期基本保健技术的临床实施建议》(2017年，北京)《母乳喂养医学会(ABM)临床指南》和WHO(2009年)《BFHI产科人员20小时课程》等循证证据，涵盖了产前教育、产时和产后在院期间的母乳喂养临床照护。可作为爱婴医院或母婴友好医院规范实施UNICEF/WHO《成功促进母乳喂养十项措施(2018更新版)》的参考。

《成功促进母乳喂养的十项措施（2018年更新版)》中的第三条提出，需要“与孕妇及其家属讨论母乳喂养的重要性及实现方法”。产前母乳喂养教育对产后实践的影响很大，在延长母乳喂养的持续时间上，妊娠期教育结合产后指导要比单纯产后指导更有效。从医务人员处获得的鼓励和全面正确的母乳喂养资讯会帮助孕妇选择最适合自己婴儿的喂养方式，提升母乳喂养起始率、纯母乳喂养率及母乳喂养持续时间。

2003年，Guise等就产前教育对母乳喂养的影响进行了系统性的Meta分析，文

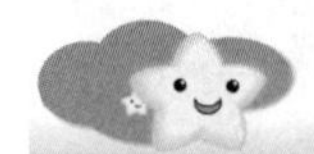

献回顾了30篇随机或非随机对照研究和5篇综述性文章，认为母乳喂养宣教项目是最为有效的单个干预措施，能够使最初母乳喂养率提高23%、短期（3个月）母乳喂养率提高39%，而且电话、面对面辅导对最初母乳喂养率、3个月母乳喂养率均有显著的提高作用，仅提供书面材料的作用不明显。

1. 对象　所有孕妇都应接受与母乳喂养相关的知识和技能教育。推荐父亲及家庭中婴儿的主要照顾者共同参与学习。存在母乳喂养问题高危因素的孕妇是重点教育对象。

产前教育者需要鼓励父亲和婴儿的主要照顾者参与学习，以家庭为中心的产前教育更能提高学习成效。母乳喂养不是母亲一个人的事，涉及整个家庭和社会的支持，来自家庭尤其是父亲和婴儿主要照顾者的支持能促进母乳喂养的起始率和纯母乳喂养率，社会环境的支持能让母亲更可能长期哺乳。

可能面临母乳喂养问题的孕妇更加需要学习，如：①有失败哺乳史的孕妇；②胸部或乳房手术史、外伤史或其他问题（如乳房肿块）；③母亲患有慢性疾病或长期药物治疗；④乳头扁平或内陷；⑤糖尿病或肥胖；⑥多胎；⑦母亲HIV阳性者等。

建议这些孕妇积极寻求母乳喂养咨询门诊、助产士门诊或专业哺乳顾问等的帮助，进行个性化的咨询与支持指导，在合理和及时的支持下，母乳喂养成功率都会大幅度提升。

2. 内容

（1）母乳喂养的好处，代乳品及奶瓶奶嘴的使用风险。

（2）认识乳房，了解泌乳原理。

产前教育不仅需要与孕妇和家庭讨论母乳喂养的重要性，更重要的是教会如何实现母乳喂养。所有的宣教材料要基于循证研究，并符合泌乳科学。产前教育要考虑家庭

(3) 6 个月内纯母乳喂养和继续母乳喂养到 2 岁及 2 岁以上的重要性。

(4) 分娩后“三早”的重要性。

(5) 24 小时母婴同室、不分离的重要性。

(6) 喂奶姿势和婴儿含接姿势的注意要点。

(7) 顺应喂养，婴儿获得足够喂养的指征，喂养频率，饥饿与满足的线索。

(8) 特殊情况下的母乳喂养，如乙型肝炎产妇和 HIV 阳性产妇等。

(9) 手挤乳汁的方法，母婴分离如何保持泌乳。

(10) 生产措施对母乳喂养的影响。

(11) 生理性乳胀的产生原理与正确应对方法，以及错误方法的后果。

3. 方法　教育的形式可以多样化，如集中讲授、小组讨论、案例分享、观看视频、示范、角色扮演、参观、一对一指导等。可通过孕妇学校、产科门诊、母乳喂养咨询门诊、助产士门诊等途径进行。

(二) 在院期间的母乳喂养照护

婴儿出生后的最初三天是建立哺乳关系和母乳喂养成功的关键期，也是母亲和家庭学习母乳哺育与照护婴儿的关键时期，我国绝大多数母亲在医院分娩，医护人员对母婴在院期间母乳喂养

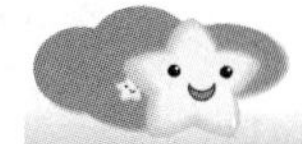

解读

的文化背景，并结合当地文化习俗。宣教者及宣教材料需要避免相关的利益冲突。

有指南建议，每次产前检查时根据产前检查表——婴儿喂养（附表 2）提供的产前教育内容进行宣教。2018 年 WHO 发布的《在提供孕产妇和新生儿服务的机构中，保护、促进和支持母乳喂养》指南中提出，所有提供母婴服务的人员应该接受的培训内容包括二十项（附表 3：母婴服务人员二十项培训内容）。以上指南建议也可作为产前教育内容的参考。母乳喂养教育要避免使用配方奶公司提供的关于婴儿喂养信息的教育材料。

产前教育建议采用讨论对话的形式，鼓励参与，多使用图片、视频或模型示范，时间不超过 50 分钟 / 次。小组讨论人数以 10 ～ 15 人 / 场为宜。也可在每次产前检查时花 2 ～ 3 分钟讨论母乳喂养，可起到非常好的作用，分次讨论内容可参考附表 2。

《中国妇幼健康事业发展报告（2019)》显示，我国城乡的住院分娩率均在 99% 以上，医院内的专业人员有必要掌握这个关键时期的母乳喂养知识和技能，包括入院待产、分娩、新生儿的正常表现和摄入评估等，使母亲得到医护人员提供的从促进自然分娩到产后皮肤接触和母乳喂养的具有循证依据的资讯，正确的支持和指导。

的保护、支持与促进至关重要。

（三）入院照护

入院时常规评估孕妇母乳喂养的相关情况，补充缺失信息，与孕妇及其家庭共同讨论产后母乳喂养计划。对可能遇到母乳喂养困难的孕妇及家庭给予更多的关注，帮助其建立信心，制订哺乳目标，并最大限度地达成。

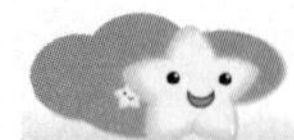

对于筛查出有母乳喂养相关问题及有特殊需求的母婴，应予以个性化支持指导，帮助达成母乳喂养意愿；减少非医学指征的补充喂养，降低严重乳胀疼痛的发生率，避免因摄入不足引起的低血糖、黄疸及异常体重减轻等情况的发生，使母亲及其家庭在对母乳喂养充满信心的情况下离开医院。

1. 评估

（1）孕妇

1）一般情况：年龄、文化程度、营养状况、既往史、手术史、药物使用及烟酒咖啡嗜好等。

2）孕产史：既往孕产史、母乳喂养史、本次妊娠情况。

3）母乳喂养相关信息：了解孕妇及其家庭母乳喂养相关知识、技能及对婴儿喂养方式的选择，了解产前教育课程参与情况。

4）乳房：评估乳房乳头外观及形态，但不要强化乳房条件与母乳喂养是否成功的关联，也可以在观察喂养过程时再评估。

5）母乳喂养潜在禁忌证：评估孕妇是否合并潜在的母乳喂养禁忌证，详见附表4。

（2）家庭支持系统：了解家庭成员产前教育课程参与、母乳喂养知识掌握及对母乳喂养支持的情况。

2. 照护

（1）将评估中发现的可能影响母乳喂养的因素记录在产前病

在评估乳房乳头时，不要刻意强化乳房乳头条件与母乳喂养是否成功的关联，也可以在一次观察完整的母乳喂养过程时，顺便观察乳房。但当母亲提出乳房问题及出现哺乳困难时，需要评估乳房。母亲乳头内陷或乳头扁平不影响哺乳，不推荐妊娠期进行乳头牵拉或使用乳头矫正器。

史中，提醒产后重点关注。

（2）根据孕妇及其家庭的认知情况，充分提供信息，尊重其意愿，共同制订哺乳目标和实施计划，达成家庭共识。

（3）鼓励孕妇尝试获得最有利于母乳喂养的生理性待产和分娩经历，最大限度地保护母婴健康和母乳喂养。

（4）与孕妇及其家庭进行产后“三早”的健康教育（如皮肤接触、早期喂养行为、婴儿第一次自主寻乳可能需要的时间和意义）；教会孕妇及其家庭最大程度实现母乳喂养的方法，理解无医学指征添加配方奶的风险等。

3. 入院后产前照护流程　见图 6-1。

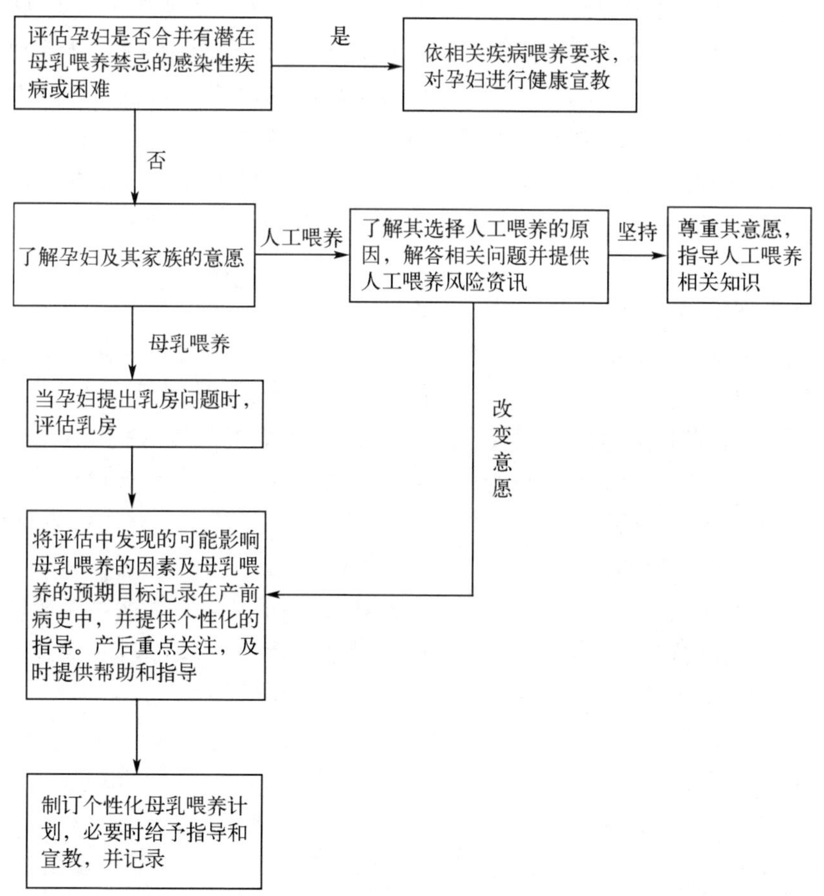

图 6-1　入院后产前照护流程

（四）产后最初 2 小时照护

基于分娩后“三早”对新生儿、母亲和母乳喂养都会带来诸多益处，鼓励所有经阴道分娩和剖宫产的产妇，当母婴状况稳定时，无论喂养选择如何、有无并发症的母亲和新生儿（包括早产儿）都即刻进行持续的皮肤接触，给新生儿自主寻乳直到完成第一次哺乳的机会和时间，帮助母亲尽快开始母乳喂养。

1. 评估

(1) 母亲

1) 一般情况：生命体征、精神心理状态。

2) 产时情况：评估出血量、用药（是否使用人工合成催产素、麻醉镇痛药物等）及产程情况（分娩方式、产程延长、紧急剖宫产、助产等）。

3) 评估母亲：有无乳头扁平凹陷等可能影响婴儿含乳的因素。

(2) 婴儿

1) 一般情况：呼吸（包括有无呻吟、胸廓凹陷、呼吸急促或缓慢等呼吸困难）、活动、肌张力、皮肤颜色等。

2) 出生过程评估：妊娠周数、出生方式、羊水性状、Apgar 评分，出生过程中有无口腔吸引、器械助产、特殊药物、经历困难产程、有无产伤和畸形等。

3) 评估婴儿有无影响含乳的因素。必要时评估婴儿口腔情况，如舌系带、唇系带、腭弓等。

(3) 母婴关系

1) 评估母婴警觉状态，母亲是否具备保护婴儿安全的意识和能力。

2) 母婴是否安全、舒适，婴儿是否有窒息或跌落的风险。

3) 母婴是否有互动，母亲对新生儿寻乳行为的反应，是否有乳头疼痛。

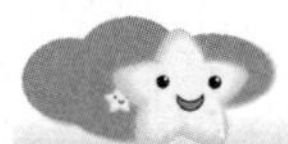

解读

“三早”：指的是皮肤早接触、早吸吮、早开乳。早开乳指的是母婴早开始母乳喂养这个行为。产后早期借助他人之手对乳房的各种揉搓推挤的乳房按摩的做法，不属于早开乳的范畴，其存在破坏早期母婴关系的建立、弱化母婴的能力、损伤乳房影响泌乳、人为造成乳量供需失衡等风险。

多个指南和研究表明，产后即刻进行持续皮肤接触对新生儿、母亲和母乳喂养都会有诸多益处。例如，2013 年 WHO 制定和发布的《新生儿早期基本保健指南》；2017 年中华医学会围产医学分会等组织制定的《新生儿早期基本保健技术的临床实施建议》(2017 年，北京)；2017 年 WHO 发布的《在提供孕产妇和新生儿服务的机构中保护、促进和支持母乳喂养》新指南；UNICEF/WHO 发布的《成功促进母乳喂养十项措施（2018 年更新版）》。一项随机对照试验也显示，经过充分皮肤接触的母婴，超过 63% 都能在第一次哺乳时掌握良好的哺乳技巧，而母婴分离或者没有经过充分皮肤接触的母婴，仅有 21% 能在第一次哺乳时熟练掌握哺乳技巧。

4）母婴是否持续皮肤接触。

（4）家庭支持系统：评估家庭对“三早”的认知及支持度。

2. 照护

（1）遵照《新生儿早期基本保健技术的临床实施建议》（2017 年，北京）执行。

（2）注意皮肤接触期间确保新生儿安全：①能够看到脸；②不会滑落；③鼻孔不被捂住；④头部有支撑，不会阻塞气道。

（3）密切观察母婴警觉状态：出生最初 2 小时，母婴都处于高度警觉状态。麻醉镇痛药物的使用可能导致母婴警觉性降低，要严密观察，确保母婴安全。

（4）建议母亲采取半躺式体位，方便母婴视觉接触。皮肤接触期间，让新生儿自主寻乳，母亲和医务人员要有更多的耐心配合新生儿完成这个过程，强行将新生儿推向乳房或将乳头塞进嘴里不利于新生儿的学习与探索。

（5）引导母亲观察新生儿的本能与感知觉能力，详见附表 5。

（6）帮助母亲识别喂养前的行为或信号，鼓励母亲感受、观察并及时回应婴儿。

（7）给母婴提供足够的时间和安静的氛围。

（8）监护过程中遇母婴需要立即医疗干预的危急重症情况时，以医疗行为优先。

（9）如有必要延迟或中断已开始的皮肤接触，应确保只要临床状况允许，母婴就要尽快恢复

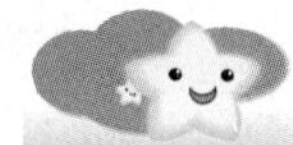

解读

新生儿出生带有许多原始本能，这些反射大多与觅食相关，能够帮助新生儿爬向乳房并自主含接、吸吮。从出生第一声啼哭到完成第一次哺乳，婴儿多会经历 9 个行为阶段，包括：①啼哭；②放松；③觉醒；④活动；⑤爬行；⑥休息；⑦熟悉；⑧吸吮；⑨睡眠。第一次完整地吸吮乳房可能获得大量初乳，健康足月新生儿可能会进入较长时间的睡眠期。如果母亲在产程中使用了芬太尼及人工合成催产素，产后第一小时内在婴儿与母亲的皮肤接触中，吸吮意愿可能会有所下降。引导母亲观察这些行为阶段，有助于让母亲缓解情绪，放松心态，耐心陪伴婴儿，避免因为啼哭等造成不必要的干预。

当出生后的婴儿和母亲安静地进行皮肤接触时，婴儿通常会有一系列的喂养前的行为。这可能持续几分钟，或者一个小时，或者更长时间。何时开始第一次喂养、第一次喂养持续多久、婴儿含接如何或者吃了多少初乳等问题，都不应该给母亲和婴儿施加压力。第一次吸吮乳房的目的在于让孩子认识乳房，而不是进行一次喂养。医护人员更多的支持应该在下次喂养时提

皮肤接触。

(10) 建议转运途中母婴持续皮肤接触，并确保安全。与母婴同室护士严格交接母婴情况，对于在产房没开始吸吮乳房的母婴，鼓励继续进行皮肤接触，直到第一次哺乳完成。在持续皮肤接触期间有警觉人员观察看护，防止发生窒息。

(11) 母婴因各种情况暂时需要母婴分离，无法进行皮肤接触、自主寻乳的，指导母亲手挤乳等保持泌乳的方法、乳汁储存及运送等，必要时教会母亲正确使用吸乳器。

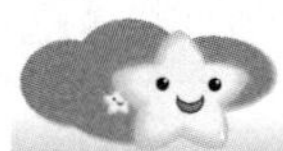

供，如帮助母亲了解喂养姿势、含接、喂养信号等其他需要了解的技巧。母婴之间建立联结非常重要，可以通过早接触、早吸吮、早母乳喂养，同时进行眼神和情感交流，早期建立母乳喂养关系，建立母婴联结、使之相互依赖，也能帮助母亲建立信心。

3. 流程　见图 6-2。

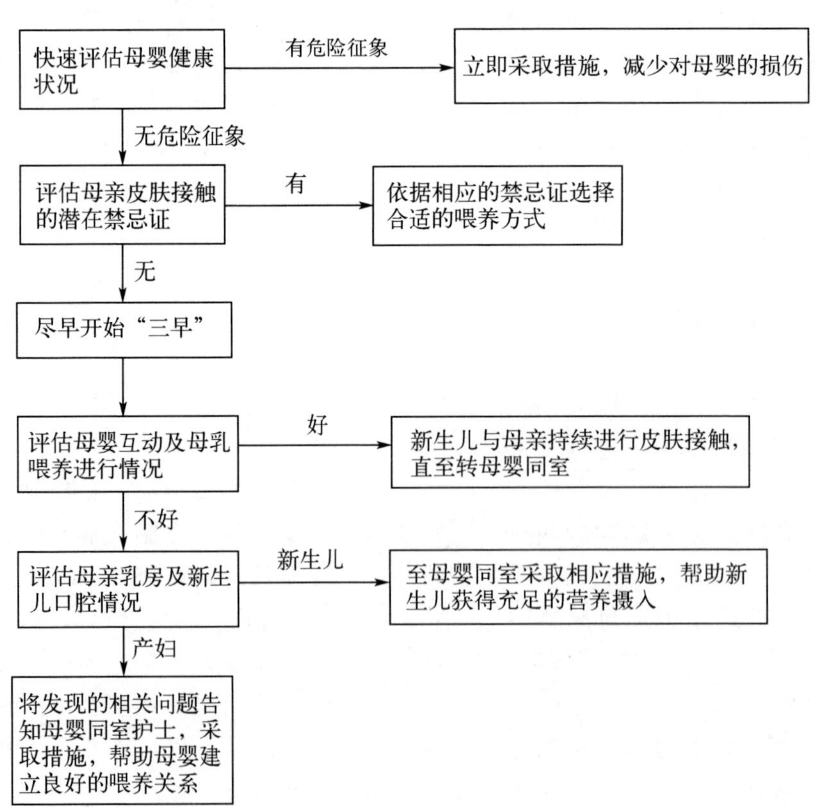

图 6-2　产后最初 2 小时照护流程

（五）母婴同室照护

1. 评估

（1）母亲

1）一般情况：饮食、睡眠、用药、精神心理状况、腹部 / 会阴伤口。

2）评估是否存在泌乳Ⅱ期延迟或者低乳汁产量的风险因素。详见附表 6。

3）乳房和乳头：乳房外观变化、乳房充盈或肿胀；乳头扁平或内陷、乳头疼痛、乳头皲裂、乳晕水肿等。

4）乳汁分泌情况。

5）母亲对哺乳的感受及满意度。

（2）婴儿

1）一般情况：生命体征、精神状态、睡眠、体温、皮肤、黏膜、黄疸指数等。

2）摄入评估：喂养方式、频次、时长；大便次数、颜色、量及性状；小便量、颜色、是否有结晶尿；体重变化等。

3）是否有添加配方奶的医学指征。

4）是否存在新生儿低血糖发生风险。

（3）母婴关系

1）母亲对婴儿各种状态的识别及处理方法。

2）母亲对婴儿日常照护的参与度。

3）哺乳过程中母婴的配合情况。

（4）家庭支持系统

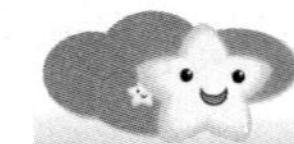

解读

1）婴儿父亲对母乳喂养的认知和育儿参与程度。

2）家庭对母乳喂养知识的认知、态度和做法等。

3）家庭成员间的沟通状况。

2. 照护　鼓励母婴同室，帮助母婴找到舒适的哺乳姿势，对母乳喂养有效性进行评估，

识别可能需要补充喂养的婴儿，减少对正常母婴的干预和干扰，保护生物性母婴依恋和母乳喂养的自然建立（图 16-3）。

（1）一般照护

1）母婴同室。

2）鼓励尽可能多地做皮肤接触。当母亲疲惫时，鼓励父亲参与皮肤接触。

3）帮助母婴找到舒适的哺乳姿势。

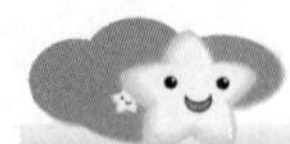

解读

鼓励母婴同室，避免非必要的母婴分离，营造利于母亲休养的环境，鼓励母亲与婴儿同步休息。医疗机构认识到并促进所有母亲和健康足月婴儿每天 24 小时待在一起(母婴同室)，无论父母的喂养选择或分娩方式如何，确保母婴共同的健康需要。所有常规程序、评估、新生儿筛查、免疫接种、听力筛查和常规实验室检查等，均应在母亲的床边进行，只有合理的临床原因才能分离母亲和婴儿。母婴同室中断的记录文件应包括分离原因，分离后母婴的位置和距离，分离所需时间，一旦原因停止，要立即恢复母婴同室。定期向家庭提供安全母婴同室实践培训，对确定为高风险的母婴（夜间或父母疲惫不堪）需要加强监督，防止婴儿窒息和坠床等意外的发生。

帮助母亲采取舒适的哺乳姿势非常重要，如果母亲开始哺乳时就能以舒适自然的方式抱婴儿，让婴儿含接好乳房并且有效地吸吮，保护乳头不受伤害，将有利于乳汁的建立和今后的持续哺乳。常用的哺乳姿势有摇篮式、侧卧式、橄榄球式、交叉式等。产后早期鼓励母亲半躺式哺乳（生

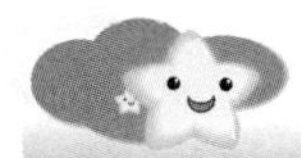

物养育法），但每位母亲有权找到自己最舒适的姿势。推荐将半躺式生物哺育法作为常用的哺乳姿势之一。半躺式生物养育法无须技巧，它弥补了常用的“标准哺乳姿势”的不足之处。采用半躺式体位时，母亲舒服地向后斜躺，头颈部、肩膀、腰部都有良好支撑，符合生理结构，增加母亲舒适；满足母婴情感联结，母亲也能更顺利地发现和读懂婴儿发出的信号；引发新生儿的多种原始反射，让婴儿引导的自主含乳做得更好，更有效预防因含接不良引起的乳头疼痛和乳头损伤。半躺式哺乳法提示了存在于母乳喂养当中的自然本能属性，对产后早期的“不人工干预”哺乳提供了有力的论证。医护人员给予母婴更多的耐心和更适宜的环境，使母乳喂养回归生物本能。哺乳姿势没有绝对的“标准”或“错误”，如果母亲感觉舒适，婴儿也能有效移出乳汁且生长发育正常，则不必严格要求母婴按照“标准”姿势哺乳。给母亲提供一个舒适放松的环境，相信母婴，给母婴展示本能的机会和时间，多鼓励表扬，少动手。

4）指导顺应喂养

顺应喂养的理念是从按需喂养和婴儿引导的喂养发展而来的，其核心是识别婴儿发出的饥饿与进食的信号，并立即回应，随时准备哺乳。是指母亲识别婴儿喂养的线索，顺应婴儿的需求进行喂养，不限制哺乳次数和时长。产后早期的婴儿会频繁寻乳和吸吮，僵化地建议哺乳间隔与时限（如每隔 2 ～ 3 小时喂养一次）、一次哺乳多长时间（不超过 30 分钟）、一侧乳房喂多久（如左右乳房各 15 分钟），并不符合

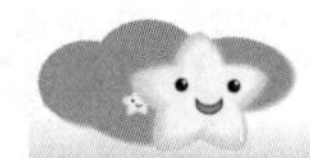

婴儿引导的母乳喂养需求。在婴儿充分摄入之后，如果乳汁有剩余，无须立刻挤出，产后早期需要正确的需求信号，以供身体产出适宜需求的乳汁，从而降低乳胀和乳腺炎的风险。对于健康足月婴儿，不建议定时喂养，过渡期内不频繁叫醒哺乳，密集哺乳阶段不人为延迟哺乳，顺应婴儿自然需求，增加皮肤接触的次数和时间，鼓励母婴24小时同室/同床，帮助母亲尽快学会识别婴儿不同需求的线索，及时做出回应。但是对于极低体重儿、早产儿或早期足月儿，体重丢失过多的新生儿，应指示母亲在早期喂养线索出现的情况下喂养，并在必要时唤醒，确保婴儿每24小时至少接受8次喂养。母婴分开照顾时，每次注意到早期喂养信号时，就要将婴儿抱给母亲。

5）确认喂养有效性

A. 婴儿体重下降及恢复情况。

健康的足月儿在子宫内储备了足够的脂肪和水分满足其新生代谢的需求，出生后由于皮肤水分的蒸发、排尿排便及利用脂肪产热等，会出现体重下降，一般在产后3～4天达最低点，下降范围3%～9%，出生后第7～10天恢复出生体重。如果体重下降超过7%或至第10天还未恢复到出生体重，则要查找原因。

B. 产后早期的摄入量和排出量（摄入量、大小便次数和颜色等）。

不同婴儿个体，早期的喂养次数、摄入量、大小便次数差异很大，没有一个绝对的标准。附表7可供参考。对大小便次数的精准要求一直被广泛运用，甚至被当作添加配方奶的指征。但随着研究的进展，以及对泌乳生理的进一步理解，而且对产

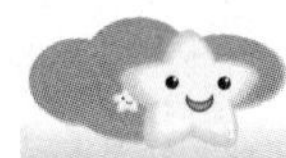

后早期婴儿状态的全面综合评估越来越普遍，人们逐渐发现单纯依靠大小便次数来判断摄入是否充足可能会误判许多正常的婴儿为母乳喂养“不足”而误加配方奶。后来更新的指南不再对产后早期每 24 小时的大小便提出具体次数的要求，而是动态关注其变化，并结合多项指标综合判断。2014 年母乳喂养医学会（ABM）发布的《母乳喂养新生儿和母亲出院指南》（2014 更新版）给出的产后早期摄入足够的几条标准，现在被越来越多的人接受运用，其标准如下：到第 4 天每天 3 ～ 4 次大便，第 5 天时转为黄色大便（胎便排尽），且每天至少 5 ～ 6 次小便，最迟 10 ～ 14 天恢复出生体重。

C. 观察一次完整的母乳喂养过程。

观察完整的母乳喂养过程时，重点关注：①母亲是否掌握正确的哺乳方法；②新生儿的含接状态和乳汁移出能力；③哺乳过程中母婴双方的感受和情绪；④哺乳结束后乳房及乳头的状态，母婴状态。评估内容详见附表 8。

正常足月新生儿含接良好的表现：①嘴张大，上下唇嘴角角度大于 120°；②上下嘴唇外翻；③下颌紧贴乳房；④含住整个乳头及嘴下方大部分乳晕；⑤鼻子露出，可以自由呼吸；⑥面颊饱满没有凹陷；⑦嘴唇密封严密，吸吮时没有漏气的声音；⑧吸吮有力，吸吮、吞咽、呼吸协调。

D. 其他：婴儿活力、黄疸值、低血糖高风险儿遵医嘱检测血糖值。

新生儿低血糖症的定义一直存在争议，很多专家建议的数值是 30 ～ 50mg/dl（1.7 ～ 2.8mmol/L），并且随着日龄而有所

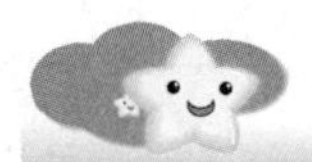

变化。产后第一个1小时一过性低血糖很常见，几乎发生于所有哺乳动物的新生儿当中。绝大多数的新生儿通过糖异生、糖原分解及生酮作用补偿这种生理性的低血糖。瞬态、单一、短暂的低血糖时段不太可能造成永久性神经损伤。但对存在低血糖风险因素（附表9）或者有低血糖临床表现（附表10）的婴儿应该进行血糖筛查，其频率与持续时间应与婴儿的特殊风险因素相匹配。早期的纯母乳喂养可以满足健康足月新生儿的营养和代谢需求，在出生后1小时内开始皮肤接触，能够促进母乳喂养的开启和建立，降低低血糖的风险。健康足月的婴儿常规进行水、葡萄糖水或配方奶的补充是没有必要的，并且会干扰母乳喂养及机体正常代谢补偿机制的建立。预防低血糖的有效方法：尽可能持续皮肤接触；督促母亲产后30～60分钟内开始母乳喂养，并根据需求持续进行；频繁哺乳，在产后头几天内，每24小时10～12次；必要时挤初乳补充喂养。对所有足月婴儿预防低血糖的综合管理建议详情见附表11。评估低血糖症与摄入不足之间的关联，若补充摄入仍不能维持正常血糖值，必要时转新生儿科进一步规范治疗。

6）不给予非医学指征的配方奶添加，识别可能需要补充喂养的婴儿，掌握产后早期补充喂养指征（附表12），告知产后早期非医学指征代乳品添加的风险。

除非有医学指征，否则不要为母乳喂养的新生儿提供母乳之外的任何食物或液体。应鼓励母乳喂养的母亲纯母乳喂养（仅喂母乳，除维生素/药物外不给其他液体或固体）。除非有医学指征和母亲的书面与知情请求，否则不向新生儿提供补充喂养。识别可能需要补充喂养的婴儿，掌握产后

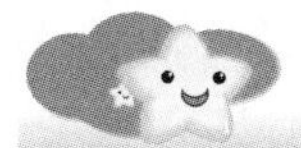

早期补充喂养指征。如需补充喂养，遵循以下原则。

(1) 优先顺序如下：初乳/亲母乳汁，巴氏杀菌的捐赠人乳，液态配方奶，与清水混合的配方奶粉或浓缩配方。

(2) 鼓励母亲将初乳或乳汁直接挤到婴儿口中，或者通过奶瓶/奶嘴以外的其他方法喂养（优选乳旁加奶、杯喂、勺喂）。

(3) 根据医嘱补充喂养，向母亲和其他重要成员演示婴儿配方奶的安全制备和喂养，以及奶瓶和奶嘴的安全处理。记录补充喂养的医学适应证、补充类型、次数、量、补充喂养的方法。在没有医学指征而母亲想要添加的情况下，要听取和探讨母亲们的理由，要对母乳喂养进行仔细评估，并与母亲和亲属讨论产后早期非医学指征补充喂养的风险。

7）不常规使用安抚奶嘴、橡皮乳头或奶嘴。

安抚奶嘴、橡皮乳头或奶嘴不常规使用，也不常规用于健康足月的母乳喂养婴儿。

(1) 如果母亲要求使用，与其探讨使用原因，解决母亲的担忧，告知使用的潜在风险，并强调对哺乳的影响，同时评估母乳喂养以排除存在的困难。如果母亲充分知情后仍然决定使用，应尊重其意愿，并在病历中记录。

(2) 早产儿或新生儿重症监护室或特殊护理病房的患病婴儿可能会使用安抚奶嘴进行非营养性吸吮。

(3) 母乳喂养是任何哺乳婴儿接受疼痛性操作的首选安抚方法，只有在不进行母乳喂养的情况下，才使用安抚奶嘴。

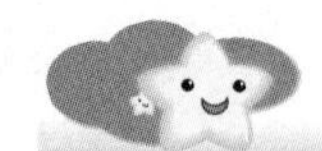

8）教会母亲手挤乳汁。

对于无法通过乳房亲喂满足婴儿需求、母婴分离的母亲，尽快教会其轻柔按摩乳房，用手挤乳汁。手法挤乳汁优势：不需要成本；随时随处可用；能更有效地刺激喷乳反射；挤压乳房可有效移出乳汁。手挤乳汁适用于以下情况：早产、早期足月和任何最初24小时内无有效含接的婴儿；有低血糖风险的新生儿，哺乳后补充喂养初乳；不能直接母乳喂养的婴儿（如早产儿或患病婴儿）；母婴分离不可避免；母亲有泌乳Ⅱ期延迟的风险（泌乳Ⅱ期延迟通常被定义为出生后至少72小时感觉母乳很少或没有乳房饱满感或乳汁滴漏）。

9）帮助有困难的母婴：全面评估后，母婴如果有困难或观察到哺乳中存在问题，需给予帮助或建议，并与母亲共同制订实施计划、跟进落实。

每位母亲都应在母乳喂养方面获得所需的帮助。工作人员确保母亲能够将婴儿摆好姿势并且乳房含接良好，高危母亲（有并发症的、剖宫产、肥胖、缺乏家庭支持）还需要额外的帮助。帮助母亲前需要仔细观察一次完整的母乳喂养过程，查找有效含接、姿势和有效喂养的指征，如果母婴适应良好，母婴感受及乳房乳头状态无明显问题，不予干预，也无须给予过多指导。如果需要改善含接和调整姿势，首先温和演示，避免直接为母亲操作。工作人员将解决任何母乳喂养问题（乳头疼痛、含接困难、乳汁供应不足），并在需要时转诊给哺乳专家。

10）观察与记录：每班至少需要观察并记录一次母乳喂养的情况，直到出院为止。在临床病史中记录抱姿、含接、乳汁转移、婴儿大小便频率和特征、黄疸和婴儿的体重，以及任何喂养问题。

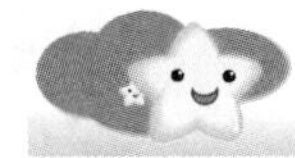

解读

(2) 常见状况照护（图 6-3）

1）过渡期睡眠。

由于经历了分娩，母婴体力消耗大，健康足月新生儿出生后，在第一次完整地吸吮母亲的乳房后，会进入一个较长的睡眠期，有时可长达 6 ～ 8 小时。产后早期，新生儿从宫内到宫外，其呼吸、循环、内分泌、神经等系统都在发生改变，这个睡眠期也正是他们来到外界的一个调整过渡时期。

照护要点。

(1) 鼓励并保持母婴皮肤接触。

(2) 鼓励母亲同步睡眠。

(3) 安全：保证母婴持久皮肤接触时有家属监护；床单位床垫不过软，有护栏等设备，确保母婴安全。

(4) 密切观察新生儿面色、呼吸、肌张力、体温等，必要时遵医嘱监测血常规。

(5) 对母亲及其家庭进行相关知识宣教，减轻焦虑。如母亲仍有担心，必要时可用皮肤接触、轻柔抚摸等方式尝试温柔唤醒婴儿哺乳，忌拍用打足底的方式唤醒婴儿。

2）第二晚哭闹和（或）密集哺乳现象。

多发生在出生后 24 ～ 36 小时，新生儿离开熟悉的子宫环境后由于不安全感或过多的刺激等，通常出现频繁哭闹和密集哺乳的现象。这不一定是乳汁不足的标志，也不是补充喂养的指征，但后期持续出现可能是乳汁转移不佳的信号，需综合新生儿体重、大小便及母亲乳房和泌乳量等因素综合评估。临床支持可使母亲和家庭理解这一现象，主动采取持续皮肤接触，频繁喂养的正确方式应对，避免认为母乳不足导致焦虑情绪。并通过频繁喂养、皮肤接触促进乳汁尽早分泌，缓解即将到来的

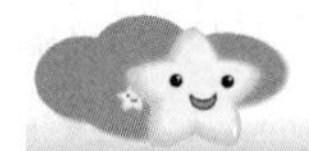

生理性乳胀，紧密母婴关系连接。如果出生后皮肤接触持续进行，第二晚哭闹现象会明显减少。

照护要点。

（1）向母亲及其照护者解释新生儿密集型哺乳如何发生，避免产生母乳不足的焦虑。

（2）观察母亲及其家庭情绪状态，给予鼓励和支持。

3）鼓励持久肌肤接触，并观察肌肤接触安全性。

最好的办法就是让新生儿与母亲持续肌肤接触，以模拟熟悉的子宫环境，频繁哺乳。同时医务人员需要定期向家庭提供安全母婴同室健康教育，以防止婴儿跌落和窒息事件。

4）鼓励按婴儿发出的进食信号喂养。

早期喂养次数个体差异很大，第一个24小时内许多新生儿有较长的睡眠过渡期，可能喂养次数少，随着新生儿对外界环境的适应，频繁寻乳的表现随之出现，母亲应尽可能地顺应喂养。密集式喂养（几次喂养集中出现）在最初的24～36小时内很常见，可以刺激母乳产生。这不是乳汁不足的标志，也不是补充喂养的指征。每24小时内的喂养次数范围在8～12次或者更多。母亲应顺应新生儿需求进行哺乳，两侧乳房均应哺乳，哺乳持续时间不设时限，让新生儿自动松开乳头。

5）观察哺乳是否舒适安全：有无乳头疼痛，必要时给予指导调整，鼓励半躺式哺乳，或采用母亲自感舒适的姿势。观察新生儿的含接、吸吮、吞咽。

合适的哺乳姿势和含乳有助于乳汁移出、减少乳头损伤、增加哺乳的持续时间，对于不同的情况，有许多姿势可以选择，最重要的是考虑母亲的舒适度，不受限制地哺乳，同时保证新生儿能够以合适的姿势含乳。

(3) 新生儿黄疸

照护要点。

1) 出生后切实做好早接触与早吸吮，促进乳汁分泌。

2) 鼓励频繁地进行哺乳，不设哺乳时间限制。避免哺乳延迟、婴儿吸吮不频繁或时间不够、限制婴儿在乳房上吸吮的时间等而产生的喂养相关性黄疸。

3) 评估母乳喂养有效性，如新生儿体重下降幅度、胎便排空情况、小便情况等。

4) 评估黄疸出现时间、程度，识别是否存在母儿血型不合等引起高胆红素血症的风险因素。

5) 若没有补充喂养的医学指征，不随意额外添加。如果在良好的母乳喂养支持下，婴儿仍摄入不足、体重下降过多或无法良好生长、或有脱水的表现等医学指征，需要考虑额外添加母乳代用品。

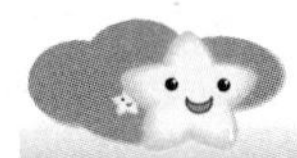

解读

胆红素水平升高、巩膜和皮肤出现黄染是新生儿期最为常见的黄疸表现，50% ~ 60% 的足月儿和 80% 的早产儿会出现生理性黄疸。黄疸既可能是正常发育过程中的生理现象，也可能是某些疾病的表现之一。严重的黄疸还可能与婴儿的神经系统损伤有关。正确认识新生儿黄疸，既不过度恐慌，也不随意忽视，配合医生规范地进行监测、诊断和处理，对于降低新生儿黄疸的风险非常重要。补充喂养水或者葡萄糖不能降低胆红素水平，还会干扰母乳喂养。

(4) 乳房充盈和乳房肿胀

照护要点。

1) 预防是最首要的，早期应增加皮肤接触和频繁、有效哺乳，不过度干预乳汁分泌。如果乳房肿胀普遍存在，则应重新评估其母亲照顾模式。实施《成功促进母乳喂养十项措施（2018 年更新版）》中的 4 ~ 9 条措施能够预防大多数的乳房肿胀。乳房肿胀的发生情况因人而异，可以针对性

常发生于产后 3 ~ 5 天，是由乳汁成分变化、泌乳细胞间隙关闭、乳汁量增加等所致。目前无统一的评估工具，仅靠主观的判断方式，如视觉描述，母亲对乳房的硬度、紧实度、皮肤张力、温度的感受来确定。乳房充盈即生理性乳胀，乳房局部有温暖、饱满和重坠的感觉。乳房肿胀是指乳汁不能及时移出，乳汁、血液和淋巴液聚集且流动不畅而引起的乳房肿块和水肿。乳房局部红、肿、硬、痛，外观紧张明亮。

处理。

2）乳胀出现后，为了缓解不适，更需要频繁喂养，经过一段时间后，乳汁的分泌将会根据婴儿的需求进行自动调节，乳房肿胀即可消失，不需要特殊处理。

3）乳房肿胀的其他措施

A. 适当反向按压软化乳晕，轻轻挤出部分乳汁使乳晕变软，帮助婴儿含接。

B. 注意纠正含接不良，提升乳汁转移效率。

C. 可在哺乳间隙冷敷，给予母亲关于疼痛控制的咨询建议。可选用对乙酰氨基酚、布洛芬。

D. 在出院前给予所有的哺乳母亲关于乳房肿胀的预防指导。

(5) 乳头疼痛

照护要点。

1）告知母亲如果婴儿含接良好，即使频繁哺乳，多数母亲也不会出现乳头疼痛。

2）判断乳头疼痛的原因，包

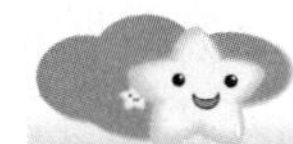

解读

反向按压软化乳晕技术是使用轻柔的正向压力软化乳头基底部的乳晕某个区域（3 ~ 4cm/1 ~ 2 英寸），暂时将部分肿胀轻柔地向后及向上移动到乳房的技术。其目的如下：减轻乳晕水肿，促进组织液进入淋巴管；解除对乳导管的压迫；减轻乳腺管的过度扩张；减轻含乳时的不适感；有利于婴儿深含乳，有效移出乳汁；刺激乳头乳晕处的神经，有效刺激喷乳反射。

乳房肿胀的症状最常发生于产后 3 ~ 5 天，超过 2/3 的女性在第 5 天经历了乳房疼痛，但是症状可能会持续到 9 ~ 10 天。乳房肿胀的发生率取决于产后最初几天内的母乳喂养管理。在产后 48 小时，婴儿有更多的哺乳，并且母婴同室，乳房肿胀的发生也较少。对乳房肿胀的适当管理对于成功地进行长期母乳喂养十分重要。

产后乳头疼痛常见，产后 8 周内经历乳头疼痛的母亲约占 58%，这也是造成过早离乳最常见的原因之一。婴儿不恰当的体位和含接不良是最常见的原因，占所有乳头疼痛原因的 90%。

帮助乳头愈合时的舒适措施。

(1) 喂养后可挤出少量乳汁润滑乳头并缓解乳头疼痛。

(2) 哺乳前提前刺激喷乳反射。

(3) 从疼痛较轻的一侧乳房开始。

括观察一次母乳喂养的过程（附表 8），评估乳房和乳头。

3）安慰母亲。

4）根据原因进行改善，帮助母亲改善含接并示范多种哺乳体位，尤其是半躺式哺乳。需要母亲自主多次尝试。

5）不建议限制哺乳频率。

6）排除舌系带过短等口腔解剖结构原因，必要时转介专业人员。

7）乳头愈合时采取舒适措施。

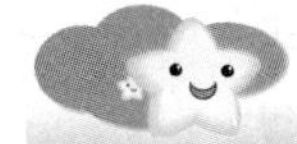

(4) 避免婴儿含着乳头睡觉。

(5) 不必每次喂哺时都清洗乳头。如使用促进伤口恢复的药物，可能需要在哺乳之前清洁。

(6) 避免使用对乳头疼痛没有帮助的做法。

对乳头疼痛没有帮助的常见做法如下所示。

(1) 为了使乳头得到休息而停止母乳喂养。这样做可能会使乳房肿胀，使婴儿更难以含接乳房。如果乳汁不能移出，乳房肿胀更严重，母乳的分泌将会减少。

(2) 限制母乳喂养的频次或婴儿吸乳的时间。乳头损伤的根本原因是含接，如果含接不好，婴儿吸吮 1 分钟即可引起乳头损伤，而含接良好时 20 分钟的吸吮也不会对乳头产生损伤。

(3) 把使用乳盾作为常规。在应对某些乳头短平和凹陷或对促进吸吮力弱的婴儿吸吮时，乳盾可能有一定帮助，但需要把握指征，并短期使用，避免产生后续的混淆。

(6) 乳头扁平或内陷

不管是平坦还是凹陷的乳头，都有可能成功母乳喂养，因为婴儿含住的是乳房而不仅仅是乳头，婴儿正确的含乳及吸吮才是最重要的。

照护要点。

1）尽早持续母婴皮肤接触，鼓励婴儿引导的自主寻乳。

2）在乳房充盈前帮助母亲找

不对称含乳技巧：母亲将乳晕塑形成三明治状，用乳头碰触婴儿的下嘴唇，引发寻乳反射，当婴儿头部稍后仰、嘴张大舌向下、母亲乳头对着婴儿的上嘴唇和鼻

到适合的哺乳姿势，如交叉式、橄榄球式、半躺式，适时提供帮助。

3）向母亲解释婴儿应含接在乳晕而不是乳头上。

4）教会母亲不对称深含乳的技巧。

5）母亲可以在哺乳前刺激乳头使之突出。用手或吸奶泵或其他吸吮工具轻柔地刺激乳头或吸出乳头。

6）避免让婴儿吸吮橡胶乳头或安抚奶嘴，以免乳头混淆。

7）频繁哺乳，避免乳房过度充盈，这会让婴儿的含接变得更困难。一旦发生乳房肿胀，可先反向按压乳晕，让乳晕变软再含接。

8）向母亲解释，婴儿可能需要时间学习含接，母婴需要磨合与多次尝试，以找到适合的方式。

9）乳盾不作为首选和常规使用，有医疗指征时可暂时使用，并逐步撤离。

（7）婴儿拒绝母乳喂养

照护要点。

1）观察一次母乳喂养过程，查找婴儿拒绝喂养的原因。

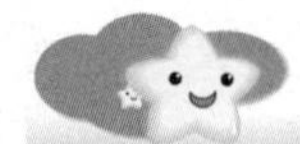

解读

尖之间的区域时，再快速把婴儿抱近乳房，注意是婴儿自主含乳，而不是母亲将乳头塞进婴儿嘴中。看到婴儿嘴下方含住了更多乳晕，嘴上方含得少而露得多，实现不对称深含乳。指导母亲怎样识别有效含接。

婴儿拒绝母乳喂养的原因很多，母亲觉察到婴儿在拒绝她，可能感到沮丧。应及时查找原因，给予帮助，解除母亲及家庭的焦虑，确保婴儿安全。

出生后早期，婴儿拒绝喂养的原因有以下几种。

（1）婴儿此时不饿。但仍需要确认是否有用奶瓶喂过婴儿。

（2）婴儿可能感到冷、生病、或者太小和虚弱。婴儿可能完全拒绝喂养，或者能够含接但没有吸吮，或吸吮无力，或者短暂吸吮。

（3）母亲抱婴儿的姿势不对，婴儿含

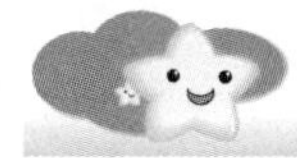

接差。

(4) 母亲可能移动或摇晃了乳房或婴儿，使婴儿不能很好地保持含接状态。

(5) 母亲的乳房肿胀或变硬，使得婴儿难以含接。

(6) 婴儿可能口腔疼痛或者鼻孔堵塞，所以只能短暂吸吮，然后推开乳房，可能还因为吸吮受挫而哭闹。

(7) 在特定抱姿下婴儿可能有疼痛，如产钳分娩后，如果在婴儿受伤的头部施压，或者以特定抱姿抱住头部而弄痛了婴儿。

(8) 母亲乳汁分泌量太少，婴儿最初没有吃到乳汁，感到沮丧不愿意再次吸吮。婴儿有时只吃一侧而拒吃另一侧乳房，因为改变姿势时可能会让婴儿感觉到疼痛，或者两侧乳房乳汁流出速度不同，或者一侧乳房肿胀。

2）根据原因采取相应措施。

根据婴儿拒绝喂养的原因采取以下措施。

(1) 查看新生儿，必要时转介儿科医生进行疾病的治疗。

(2) 减轻婴儿的疼痛，如产钳分娩后，帮助母亲以不引起婴儿疼痛的姿势抱婴儿。

(3) 帮助母亲摆好婴儿体位，确保婴儿含接良好。

(4) 乳汁流出过快或者乳房严重肿胀时，帮助母亲挤掉部分乳汁。

(5) 避免使用橡胶乳头，必要时用小杯子喂养。

(6) 在不受打扰的安静环境中鼓励母亲长时间的肌肤接触，按需哺乳。初次母婴肌肤接触，婴儿可能会需要 1 小时或更久的时间来含接乳房，或者根本不含接。

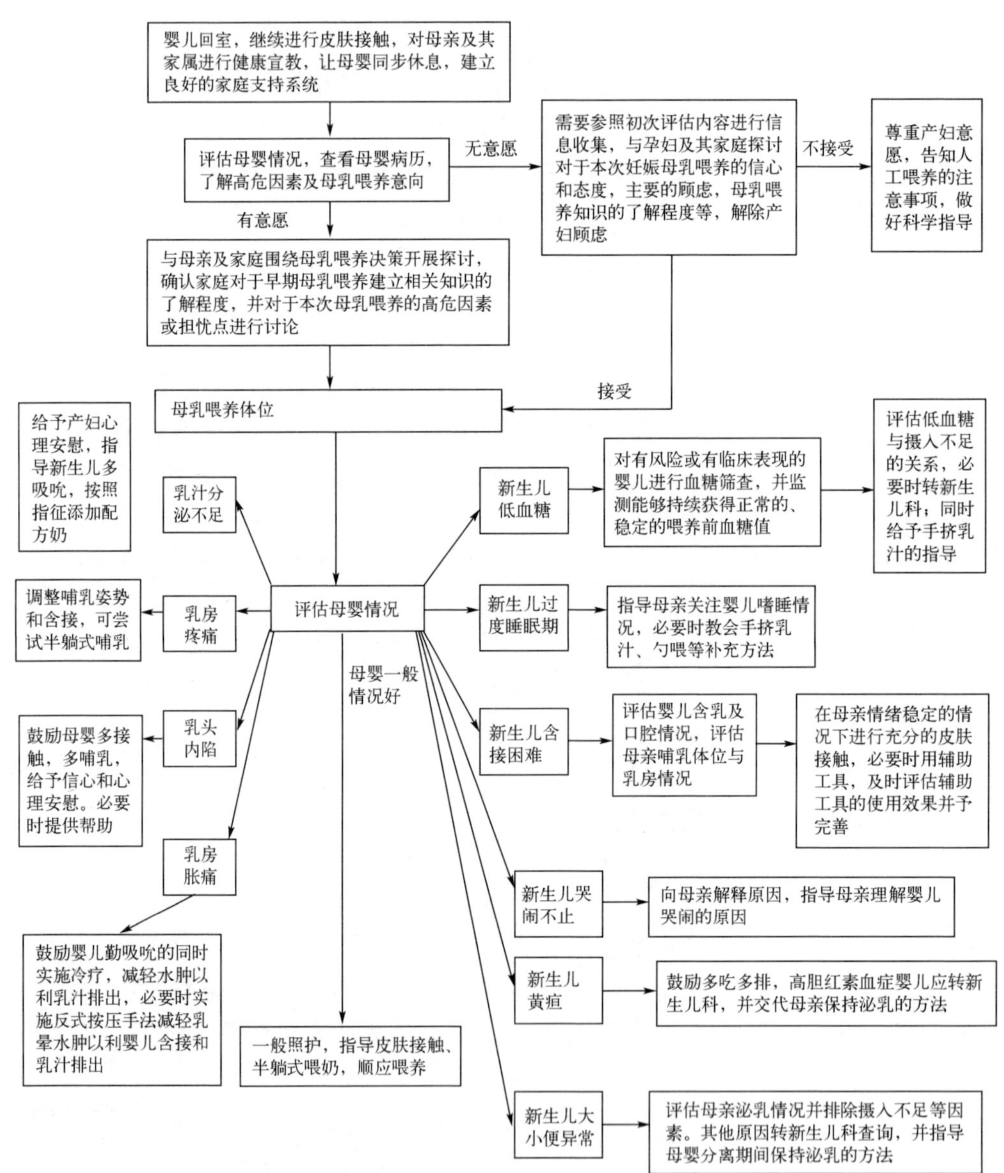

图 6-3　母婴同室期间照护流程

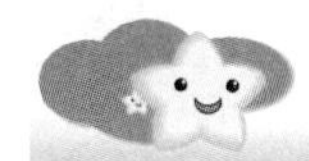

3）轻柔自信的护理：婴儿哭闹时不要强行将婴儿抱近乳房。

4）拒绝喂养重在预防。

预防婴儿拒绝喂养的有效方法。

(1) 尽早而频繁地进行母婴肌肤接触，帮助婴儿在生后几小时内体验母乳喂养是安全的。

(2) 帮助母亲在安静从容的环境中学习哺乳姿势和含接技巧。

(3) 对婴儿学习含接吸吮吞咽的过程保持耐心。

(4) 照顾婴儿时动作轻柔自信。

（六）出院前照护

1. 出院前对母婴情况进行全面评估，对发现的母乳喂养相关风险因素及存在的问题提出改善建议，并做好记录，告知母亲出院回家后的处理方法，必要时转给相关专业人员。

母婴泌乳相关风险因素。

(1) 母亲：初产妇、心理压力 / 疼痛、肥胖症、糖尿病、高血压、分娩应激、计划外剖宫产术、乳房手术 / 损伤、先天性乳腺发育不良、产程过长、胎盘残留、乳头过大、乳头扁平或内陷、乳头疼痛、吸烟、甲状腺功能减退，脑垂体功能减退、卵巢卵泡膜黄体囊肿、乳腺腺体组织发育不足、多囊卵巢综合征、希恩综合征、泌乳Ⅱ期延迟、出院时未能建立有效母乳喂养、出院时还需要哺乳辅助工具、住院时间小于产后 48 小时等。

(2) 婴儿：早产儿、低体重儿、低血糖、感染、黄疸、舌系带过短或过紧、唇裂 / 腭裂、呼吸 / 心血管疾病、产伤、神经系统疾病、多胎、含接姿势不佳、过度体重丢失、母婴分离、定时喂养、无医疗指征的配方奶或其他补充喂养、安抚奶嘴的使用、睡眠训练等。

2. 观察一次完整的哺乳过程。

在每对母婴出院前，观察一次完整的哺乳过程，并与之交流，确保母亲和家庭在出院前获得足够的相关知识和技能，能

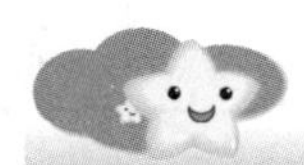

3. 给母亲提供实用信息，也可给哺乳母亲（和家庭）发放基本问题需知清单或说明（附表 13）。

够识别饥饿线索，掌握舒适的喂养姿势，学会辨别有效含接和乳汁转移，知晓如何科学提升乳汁产量；学会手挤乳汁；母亲能够识别并回应新生儿，能够安抚哭闹的婴儿；确认母亲有信心哺育她的婴儿。

给母亲提供的信息主要有以下几点。

（1）前 6 个月纯母乳喂养，之后添加辅食并继续母乳喂养至 2 岁或以上的重要性。

（2）如何预防及管理乳房的问题。

（3）如何判断婴儿是否摄入足够。

（4）观察并识别婴儿黄疸。

4. 与母亲及其家庭讨论并确认出院后母乳喂养评估 / 产后的随访时间、地点及方式（返院随访 / 家访 / 电话随访 / 互联网 +）。

（5）母乳喂养婴儿的喂养模式和大便特点。

（6）母乳喂养支持相关部门和支持机构的联系电话、地址等。

三、附表

附表 1　UNICEF/WHO 发布的《成功促进母乳喂养十项措施（2018 年更新版）》

关键管理措施	步骤 1　政策
	1a. 完全遵守《国际母乳代用品销售守则》和世界卫生大会相关决议
	1b. 制定书面的婴儿喂养政策，并定期与员工及家庭沟通
	1c. 建立持续的健康和数据管理系统
	步骤 2　确保工作人员有足够的知识、能力和技能支持母乳喂养
核心临床实践	步骤 3　与孕妇及其家属讨论母乳喂养的重要性和实现方法
	步骤 4　分娩后即刻开始不间断皮肤接触，帮助母亲尽快开始母乳喂养
	步骤 5　支持母亲开始并维持母乳喂养，处理常见的困难
	步骤 6　除非有医学指征，否则不要为母乳喂养的新生儿提供母乳之外的任何食物或液体
	步骤 7　让母婴待在一起，实行 24 小时母婴同室
	步骤 8　帮助母亲识别和回应婴儿需要进食的迹象
	步骤 9　告知母亲使用奶瓶、人工奶嘴或安抚奶嘴的风险
	步骤 10　协调出院，以便父母与婴儿及时获得持续的支持和照顾

附表 2 产前检查表——婴儿喂养

产检时间（孕周）	主题	讨论（是否）	签名	日期
孕周 产检次数	纯母乳喂养对婴儿的重要性（预防多种疾病，如肺部感染、腹泻等，没有进行纯母乳喂养的婴儿容易患病；能满足婴儿前 6 个月所有的营养需求，只吃母乳，不需要其他食物和液体，满 6 个月之后在添加辅食的同时，继续母乳喂养到 2 岁或 2 岁以上；母乳随婴儿的需求动态变化；让婴儿生长发育良好）			
孕周 产检次数	生理性分娩对母乳喂养的促进（母亲良好的分娩体验和自信会延续到产后，促进母亲适应、母婴联结和母乳喂养的建立。分娩期间非药物缓解疼痛的方法，分娩方式对母乳喂养的影响）			
孕周 产检次数	代乳品使用的风险；不母乳喂养的危害（缺少母乳提供的预防疾病的保护作用；污染、错误制备；费用；很难重新恢复母乳喂养）			
孕周 产检次数	产后立即进行皮肤接触的重要性			
孕周 产检次数	早期开始母乳喂养和 24 小时母婴同室的重要性，让母乳喂养有一个良好的开端（婴儿引导的喂养；了解婴儿吃饱的状态；识别喂养线索；母婴同室 / 让婴儿待在母亲身边很重要；使用人工奶嘴或安抚奶嘴的危害）			
孕周 产检次数	乳汁供需平衡的重要性			
孕周 产检次数	良好的哺乳姿势和含接的重要性（帮助婴儿吃到更多的母乳；避免母亲乳头疼痛；帮助母亲学习母乳喂养的方法）			
孕周 产检次数	管理产后早期最常见的初始挑战（乳头疼痛、密集哺乳、昏昏欲睡的新生儿、乳房肿胀、安全睡眠的实践）			

附表 3 母婴服务人员二十项培训内容

序号	内容
1	咨询母亲使用倾听和了解技巧
2	咨询母亲使用树立信心和给予支持的技巧
3	向孕妇提供母乳喂养咨询
4	母乳喂养评估

续表

序号	内容
5	帮助母婴调整母乳喂养的姿势
6	帮助母亲改善婴儿含接状况
7	向母亲解释母乳喂养的理想方式
8	帮助母亲挤乳汁
9	必要情况下，帮助母亲用杯子喂婴儿喝奶
10	帮助母亲在出生后立即开始母乳喂养
11	帮助认为自己母乳不足的母亲
12	帮助频繁哭闹婴儿的母亲
13	帮助拒绝母乳喂养婴儿的母亲
14	帮助扁平乳头或乳头内陷的母亲
15	帮助乳房胀痛的母亲
16	帮助乳头疼痛或皲裂的母亲
17	帮助患乳腺炎的母亲
18	帮助低出生体重儿或患病婴儿的母亲进行母乳喂养
19	咨询母亲自身健康
20	卫生机构执行守则

附表 4　常见疾病的母乳喂养潜在禁忌证

感染类型	备注
艾滋病	需进行个体咨询，当人工喂养可接受、可行、可负担、可持续、安全时，最好完全人工喂养；当选择母乳喂养时，母亲需抗病毒治疗，前 6 个月纯母乳喂养，最好经巴氏消毒或煮沸后喂养；禁忌混合喂养
巨细胞病毒	＜ 32 周或＜ 1500g 早产儿，母乳经过消毒后可母乳喂养
疱疹病毒	单纯疱疹病毒、带状疱疹，如乳房或乳头有病变，不能直接哺乳，但母乳经消毒后可喂养；其他部位感染均可直接哺乳
水痘	如果分娩前 5 天内或者分娩后 48 小时内出现水痘，建议母婴隔离，挤出乳汁喂养，直到母亲不再具备传染性，同时婴儿尽快注射水痘 - 带状疱疹免疫球蛋白。避免与皮肤病灶密切接触（对大婴儿来说，不建议母婴分离，因为母亲在出现皮肤病损之前就具有传染性，婴儿已经暴露）。建议咨询专家
梅毒	未规范治疗者，暂缓直接哺乳，乳汁经消毒后可喂养
肺结核	未经 14 天正规治疗、痰结核菌阳性者，不能直接哺乳

附表 5　新生儿的本能和感知觉能力及意义

新生儿本能	意义
原始反射	
觅食反射	把头转向刺激的方向，帮助寻找乳房
吸吮反射	吸吮放入口中的物体，帮助获取营养物质
吞咽反射	吞咽食物，帮助获取营养物质
踏步反射	帮助新生儿推挤母亲的腹部，并将自己推向乳房，上肢也有水平和伸展运动，颈部、肩膀和手臂的肌肉力量帮助新生儿摆动头部并缓慢朝向乳房
新生儿感知觉能力	
听觉	新生儿具备了辨别声音音量、持续时间、方向及频率的能力，这意味着婴儿可以根据声音辨别自己和抚养者，鼓励母亲与新生儿交流，给予更多的声音互动是增加亲子联合的有效途径
味觉与嗅觉	新生儿对甜味液体吸吮频率更快，持续时间更长，不同的味道可以引发不同的面部表情，对于一些不喜欢的气味，新生儿还会有不同的反应，婴儿通过乳房和腋下的气味识别自己的母亲，确认最亲密的抚养者。这是产后第一时间皮肤接触，新生儿能够成功含接乳房的关键原因之一
触觉、温度觉和痛觉	新生儿对触摸、温暖与寒冷及温度的变化都非常敏感，他们仍旧需要与母亲温暖的皮肤亲密接触，温柔地抚摸可以安抚激动的婴儿，新生儿用嘴、手、身体的触觉探索世界，吸吮乳房还可以缓解他们对痛觉的恐惧
视觉	新生儿能够感觉到光线的变化，更喜欢较暗的环境，能感觉到视野内物体的运动并且视线随视觉刺激移动，如母亲的脸部，新生儿能够在母亲乳房上觉察到强烈的视觉对比，并以此为目标寻找食物

附表 6　泌乳 II 期延迟或失败或者低乳汁产量的风险因素

母亲的因素	婴儿的因素
年龄超过 30 岁，初产	早期足月儿（37 ～ 39 周）
乳房问题：腺体组织不足，乳头扁平或者凹陷，有乳房手术史	婴儿 Apgar 评分＜ 8 分
分娩问题：剖宫产（尤其是计划外），有分娩并发症，严重出血，产程很长，早产（＜ 37 周），胎盘滞留	高出生体重＞ 3600g
产后抑郁	低出生体重（＜ 2500g）
代谢问题：糖尿病（1 型或者 2 型），高血压，先兆子痫，多囊卵巢综合征，肥胖（妊娠前 BMI ＞ 30），皮质醇水平高，甲状腺功能减退，极度倦怠，疲劳或者压力大	含接不良或者疼痛 / 严格限制喂养
既往乳汁供应量低	哺乳前喂养其他食物
吸烟，嗜好品使用或者医疗情况导致低产量	发育未成熟（＜ 37 周）

附表 7　健康足月新生儿出生后第 1 周母乳喂养模式表

日龄	24 小时喂养次数	每千克体重日摄入乳汁量	体重 3kg 的婴儿每次摄入乳汁量	每日小便次数	每日大便次数
1 天	4 ~ 12	3 ~ 17	2 ~ 10	次数不等	次数不等
2 天	6 ~ 12	10 ~ 50	5 ~ 15	次数不等	次数不等
3 天	8 ~ 12	40 ~ 120	15 ~ 30	通常＞ 3 ~ 5 次	通常＞ 3 ~ 4 次
4 天	8 ~ 12	80 ~ 160	30 ~ 60	通常＞ 3 ~ 6 次	通常＞ 3 ~ 4 次
5 天	8 ~ 12	120 ~ 160	45 ~ 60	通常＞ 3 ~ 6 次	通常＞ 3 ~ 4 次
6 天	8 ~ 12	130 ~ 160	50 ~ 60	通常＞ 6 次	次数不等
7 天	8 ~ 12	140 ~ 170	55 ~ 65	通常＞ 6 次	次数不等

附表 8　母乳喂养状况评估表（UNICEF/WHO 2009）

	母乳喂养状况良好（表现如下）	母乳喂养状况或许有问题（表现如下）
母亲	看上去身体健康	看上去气色不好或者情绪低落
	整体很放松，情绪良好	紧张不安
	母婴联络良好	母婴之间无眼神接触
婴儿	看上去身体健康	看上去疲倦欲睡或像生病
	看上去放松、安静	看上去不安、哭闹
	感到饥饿时会用手触摸乳房或嘴巴靠近乳房	手与口不触碰妈妈的乳房
乳房情况	乳房整体条件很好	外观有红肿现象，或乳房疼痛
	没有疼痛或任何不适	乳房或乳头疼痛
	不用手去支撑乳房即可很好地衔乳	需要用手在乳晕部位支撑
	乳头凸出	乳房扁平，或无明显凸出
婴儿吃奶姿势	婴儿的头与身体呈一条直线	吃奶时婴儿的脖子与头部略显扭曲
	婴儿身体贴近妈妈	婴儿并未贴近妈妈
	婴儿整个身体有所支撑	只有头部与脖子被支撑住
	婴儿在衔乳前，鼻子对着乳头	衔乳时，下嘴唇或下巴对着乳头
婴儿含乳姿势	下唇含住大部分乳晕（与上唇相比）	下嘴唇未含住大部分乳晕
	婴儿嘴巴张得很大	婴儿嘴巴没有张得很大
	下嘴唇向外翻开	嘴唇未翻开，或向内紧扣
	下巴紧贴乳房	下巴与乳房没有接触
吮吸情况	带有节奏停顿的缓慢且深的呼吸	快速且非常浅的吮吸
	吮吸时两颊饱满	两颊在吮吸时有凹陷
	吃奶结束后婴儿会吐出乳头	需要母亲把婴儿抱离乳房
	母亲能感受到喷乳反射	母亲感受不到喷乳反射

附表 9　新生儿低血糖风险因素

早产儿，晚期早产儿
小于胎龄儿，大于胎龄儿，巨大儿
低出生体重（< 2500g）
不一致的双胎
糖尿病母亲的婴儿
临床上明显有脂肪及肌肉消耗的婴儿
新生儿窒息、呼吸窘迫
新生儿低体温
胎儿红细胞增多症
先天性代谢缺陷或内分泌疾病
感染
母亲药物治疗（如特布他林、β 受体阻滞剂、口服降糖药）
婴儿有低血糖相关症状等

附表 10　低血糖可能的临床表现

易怒，颤抖，神经过敏
夸张的拥抱反射
高音调哭泣
癫痫或者肌肉阵挛性抽搐
嗜睡，精神萎靡，疲倦，肌张力减退
昏迷
发绀
窒息或者不规则呼吸
呼吸急促
低体温，体温不稳定
血管舒缩不稳定
吸吮不良或者拒绝喂养

附表 11　足月婴儿预防低血糖的一般管理建议

A：早期及纯母乳喂养能满足健康足月新生儿的营养和代谢需求
1. 常规补充喂养是不必要的
2. 产后 30 ～ 60 分钟开始母乳喂养，并根据需求持续进行
3. 促进婴儿与母亲的皮肤接触
4. 应进行频繁喂养，在产后头几天内，每 24 小时喂养 10 ～ 12 次
B：仅对有风险的或者有临床表现的婴儿进行血糖筛查
1. 对所有的足月新生儿常规监测血糖是不必要的而且可能有伤害
2. 有风险的婴儿应进行血糖筛查，其频率与持续时间应与婴儿的特殊风险因素相匹配
3. 监测进行到能够持续获得正常的、稳定的喂养前血糖值
4. 床边葡萄糖筛查应该通过正式实验室检测而确定

附表 12　产后早期补充喂养指征

婴儿方面	母亲方面
经科学喂养评估和支持改进，确实有摄入不足症状或体征的婴儿 (1) 婴儿有明显脱水的临床或者实验室证据，如高钠血症、嗜睡，因为各种原因（解剖结构异常、神经系统疾病、其他疾病等）无法进行母乳喂养等 (2) 产后第 5 天（120 小时）之后，体重丢失 ≥ 8% ～ 10%，并且没有体重回升的趋势 (3) 胎便排出延迟，第 5 天（120 小时）以后，仍然有胎便排出（未转黄）或者存在结晶尿，伴随体重持续下降	母亲因各种原因导致泌乳Ⅱ期延迟，且婴儿有摄入不足的表现。开始补充喂养之前，需要评估婴儿含接和乳汁转移的具体情况
经由实验室检查证实的持续无症状低血糖，经过频繁而适当的哺乳无效的婴儿。不包括一过性无症状低血糖，经过频繁哺乳好转的。有症状的低血糖婴儿应接受静脉葡萄糖治疗，所有的治疗过程中，母乳喂养应当持续	因母亲因素造成母乳喂养中断的情况，如使用特殊药物、患母乳喂养禁忌证、严重乳头损伤等
某些高胆红素血症的婴儿可能需要：尽管经过合适的哺乳改进措施，黄疸仍旧在 2 ～ 5 天开始出现，同时伴随体重持续丢失，大便排出不足，结晶尿仍旧存在	乳房手术切断乳腺导管、乳腺组织发育不全
极少数先天性代谢异常的婴儿，需要特殊代乳品喂养	

附表 13　哺乳母亲（和家庭）的基本问题需知清单 / 说明

1. 纯母乳喂养、母亲 / 父母在哺乳时与婴儿的眼神及身体接触的重要性
2. 喂养线索，良好含接、吞咽、乳汁转移和婴儿满足的迹象，以及如何识别以上信息
3. 平均喂养频率（每 24 小时 8 ～ 12 次），部分婴儿比这更频繁
4. 如何在没有疼痛的舒适姿势下母乳喂养
5. 如何确保和增加乳汁产量和喷乳反射
    a. 为什么要手挤乳汁及如何手挤出初乳
    b. 有必要使用吸奶器的母亲需知道如何正确使用和保养吸奶器
6. 安抚奶嘴和人工奶嘴对母乳喂养的影响及为什么要等到泌乳成功建立起来之后才使用
7. 并非所有的药物使用和母亲疾病都禁止母乳喂养
    a. 提供易于父母使用的准确信息资源
    b. 告知哺乳母亲避免吸烟、乙醇和其他药物的原因
8. 睡眠安全的介绍（如何使同床睡眠更安全），尤其是避免睡沙发和吸烟
9. 认识到婴儿营养不良和脱水的指征及如何求助专业人员
    a. 婴儿：通常超过 4 个小时才醒来，或者总是清醒着，或者似乎从来无法满足，每天喂养超过 12 次，或至少 2 ～ 3 次吸吮没有吞咽，每天大小便太少，或发热
    b. 母亲：含接有持续性疼痛，或乳房肿块、乳房疼痛、发热，对乳量有疑惑，厌恶婴儿，持久悲伤及对母乳喂养自我效能的任何怀疑

（陈　红　杨晓敏　张　慧　曲红丽　梁玮伦）

主要参考文献

国务院 , 2017-07-13, 2020-07-20. 国民营养计划 (2017-2030). http://www. gov. cn/home/2017-07/13/content_5210173. htm.

国务院妇女儿童工作委员会 , 2011-08-08, 2020-07-20. 中国儿童发展纲要 (2011-2020 年). http://www. scio. gov. cn/ztk/xwfb/46/11/Document/976030/976030. htm.

丽卡贝 • 曼内 , 帕特里夏 •J. 马腾斯 , 玛莎 • 活克 , 2018. 泌乳顾问核心课程 . 上海 : 世界图书出版公司 :814-825, 513.

任钰雯 , 高海凤 , 2018. 母乳喂养理论与实践 . 北京 : 人民卫生出版社 :12-13, 36-41, 48-52, 54, 222-223.

卫生部 , 2007. 婴幼儿喂养策略 .

张娇娇 , 张宏玉 , 2017. 回归生物本能半躺式生物养育母乳喂养方式 . 实用临床护理学杂志 , 2(23):195-196.

中国发展研究基金会 , 2019. 中国母乳喂养影响因素调查报告 . 北京 : 中国发展研究基金 :1-57.

中华医学会儿科分会儿童保健学组 , 中华医学会围产医学分会中国营养学会妇幼营养分会 , 2018. 母乳喂养促进策略指南 (2018). 中华儿科杂志 , 56(4):261-266.

中华医学会围产医学分会 , 中华护理学会妇产科专业委员会 , 中国疾病预防控制中心妇幼保健中心 , 2017. 新生儿早期基本保健技术的临床实施建议 (2017 年 , 北京). 中华围产医学杂志 , 20(9):625-629.

Berens P, Brodribb W, Academy of Breastfeeding Medicine, 2016. ABM Clinical Protocol# 20: Engorgement, revised 2016. Breastfeed Med, 11(4): 159-163.

Breast Crawl, 2020-07-20. Initiation of Breastfeeding by Breast Crawl. http://www. breastcrawl. org/video. shtml.

Brimdyr K, Cadwell K, Widström AM, et al, 2015. The association between common labor drugs and suckling when skin-to-skin during the first hour after birth. Birth, 42(4):319-328.

Edmond KM, Zandoh C, Quigley MA, et al, 2006. Delayed breastfeeding initiation increases risk of neonatal mortality. Pediatrics, 117(3):380-386.

Evans A, Marinelli K A, Taylor J S, et al, 2014. ABM clinical protocol #2:guidelines for hospital discharge of the breastfeeding term newborn and mother:the going home protocol, revised 2014 . Breastfeed Med, 9 (1)3-8.

Flaherman V J, Maisels M J, Academy of Breastfeeding Medicine, 2017. ABM Clinical Protocol# 22: Guidelines for management of jaundice in the breastfeeding infant 35 weeks or more of gestation, revised 2017. Breastfeed Med, 12(5): 250-257.

Flaherman VJ, Schaefer EW, Kuzniewicz MW, et al, 2015. Early weight loss nomograms for exclusively breastfed newborns. Pediatrics, 135(1): e16-23.

Grawey A E, Marinelli K A, Holmes A V, et al, 2013. ABM clinical protocol #14:breastfeeding-friendly physician' s office:optimizing care for infants and children, revised 2013 . Breastfeed Med, 8 (2): 237-242.

GuiseJM, Palda V, Westhoff C, et al, 2003. The effectiveness of primary care-based interventions to promote breastfeeding:systematic evidence review and Meta-analysis for the US preventive services task force. Ann Fam Med, 1(2):70-78.

Hernández-Aguilar M T, Bartick M, Schreck P, et al, 2018. ABM clinical protocol #7: model maternitypolicy supportive of breastfeeding 2018. Breastfeed Med, 13(9):559-574.

Holmes A V, McLeod A Y, Bunik M, 2013. ABM clinical protocol #5:peripartum breastfeeding management for the healthy mother and infant at term, revision 2013 . Breastfeed Med, 8 (6):469-473.

HonMiranda L, Lisa H, Amir M, et al, 2014. Nipple pain, damage, and vasospasm in the first 8 weeks postpartum. Breastfeed Med, 9(2):56-62.

Kellams A , Harrel C, Omage S, et al, 2017. ABM Clinical protocol #3:supplementary feedings in the healthy term breastfed neonate, revised 2017. Breastfeed Med, 12 (3):1-10.

Reece-Stremtan S, Campos M, Kokajko L, et al, 2017. ABM clinical protocol #15: analgesia and anesthesia for the breastfeeding mother, revised 2017 . Breastfeed Med, 12 (9): 1-7.

Rosen-Carole C, Hartman S, Academy of Breastfeeding Medicine, 2015. ABM clinical protocol #19: breastfeeding promotionin the prenatal setting, revision 2015 . Breastfeed Med, 10 (10): 451-457.

Tazin virani, RN. MScN, et al. Breastfeeding Best Practice Guidelines for Nurses. RNAO, 2003:24.

WHO, 2017. National Implementation of theBaby-friendly Hospital Initiative. https://www. who. int/publications/i/item/9789241512381.

WHO, UNICEF, 2003. 婴幼儿喂养全球战略 . Geneva: WHO UNICEF.

WHO/UNICEF. BFHI Section 3:Breastfeeding promotion and support in a baby-friendly hospital-20-hour course , 2009.

Wight N , Marinelli K A, Academy of Breastfeeding Medicine, 2014. ABM clinical protocol #1: guidelines for blood glucose monitoring and treatment of hypoglycemia in term and late-preterm neonates, revised 2014 . Breastfeed Med, 9 (4): 173-179.

World Health Organization, 2016. Early Essential Newborn Care:Clinical Practice Pocket Guide. Geneva:World Health Organization :1-35.

World Health Organization, UNICEF, 2018. Protecting, promoting, and supporting breastfeeding in facilities providing maternity and newborn services: the revised Baby-friendly Hospital Initiative 2018. Geneva:WHO.

第7章
助产士门诊临床实践指南

一、目的

本指南旨在规范助产士门诊的建设与管理，指导一线助产士完成助产士门诊的工作，并通过与孕产妇建立伙伴关系，提供产前-产时-产后连续服务，减轻孕妇对分娩的恐惧心理，促进自然分娩，降低剖宫产率，维护母婴健康，并为助产士门诊工作提供科学的、基于循证的理论依据，形成规范化、系统化的助产士门诊实践指引。

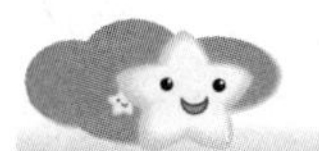

解读

助产士门诊是以助产士为主体的门诊单元，近年来，在国内兴起并迅速展开的新型助产服务模式能为孕产妇提供高质量、人性化的妊娠期、分娩期及产后保健和咨询。既往实践证明，助产士门诊在与孕产妇建立良好的关系、分娩方式选择指导、减少妊娠期高危因素、降低围生期并发症、改善母婴结局方面有良好的效果。

助产士门诊作为一种新的模式，在探索有效的门诊实践中有一些成功的案例，如“连续性助产士门诊小组服务”“全球群组化母婴保健模式”的应用等，但就全国范围而言，仍普遍缺乏基础和经验，各地开展情况和效果不一，因此，助产士门诊的临床实践与服务模式应该不断完善和规范，以满足孕产妇及其家庭对孕产期母胎保健服务的需求。

连续性助产士门诊小组服务是一种医护结合的产科护理服务模式，一个小组的助产士通过与其他医疗团队的成员进行沟通和协调，为孕产妇提供妊娠期、分娩和产后期间连贯性的照护，使其在整个过程中享受正面和愉快的分娩体验。

集中群组孕期保健（centering pregnancy,

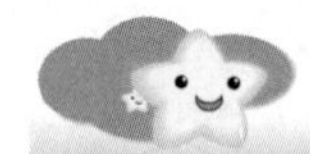

CP）模式后组建为全球群组化母婴保健（Group Care Group，GCG），由美国助产士 Sharon Schindler Rising 于 1993 年首次提出，主要针对美国孕产妇和卫生保健人员对传统围生保健服务模式普遍不满的现象，孕产妇强烈要求保健服务个性化、有针对性，并可参与其中。1989 年美国公共卫生服务专家小组也发布声明，评判了传统的妊娠期保健模式，强调了妊娠期健康教育需要群组化的证据。GCG 模式中，由医师、助产士与妊娠周数相近、文化背景相近的孕产妇组成群组，在完成常规产检的同时，共同分享妊娠期间的感受及面对问题的态度、方法和经验，学会在彼此的经验中实现自我成长、自我为主导的产前保健模式。该模式强调孕妇是保健的主体，应重视其价值观和能力，促进其参与妊娠期保健。之后，该模式被普遍推广应用，受到美国乃至国际范围内的广泛关注。

二、评估

（一）环境评估

1. 诊室　独立空间，安全、温馨、舒适，空气流通清新，满足就诊、隐私保护。

2. 卫生学标准　熟悉诊室卫生要求，完善医院感染管理制度建设，定期进行环境监测。

（二）人员评估

1. 资质和能力　接诊助产士的资质和能力应满足临床实践要求。包括从业年限、资质、专业知识与实践能力、社会学知识与沟通能力。

1. 基础条件　医院同意开设助产士门诊；有独立诊室，使用面积不少于 $12m^2$，空气流通；有配套管理制度和绩效政策。

2. 基本设施设备　有产科检查床及床单元基本配置;有体温计、血压计、体重秤、软尺、骨盆外测量器、胎心电子监护仪及配套装备；有电脑工作台及注册登记系统健康档案管理平台；有条件者可配置体质、心理、营养分析平台；各种示教模型，如骨盆、乳房、新生儿等；非接触式洗手设施及快速手消毒液等。

3. 人员准入参考　助产士门诊工作人员应有别于现行模式下的产科门诊助产士，

2. 理念与态度　具有正确的生育理念，能解读分娩的自然属性，引导孕产妇识别问题、自我监测、自我管理并适时寻求帮助，理解和包容不同文化背景下的多样性行为。

（三）基础条件评估

1. 有开设助产士门诊的相关准入规定并严格遵守。

2. 有开展工作的基础设施和设备。

3. 有完整高效的医疗机构运行系统。

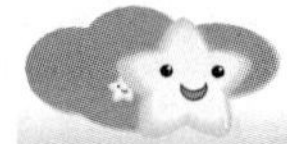

因此其资质准入应与助产士门诊的要求相匹配。具体而言，可参考如下内容。

（1）人员配置：由热爱助产专业且具有正确生育理念、具有主管护师及以上技术职称、有助产士门诊工作内容密切相关的专业培训经历，在产前、产房、母婴区工作≥ 10 年，具备中高级核心胜任能力的资深助产士轮流出诊。

（2）人员职责：为孕产妇提供产前、产时、产后连续性服务；提供妊娠期营养、体重管理、产前检查、妊娠期安全起居、运动、呼吸法训练及母乳喂养技巧等咨询、指导、训练工作；协助制订分娩计划并进行服务预约。完善各项资料建档，有针对性地进行跟进随访。

三、照护

（一）原则

1. 遵守基本出诊规范。

2. 关注整体情况照护。

3. 重视持续质量改进。

1. 基本出诊规范

（1）准入：具有丰富临床经验的助产士，经过上岗培训，考核合格。

（2）行为规范：遵守医务人员道德标准和医院门诊管理规定，包括着装、上下班时间、接诊工作中的言行举止。

2. 整体照护原则

（1）视就诊者身心为整体，关注其生理、心理和社会支持系统。

（2）视孕妇与胎儿、产妇与新生儿为整体，关注双方的需要。

3. 持续质量改进

（1）完善助产士门诊工作制度（包括院感管理、信息采集、登记与管理等），开展持续质量改进活动。

（2）完善服务结局评价，包括孕产妇满意度、不良事件管理。

（二）工作内容

助产士门诊照护主体对象是孕产妇，其工作内容应围绕妊娠、分娩进行设定，主要包括如下内容。

1. 评估

(1) 快速评估：生命体征及有无危急症状。

(2) 健康史评估：询问年龄、生育史、疾病既往史、个人史及家庭史。

(3) 一般情况及专科情况评估：①了解备孕和受孕情况；②了解妊娠各阶段饮食、睡眠、休息及活动情况；③查看产科检查记录及报告；④评估妊娠期的变化与适应度；⑤评估是否存在高危征兆与倾向；⑥评估分娩经历、母乳喂养及产后康复等。

(4) 评估对妊娠分娩知识的知晓程度、生育观念与服务需求。

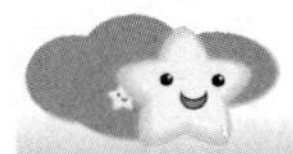

解读

妊娠期全过程从末次月经第一日开始计算，约280天，即40周。临床上将妊娠分为3个时期：妊娠未达14周称为妊娠早期，第14～27^{+6}周称为妊娠中期，第28周及其以后称为妊娠晚期。

妊娠早期也称早孕，是胚胎形成、胎儿器官分化的重要时期，因此，妊娠早期的诊断主要是确定妊娠、胎数、孕龄，排除异位妊娠等病理情况。妊娠早期的主要症状为停经和早孕反应；血、尿人绒毛膜促性腺激素水平升高是确定妊娠的主要指标；超声检查是确定宫内妊娠的“金标准”。若临床高度怀疑妊娠，血或尿人绒毛膜促性腺激素阳性而超声检查未发现孕囊或胚芽，不能完全排除妊娠，可能是超声检查时间太早或异位妊娠，需要定期复查。

根据超声测量估计胎龄：根据末次月经推算的预产期有50%不准确，需要在妊娠早期超声确认或校正。妊娠11～13^{+6}周通过测量胎儿头臂长来估计孕龄是最为准确的方法，妊娠≥14周则采用双顶径、头围、腹围和股骨长度综合判断孕龄。如果妊娠22^{+6}周前没有进行超声检查确定或校正孕龄，单纯根据末次月经推算的预产期称为日期不准确妊娠。

妊娠中、晚期是胎儿生长和各器官发育成熟的重要时期，主要的妊娠诊断是判断胎儿生长发育情况、宫内状况及发现胎儿畸形。妊娠中、晚期临床表现主要有子宫增大和胎动。超声检查能在妊娠20～24周筛查胎儿结构畸形。不同妊娠周数的子宫增长速度不同，妊娠20～24周时增长较快，平均每周增长1.6cm，至

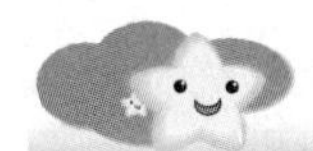

36～40周增长速度减慢，每周平均增长0.25cm。正常情况下，子宫高度在36周时最高，至足月时因胎先露入盆略有下降。

胎心：妊娠12周用多普勒胎心听诊仪能够探测到胎心音；妊娠18～20周用一般听诊器经孕妇腹壁能够听到胎心音。胎心音呈双音，似钟表“滴答”声，速度较快，正常胎心率每分钟110～160次。胎动：随妊娠进展逐渐增强，至妊娠32～34周达高峰，妊娠38周后逐渐减少。正常胎动≥10次/2小时。

产褥期是指产妇全身器官（除乳腺外）从胎盘娩出至恢复或接近正常未孕状态所需的时期，一般为6周。在产褥期，产妇的每一个身体系统特别是生殖系统都有较大的生理变化，需要一个适应过程。同时，伴随新生儿的出生，产妇及其家庭经历着心理和社会的适应过程。了解这些适应过程对做好产褥期的保健、保证母婴健康都非常重要。产褥期母婴的健康对女性全生命周期的身心健康具有重要的意义。主要评估内容为母乳喂养和母体恢复情况。

2. 照护　按就诊时的妊娠时期确定照护内容。

（1）备孕及妊娠早期照护：通过信息采集、症状及体征观察和辅助检查结果进行需求评估和问题诊断；通过辅助检查结果判读、提供咨询和指导；进行妊娠生理、早孕知识教育和早孕反应应对、妊娠期不良症状管理、流产的认识和预防、妊娠期营养和

1. 产前检查与妊娠期保健　包括对孕妇进行规范的产前检查、健康教育与指导、胎儿健康的监护与评估、妊娠期营养及体重管理和用药指导等，是降低孕产妇、围生儿并发症的发生率及死亡率，减少出生缺陷的重要措施。规范的产前检查能够及早防治妊娠并发症或合并症，及时发现胎儿异常，评估孕妇及胎儿的安危，确定分娩时机和分娩方式，保障母胎安全。

2. 合理的产前检查时间及次数　不仅

生活方式的指导；分享不同文化背景下的孕育观念；完成早期健康教育；建立助产士门诊健康咨询管理档案；协商制订妊娠期保健（产检）计划。

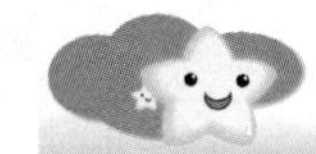

能保证妊娠期保健的质量，也能节省医疗卫生资源。针对发展中国家的无妊娠合并症孕妇，WHO（2016年）建议产前检查次数应＞8次，分别为妊娠＜12周、20周、26周、30周、34周、36周、38周和40周。根据我国《孕前和孕期保健指南（2018年）》，目前推荐的产前检查妊娠周数分别是妊娠6～13^{+6}周，14～19^{+6}周，20～24周，25～28周，29～32周，33～36周，37～41周（每周1次），共11次。有高危因素者可酌情增加次数。

3. 推算预产期（expected date of cenfinement，EDC）从末次月经（last menstrual period,LMP）第一日算起,月份减3或加9，日期加7。如为农历（阴历），月份减3加9,日期加15。如孕妇记不清末次月经日期，可根据孕妇早孕反应出现的时间、胎动时间、子宫底高度和妊娠早期超声测量胎儿头臀长（CRL）的值来核算预产期。

4. 妊娠早期产检常规保健内容、必查项目及备查项目　见表7-1。

5. 早期健康教育内容　流产的认识与预防；营养和生活方式指导；避免接触有毒有害物质和宠物，慎用药物；妊娠期疫苗的接种；改变不良生活方式；避免高强度工作、高噪声环境和家庭暴力；保持心理健康；继续补充叶酸0.4～0.8mg/d至3个月，有条件者可继续服用含叶酸的复合维生素。

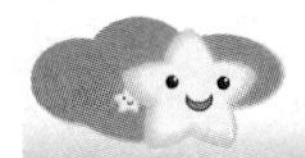

解读

表 7-1　妊娠早期产检常规保健内容、必查项目和备查项目

常规保健内容	必查项目	备查项目
1. 建立妊娠期保健手册 2. 确定妊娠周数、推算预产期 3. 评估妊娠期高危因素 4. 血压、体重与体重指数 5. 妇科检查 6. 胎心率（妊娠 12 周左右）	1. 血常规 2. 尿常规 3. 血型（ABO 和 Rh） 4. 空腹血糖 5. 肝功能和肾功能 6. 乙型肝炎病毒表面抗原 7. 梅毒血清抗体筛查和 HIV 筛查 8. 珠蛋白生成障碍性贫血筛查（广东、广西、海南、湖南、湖北、四川、重庆等地） 9. 妊娠早期超声检查（确定宫内妊娠和妊娠周数）	1. HCV 筛查 2. 抗 D 滴度（Rh 阴性者） 3. 75g 口服葡萄糖耐量试验（高危妇女） 4. 甲状腺功能检查 5. 血清铁蛋白（血红蛋白 < 110g/L 者） 6. 宫颈细胞学检查（妊娠前 12 个月未查者） 7. 宫颈分泌物检测淋球菌和沙眼衣原体 8. 细菌性阴道病的检测 9. 妊娠早期非整倍体母体血清学检查（10 ～ 13^{+6} 周） 10. 妊娠 11 ～ 13^{+6} 周超声检查测量胎儿颈后透明层厚度（NT） 11. 妊娠 10 ～ 13^{+6} 周绒毛活检 12. 心电图检查

（2）妊娠中期照护：描述胎动现象及出现时间，说明胎动的意义并教会孕妇数胎动；按“孕期保健（产检）计划”指导完成规范产检；根据产检结果，正确预测胎儿宫内储备能力；根据母胎情况和需要，实施咨询、指导和转介。

1. 妊娠中期产检常规保健内容、必查项目及备查项目　见表 7-2。

表 7-2　妊娠中期产检常规保健内容、必查项目和备查项目

常规保健内容	必查项目	备查项目
1. 分析前次产前检查的结果 2. 血压、体重 3. 宫底高度 4. 胎心率	1. 血常规 2. 尿常规 3. 胎儿系统超声筛查(20 ～ 24 周) 4. 75g 口服葡萄糖耐量试验(24 ～ 28 周)	1. 无创产前检测（NIPT）(11 ～ 22^{+6} 周) 2. 妊娠中期非整倍体母体血清学筛查(15 ～ 20 周) 3. 羊膜腔穿刺检查胎儿染色体(16 ～ 22 周)

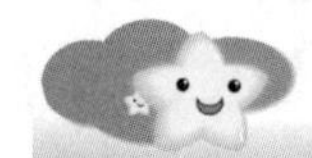

2. 妊娠中期健康教育内容 妊娠中期胎儿非整倍体筛查的意义；非贫血孕妇，如Hb < 30μg/L，应补充元素铁60mg/d，诊断明确的缺铁性贫血孕妇，应补充元素铁100 ~ 200mg/d；开始补充钙剂，0.6 ~ 1.5g/d；早产的认识和预防；营养和生活方式的指导；胎儿系统超声筛查的意义；妊娠期糖尿病筛查的意义；分娩方式指导；母乳喂养指导；新生儿护理指导等。

3. 子宫增大与胎儿发育评估 见表7-3。

表 7-3 不同妊娠周数的子宫底高度及子宫长度

妊娠周数	手测子宫底高度	尺测耻上子宫底高度（cm）
满 12 周末	耻骨联合上2 ~ 3 横指	
满 16 周末	脐耻之间	
满 20 周末	脐下 1 横指	18（15.3 ~ 21.4）
满 24 周末	脐上 1 横指	24（22.0 ~ 25.1）
满 28 周末	脐上 3 横指	26（22.4 ~ 29.0）
满 32 周末	脐与剑突之间	29（25.3 ~ 32.0）
满 36 周末	剑突下 2 横指	32（29.8 ~ 34.5）
满 40 周末	脐与剑突之间或略高	33（30.0 ~ 35.3）

（3）妊娠晚期照护：讲解分娩过程、自然分娩及母乳喂养的好处及常见问题应对方法，完成分娩准备教育；解读各项产科检查结果；正确判读胎心监护图形，包括无应激试验（NST）、催产素激素试验（OCT）和产时胎心监护图形；指导完成分娩计划的制

1. 分娩是指妊娠满28周及以后，胎儿及其附属物自临产开始至全部从母体娩出的过程。满28周至不满37周的分娩称早产。妊娠满37周至不满42周的分娩称足月产。妊娠满42周及其以后的分娩称过期产。影响分娩的因素包括产力、产道、胎儿及精神心理四大因素。当这些因素均正常且能相互协调时，分娩则顺利进行；反之，将发生分

订；必要时，转介到孕妇学校，完成相关课程的学习；转介到产房，了解分娩场所情况，熟悉环境，消除陌生感和紧张情绪，让孕妇与助产士结成伙伴关系。

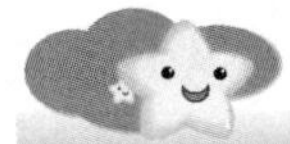

娩困难。正常分娩详见本书相关内容。

2. 妊娠晚期产检常规保健内容、必查项目及备查项目　见表 7-4。

表 7-4　妊娠晚期产检常规保健内容、必查项目和备查项目

常规保健内容	必查项目	备查项目
1. 分析前次产前检查的结果 2. 血压、体重 3. 宫底高度 4. 胎心率	1. 血常规 2. 尿常规 3. NST 检查（每周）（37 ～ 41 周）	1. 肝功能、血清胆汁酸检测（32 ～ 34 周，怀疑妊娠肝内胆汁淤积症的孕妇） 2.NST 检查（34 周以后） 3. 宫颈检查(Bishop 评分)（37 ～ 41 周）

3. 分娩准备教育　临产的标志是规律且逐渐增强的子宫收缩，同时伴有进行性宫颈管消失、宫口扩张和胎先露下降；分娩方式、时间、地点、体位的选择；产程经过及生理需求的满足；分娩疼痛与缓痛技巧；陪伴分娩；分娩准备；分娩意愿及家庭支持等。

(4) 产褥期照护：根据产褥期不同系统的变化，分析产褥期妇女存在的健康问题并进行有针对性的健康指导；新生儿查体及护理咨询；门诊母乳喂养指导或转介；实施家庭访视或电话随访；产褥期心理疏导及早期发现抑郁症；其他异常情况的产妇转介。

1. 产褥期内分泌系统的变化　分娩后雌激素、孕激素水平急剧下降，至产后 1 周时已降至未妊娠时水平。胎盘生乳素于产后 3 ～ 6 小时不再测出。不哺乳产妇一般于产后 6 ～ 10 周恢复月经，哺乳产妇因泌乳素的分泌可抑制排卵，月经复潮延迟，甚至在哺乳期间月经一直不来潮。产后较晚恢复月经者，首次月经来潮常有排卵，故哺乳期妇

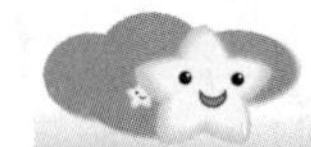

女在月经恢复前也有受孕的可能。

2. 产褥期乳房的变化与泌乳基础　妊娠期乳腺管受雌激素、孕激素的影响而生长发育，同时垂体泌乳素、胎盘生乳素、甲状腺素、皮质醇和胰岛素亦参与促进乳腺的生长发育。但在妊娠期，雌激素、孕激素及胎盘生乳素水平均高，有抑制垂体泌乳激素泌乳的作用，使乳腺发育但不分泌乳汁。分娩后，雌、孕激素和胎盘生乳素水平急剧下降，解除了对垂体泌乳激素的功能抑制而开始泌乳。垂体泌乳素是泌乳的基础，但乳汁分泌在很大程度上取决于哺乳时的吸吮刺激。每次婴儿吸吮乳头时，可通过神经冲动刺激产妇垂体前叶泌乳素阵发性释放，从而促进乳汁分泌，吸吮动作还可反射性引起垂体后叶释放催产素，刺激乳腺肌细胞和乳腺管收缩，从而促使乳汁排出。由此可见，婴儿频繁吸吮是保持乳腺不断得到泌乳素的关键。此外，产妇的营养、睡眠、健康情况和情绪状态都将影响乳汁的分泌。

3. 高危儿的概念　高危儿包括：①妊娠周数＜37周或≥42周；②出生体重＜2500g；③小于妊娠周数儿或大于妊娠周数儿；④生后1分钟内Apgar评分0～3分；⑤产时感染；⑥高危妊娠产妇的新生儿；⑦手术产儿；⑧新生儿的兄姐有严重的新生儿病史或新生儿期死亡等。

四、流程

1. 建立助产士门诊健康咨询管理档案。
2. 协商制订妊娠期保健（产检）计划。
3. 预约下次门诊的时间和内容。
4. 根据情况和需要，实施咨询、指导和转介。

助产士门诊服务流程见图 7-1。

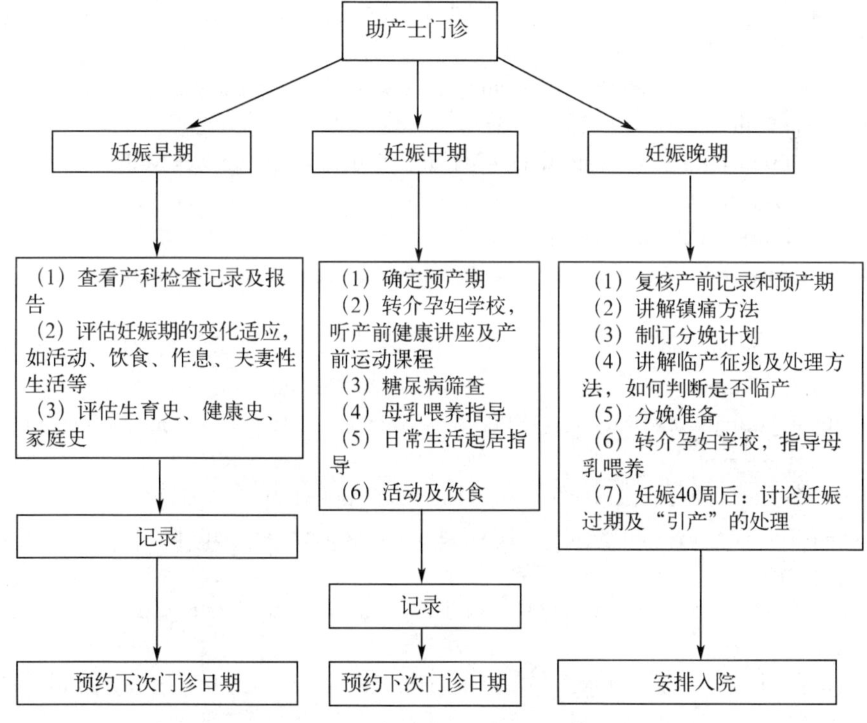

图 7-1　助产士门诊服务流程

（陈小荷　翟巾帼　沈　健　熊永芳）

主要参考文献

广东省助产协会 , 2012. 广东省助产士咨询门诊服务规范 (2012 年).

熊永芳 , 2015. 围产期母婴护理临床实践指南 . 武汉 : 湖北人民出版社 .

翟巾帼 , 邓馨 , 蔡文智 , 等 , 2016. 孕产妇助产士门诊服务需求量表的编制及信效度检验 . 中国生育健康 , 3(27):219-221.

翟巾帼 , 郑艳芳 , 蔡文智 , 等 , 2015. Kano 模型分析在助产士门诊服务质量管理中的应用 . 中国实用护理杂志 , 28(31):2151-2154.

翟巾帼 , 郑艳芳 , 蔡文智 , 等 , 2016. 孕产妇对助产士门诊服务需求的调查分析 . 中华护理杂志 , 51(1):45-48.

翟巾帼，郑艳芳，钟梅，等，2016. 质量功能配置在提升助产服务管理质量中的应用性研究，护理研究，30(13):1606-1608.

中国香港广华医院，连续助产护理团队协议 .

中华医学会妇产科学分会产科学组，2018. 孕前和孕期保健指南 (2018). 中华妇产科杂志，(1):7-13.

ACOG practice bulletin, clinical management guidelines for Obstetrician-Gynecologists(2019).

Antenatal Care: Education for Healthy Lifestyle, 01/07/2019, JBI database.

Baseline assessment tool for antenatal care for uncomplicated pregnancies (NICE clinical guideline CG62)(2019).

Clinical practice guidelines, pregnancy care, 2018 Edition, Australian Government Department of Health.

Garvey M, 2013. The notional birth center study Ⅱ : research confirms low cesarean rates and health care costs at birth centers. Midwifery Today Int Midwife. Summer, (106):40, 68.

Guideline on Protocol-driven Medications / Standing Orders in Continuous Midwifery Care Team Clinic, http://kwhwebc. home/og/currentprotocol/dm_cmcteam_drugprotocolrevised. pdf

https://www. internationalmidwives. org

Interational Conferation of Midwives, 2011. Essential Competencies for Basic Midwifery Practice 2010.

International Confederation of Midwives (2005). The Philosophy and Model of Midwifery Care.

International Conferation of Midwives , 2011. International Definition of the Midwife.

New Zealand College of Midwives (2012). Assessment of fetal well-being during pregnancy. Consensus Statement.

Queensland Clinical Guidelines, Maternity and Neonatal Clinical Guideline, 11/2017.

Queensland Nurses' Union, 2013. Midwifery-led models of care are safe for low risk mums. Qld Nurse, 32(2):35.

Rising S S, The Centering Pregnancy Model:The Power of Group Health Care. Berlin: Springer Publishing Company.

The Midwives Council of Hong Kong. Handbook for Midwives. https://my-shop. ru/shop/product/964340. html.

Wang Z, Sun W, Zhou H, 2012. Midwife-led care model for reducing caesarean rate: a novel concept for worldwide birth units where standard obstetric care still dominates. Journal of Medical Hypotheses and Ideas, 6:28-31.

第8章 助产士职业防护指南

一、目的

本指南旨在规范助产士职业防护工作，有效减少职业暴露及其带来的伤害，减少医疗卫生资源损失和二次传播对母婴安全造成的危害。本指南内容涵盖了职业暴露的定义、流行病学特征、高危因素、防护措施、暴露后的处理流程，适用于助产相关人员。

二、内容

（一）职业暴露的定义

职业暴露指劳动者在从事职业活动的过程中，通过眼、口、鼻及其他黏膜、破损的皮肤或非胃肠道接触含血源性病原体的血液或其他潜在的传染性物质的状态。

（二）助产士职业暴露的危险因素

目前国内对于助产士的职业暴露危险因素没有统一的分类，较常见的是按照生物因素、物理因素、化学因素、心理因素进行分类。

1. 生物因素　指血液、体液(羊水、尿液等)、分泌物、排泄物等

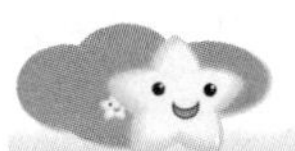

解读

医务人员职业暴露是指在工作过程中发生针刺伤、锐器伤或破损皮肤黏膜接触患者血液、体液等，从而增加感染的机会。医务人员职业暴露是指由于职业的原因而使医务人员暴露在危险因素中，有损害健康或危及生命的风险。

助产士是职业暴露的高危群体之一。在职业危害较大的相关科室中，分娩室位于第2位。助产士是维系母婴安危的直接照护者，其感染血源性传播疾病不仅威胁到自身健康，造成医疗卫生资源损失，而且可通过二次传播对母婴安全造成危害。因此，助产士职业安全防护工作不容忽视。目前，我国尚无助产士职业防护的相关指南，为推动我国助产士职业防护工作的规范化，有效减少职业暴露及其带来的伤害，中国妇幼保健协会助产士分会组织相关领域专家特制定本指南，旨在为助产士进行临床职业防护提供依据。

职业暴露的流行病学特征

1. 职业暴露发生现状　助产士因工作环境、工作性质的特殊性，经常暴露于血液、羊水、分泌物及锐器（缝针、刀剪）等多

感染性危害因素。目前已知经血液传播的病原体至少有20多种，如乙型肝炎、丙型肝炎、艾滋病、梅毒等。

2. 物理因素　包括针刺伤、噪声、辐射危害等，发生针头及锐器刺伤、产妇宫缩时大喊大叫、家属不间断地询问及各种电动仪器运作时的噪声影响，紫外线消毒辐射危害及助产操作长时间的强迫体位等不仅给助产士带来精神上的压力，还会造成躯体的慢性损伤，甚至诱发疾病。

3. 化学因素　产房环境相对密闭，空气不流通易导致呼吸道感染。各种不耐高温的器械、污染后的敷料均需用甲醛、84消毒液、戊二醛等化学消毒剂浸泡消毒，这些消毒剂均易挥发，可刺激皮肤和呼吸道黏膜，长期接触可引起呼吸系统、消化系统、血液系统和皮肤、黏膜损害，导致机体免疫功能下降。

4. 心理因素　助产士的各项操作均关系到母婴安危，他们的工作责任和压力均明显高于普通护士。工作量大、工作事项琐碎、职业暴露危险性高及频繁的夜班等均使助产士的精神长期处在高度紧张状态，而工作压力越大，助产士针刺伤的发生率也越高。研究表明夜班护士发生针刺伤的风险是白班护士的1.67倍。也有调查显示，助产士发生职业暴露的常见原因中，工作量大和心理压力超负荷占首位。

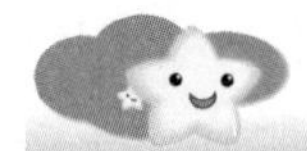

种危险因素之中，是职业暴露的高危人群。助产士在观察产程、接产过程、人工破膜术、会阴缝合术、缩宫素注射等操作时极易发生锐器伤及血液、体液暴露。Zhang等学者的研究表明，在各科室皮肤损伤率中，产房位居第1位。多项研究表明助产士在过去一年中职业暴露发生率为100%。

2. 职业暴露上报率低　助产士职业暴露发生率高且危险性大，但助产士群体对职业暴露的认知程度及防范意识均较低，其职业暴露上报率也相对较低。相关调查表明，助产士发生针刺伤或血液、体液污染后，完全报告率为16.1%，大多数时候上报率为33.9%，偶尔上报率为30.4%，从来不上报率为19.6%。实习助产士作为职业暴露的高危人群，在发生职业暴露后，同样存在不上报、自行处理或不做任何处理的情况。

3. 人群分布　工龄≤5年的低年资助产人员由于技术操作不熟练、职业防护意识和相关知识缺乏，相比于工龄≥5年的助产人员更易发生针刺伤、皮肤损伤等职业暴露。此外，实习助产士由于理论知识薄弱，实践技能不足，缺乏临床经验及防护知识，也是职业暴露的高危人群。

4. 发生环节　助产士发生职业暴露的主要环节有被污染的针刺伤、血液、体液暴露，其中针刺伤、刀划伤主要发生在会阴侧切与缝合过程中。注射过程、锐器处理过程、回套针帽、拔除注射针、静脉导管管理过程、采血、整理废弃针头等也是针刺伤发生的主要环节。接产过程中长时间接触产妇的血液、羊水、阴道分泌物、

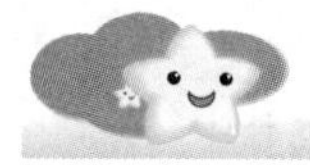

排泄物等，产后还要处理大量的医疗废物，这些都使助产士极易发生血液、体液暴露。研究表明，助产士的工作环节中，发生职业暴露居前 3 位的为接触新生儿、更换会阴垫和会阴冲洗。

（三）助产士的职业安全防护措施

1. 管理控制

（1）建立职业安全和预防职业暴露的管理制度，制定职业暴露预防的专项培训、考核、评价制度，以及各类职业暴露发生后的管理机制与实施流程。

（2）建立职业暴露防护信息管理系统，发生职业暴露后应切实进行暴露后的登记、报告、监测、后续追踪及免费治疗等，并由专人负责提供暴露后的咨询和随访。

（3）医疗机构应免费为助产士进行乙型肝炎血清学全套的检查和乙型肝炎疫苗注射，建立助产士的健康档案。

通过医院 - 职能管理部门 - 科室三级管理体系，上下联动管理，制定切实可行的规章制度，改进设施、培训人员，这些措施可使医护人员血源性职业暴露发生率大幅降低。建立职业暴露防护体系，包括职业暴露后的书面报告、评估、咨询、治疗和后续随访等，这些将有助于医护人员有效处理血源性职业暴露。同俏静等学者的研究表明，医院在建立系统的职业暴露监测系统 3 年后，医务人员 HBV、HCV、HIV 的感染率为零。加强主动免疫是预防血源性职业暴露最经济、最有效的措施。合理使用乙型肝炎疫苗，不仅能保护助产士，而且也能使患者免受感染。建立助产士的健康档案，可使助产士在发生职业暴露后能够得到更加及时、正确的处理。

2. 助产士教育与培训

（1）医疗机构要对所有的产房工作人员进行医院感染防控知识和技能培训，使其掌握职业暴露的预防措施和暴露后的应急处理方法，普及“标准预防”的理念。

（2）应对新入职的助产人员进行职业防护的重要性及专科防护技能培训，并且考核合格后方能上岗。

多项研究表明，医疗机构可以通过强化职业暴露知识和技能的培训降低职业暴露的危险。因此，应将职业防护作为助产士上岗前培训的必备课程之一。加强培训，提高助产士的防护意识和制度知晓率，定期对所有新入职助产士、各科职业暴露责任人进行系统的职业防护知识、处理流程、传染病防治知识的培训。坚持预防为主和安全操作是防止职业暴露的基本保证，应持续每年对助产人员进行正确的、标准的

(3) 持续每年对助产人员进行正确的、标准的安全工作流程培训，如正确使用安全型护理工具的培训，每年进行1次血源性传播疾病的流行病学知识培训等。

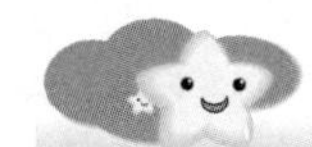

解读

安全工作流程培训，如正确使用安全型护理工具的培训，使其养成良好的操作习惯。

3. 助产实践控制

(1) 加强消毒隔离措施，规范孕产妇产前血液检测结果，对有感染性疾病者，应安排在隔离分娩间并有明确标识。

(2) 做好助产相关防护工作，在进行助产操作前须做好标准预防措施自检，有皮肤破损者不直接接触产妇及其污染物。当有可能发生血液、体液飞溅和黏膜暴露等危险时，应使用防护用具。在为血源性传播疾病产妇接产时，要戴双层手套、防护眼镜，穿有防渗透功能的手术衣及有防护功能的鞋，防止血液、体液的暴露。

产房是医院感染发生的常见场所，对产房实施消毒隔离处理可以较好地控制医院感染，并提高整体的医院感染管理水平。1987年，美国CDC提出“全面防护”的概念，即视所有患者具有感染性，医务工作人员均应采取防护措施；1996年提出的标准预防综合了全面防护和特殊隔离的特点，强调患者和医护人员应进行双向防护。增强助产士的自我防护意识、将标准预防措施落实到位是预防职业暴露的有效保证。多项研究均建议：助产士在操作前应核对产妇的检验报告，无检验报告的急诊入院分娩产妇按患有传染病的产妇处理，安排在隔离分娩间分娩，医护人员应按标准防护要求做好自身防护。

(3) 操作环境保障，助产时应保持视野环境光线充足、明亮、柔和，各种用具、工具、辅助用品在可及范围、摆放有序，避免远距离操作。

(4) 全面充分评估母胎情况，严格把握会阴切开的适应证，提高助产操作技能，以避免产妇发生严重或复杂的会阴撕裂伤，减少会阴缝合过程中的职业暴露。

郑一宁等专家提出，预防职业暴露要有良好的操作环境保证，主要包括三方面。①采光：各类穿刺操作的视野环境应保持光线充足、明亮、舒适；②空间：操作台面应平展、宽敞，物品有序放置；③物品备置：实施各类穿刺操作前，应确保各种用具、工具、辅助用品在操作者的可及范围内，避免手持锐器远距离移动。

(5) 掌握规范的助产锐器使用及会阴缝合方法，缝合时充分暴露伤口，直视下操作，建议缝

研究表明，医护人员在工作中被利器刺伤，原因多为锐器的操作技术不熟练、工作粗疏、注意力不集中。助产士有

合过程中使用钝器（如镊子）操作和引导缝针穿过组织，避免手指与缝针或缝合的组织直接接触。缝合过程中暂未使用的锐器应保管在一个特定的无菌区域中。缝合针及刀片等用完后应规范放置并进行统一处理。

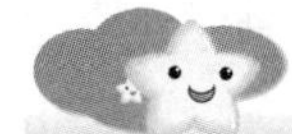

82.25% 的职业暴露发生在操作中。因此，要求助产士熟练掌握锐器操作技术，养成良好的工作习惯，有效减少针刺伤的发生率。例如，在行会阴侧切术和阴道、会阴裂伤缝合术时，要特别小心谨慎，避免缝针和剪刀损伤；缝合会阴时避免用手引导缝针，用镊子或持针器夹持缝合针；使用后的手术缝合针、刀片、针头应及时丢入锐器盒内。

(6) 选择合适的会阴缝合材料，推荐对会阴裂伤较深或有体液、血液传播疾病风险的产妇实施会阴缝合修复术时，使用防针刺伤针，以减少针刺伤的发生。

助产士在进行会阴缝合术时，由于解剖原因，会阴部伤口较难进行良好的充分暴露，缝合时极易发生针刺伤。缝合时，产妇不配合或助产士操作不慎等均会增加针刺伤发生风险。研究表明，产科医生行剖宫产手术时使用防针刺伤针可以有效降低术中手套穿孔率，预防针刺伤的发生。因此，推荐使用防针刺伤针，以减少针刺伤的发生。

4. 锐器管理控制

(1) 使用安全的操作工具，建议选择带自动激活装置的安全型针具，使用无针输液接头，建议使用带有保护套的针头、安全型采血针、带有尖峰保护器等安全装置的静脉输液器及有自动回缩功能的注射器等。

(2) 规范日常锐器操作，严格执行各项穿刺操作规范和流程，树立标准预防的概念。当有血源性传播疾病的潜在风险发生时，应采取标准预防措施。为有明确血源性传播疾病的产妇执行各类

研究表明，针刺伤中 50.3% 可以通过使用安全装置避免，因此，建立静脉无针系统，如静脉留置导管宜使用无针连接。使用无针产品可减少工作人员与针头的接触，是减少针刺伤的有效措施之一。推广使用一次性采血器和无针密闭输液接头等，可大大提高护理操作的安全性。同时，推荐在购买针刺预防产品前调查其安全特征，其应该便于操作，对操作者和患者安全、有效。医务人员在执行高危操作（与锐器有关）时应该戴双层手套，为躁动的产妇进行操作时可采取必要的约束措施。

锐器操作时，宜戴双层手套；为不配合的产妇做锐器治疗时，需有他人协助。

(3) 安全处理锐器废弃物，各类穿刺针用后不可故意弯曲、折断、分离注射器针头；锐器用毕应立即按医疗废弃物进行处理，放入防刺破且防渗漏的锐器回收容器，加盖管理；当锐器回收容器内容物体积达 2/3 后及时更换。

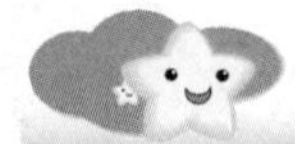

助产士应严格遵守操作要求，严禁回套针帽、徒手分离、故意弯曲、折断或分离丢弃注射器针头，如需回套针帽，应使用辅助工具单手回套针帽；废弃的锐器应丢弃于防刺破、可丢进而不可倒出的锐器盒，且应配备足量锐器回收容器，放置在操作可及区域。

5. 环境管理控制

(1) 提供安静、温馨、舒适的产房环境，为产妇提供信息、情感及物质支持，降低环境噪声。

(2) 建议在产房内安装空气净化器，减少有毒有害挥发性气体残留造成的伤害。若使用紫外线消毒，应避免照射到皮肤和眼睛，使用防紫外线护目镜。

研究显示，产房噪声暴露水平较高，产科人员主要暴露于产妇宫缩时的哭喊声、尖叫声中，以及各种仪器运作和报警时的噪声中，这些噪声暴露是导致工作人员耳鸣和听觉疲劳的显著因素。因此，在产科护理中需要对噪声暴露采取有效的预防措施。有条件的医院应为助产士提供良好的工作环境，降低环境噪声。

(3) 物体表面的清洁与消毒：产房地面及物体表面消毒应遵循先清洁再消毒的原则，采取湿式卫生的清洁方式。无明显污染的台面、地面可采用消毒湿巾进行清洁与消毒。被患者血液、体液、排泄物、分泌物等污染的环境表面，先采用可吸湿材料清除污染物，然后清洁和消毒。实施清洁与消毒时应做好个人防护，清洁工作结束时应做好手卫生与人员卫生处理。

保持产房清洁卫生是消毒隔离的前提，产房环境表面的清洁与消毒应遵循《中华人民共和国卫生行业标准》中相关的管理规范，该行业标准规定了清洁与消毒的各项原则，如湿式卫生清洁方式，根据风险等级和清洁等级要求制定标准化操作流程，污点清洁与消毒等。

(4) 加强对环境消毒剂使用的管理，应根据环境表面和污染程度选择适宜的清洁剂，有明确病原体污染的环境表面，应根据病原体抵抗力选择有效的消毒剂，消毒产品的使用应按照其使用说明书执行。

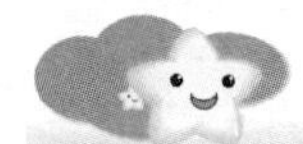

产房对无菌的要求较高，需要经常用消毒液进行清理。消毒液含有氯气等挥发性气体，这些气体会刺激人体的呼吸道和皮肤，对皮肤、呼吸系统和神经系统都有损伤，因此，应合理使用消毒剂，根据环境表面和污染程度选择适宜的清洁剂。注意开窗通风，进行气体交换，降低空气中化学消毒剂的浓度，减少呼吸道刺激。在产房内安装空气净化器，保证产房空气清新，减少有毒有害气体挥发造成的伤害。

6. 助产士身心防护

(1) 合理配置助产士人力资源，避免助产士超负荷工作，保证助产士的休息和体力，缓解助产士心理应激。

(2) 助产士应学习掌握心理调节及沟通技巧，培养自身良好的心态，排解不良情绪。

研究表明，工作责任重、工作量大且工作琐碎、缺乏上级领导支持这三个因素是影响助产士焦虑情绪的众多因素中的主要因素。因此，应合理安排助产士人力资源及工作计划、缩减工作量、积极获取上级领导的支持，以缓解助产士的焦虑情绪，减轻其心理应激反应，提高工作效率。同时，助产士应学习心理调节及沟通技巧，促进和谐护患关系的建立，避免和减少医疗纠纷事件的发生。

(四) 助产士职业暴露后的处理

(1) 当皮肤、黏膜发生暴露时，应立即进行局部处理：用流动水冲洗，黏膜采用生理盐水冲洗，注意冲洗彻底，必要时消毒。

(2) 针刺伤局部处理应遵循“一挤二洗三消毒”的原则，在伤口旁边从近心端向远心端轻轻挤出污染的血液，然后用流动水冲净，再用 0.5% 聚维酮碘或 75% 乙醇消毒，伤口较深时需清创处理

一旦不慎发生职业暴露，应立即采取最便利的措施以尽快去除污染源。用肥皂液和流动水清洗污染的皮肤，用清水、生理盐水或无菌溶液反复清洗被污染的黏膜，这是一项清除污染源、阻断接触的基本措施。如有伤口，应当在伤口旁边由近心端向远心端轻轻挤压，以尽可能挤出损伤处的血液，再用肥皂液和流动水进行冲洗，禁止进行伤口的局部挤压。受伤部位的伤口冲洗好后，应用消毒液，如 75% 乙醇或

（图 8-1）。

（3）尽快确定传染源及风险程度，立即报告科室负责人及相关职能管理部门（预防保健科 / 医院感染管理科），及时进行暴露的风险评估和预防用药。

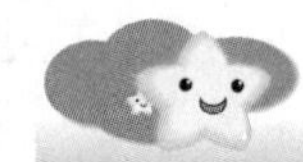

0.5% 聚维酮碘消毒并包扎伤口。明确感染途径及其对人体的危害，做好职业防护对产房工作人员尤为重要，应尽快确定传染源及风险程度，并立即向科室负责人及医院感染管理部门报告，及时向有关专家咨询并请专家进行风险评估，必要时注射疫苗和免疫球蛋白或服用抗病毒药物进行预防性治疗。

（4）应遵循《中华人民共和国国家职业卫生标准》（GBZ/T213—2008）中关于血源性病原体职业接触防护的要求，根据实际情况进行疫苗接种或预防性用药（图 8-2 ～图 8-5），定期进行相关血清学检测，做好追踪监测与随访。

研究表明，针刺或接触污染的血液而感染 HIV 的概率为 0.3%，如暴露于含有 HBV 的血液或体液，其感染率为 6% ～ 30%，被 HCV 污染的锐器刺伤感染的概率为 1.8%。从我国的情况来看，当前对医务人员威胁最大的是乙型肝炎病毒的感染。目前没有用于 HIV 暴露后预防药物及预防 HIV 的疫苗，只能根据情况选用经批准的 HIV 治疗用药作为 HIV 职业暴露后的预防性用药。乙型肝炎疫苗可以有效预防职业暴露 HBV 后的感染，美国护士协会（ANA）的《预防针刺伤指南》中提到，自 1991 年美国血源性病原体标准要求接种疫苗以来，美国医务人员中每年感染乙型肝炎的人数已由 1700 降至 400，并且还在持续下降，因此，ANA 强烈推荐所有的医务人员注射乙肝疫苗。目前没有疫苗可预防 HCV，循证医学证据也不推荐采用免疫球蛋白和抗病毒药物对暴露于 HCV 阳性血液的人员进行暴露后预防，应根据评估结果进行后续治疗和随访。当发生梅毒职业暴露时，应进行及时有效的评估，必要时可预防性给予青霉素治疗及随访追踪。

（五）职业暴露后的处理流程图（图 8–1 ～图 8–5）

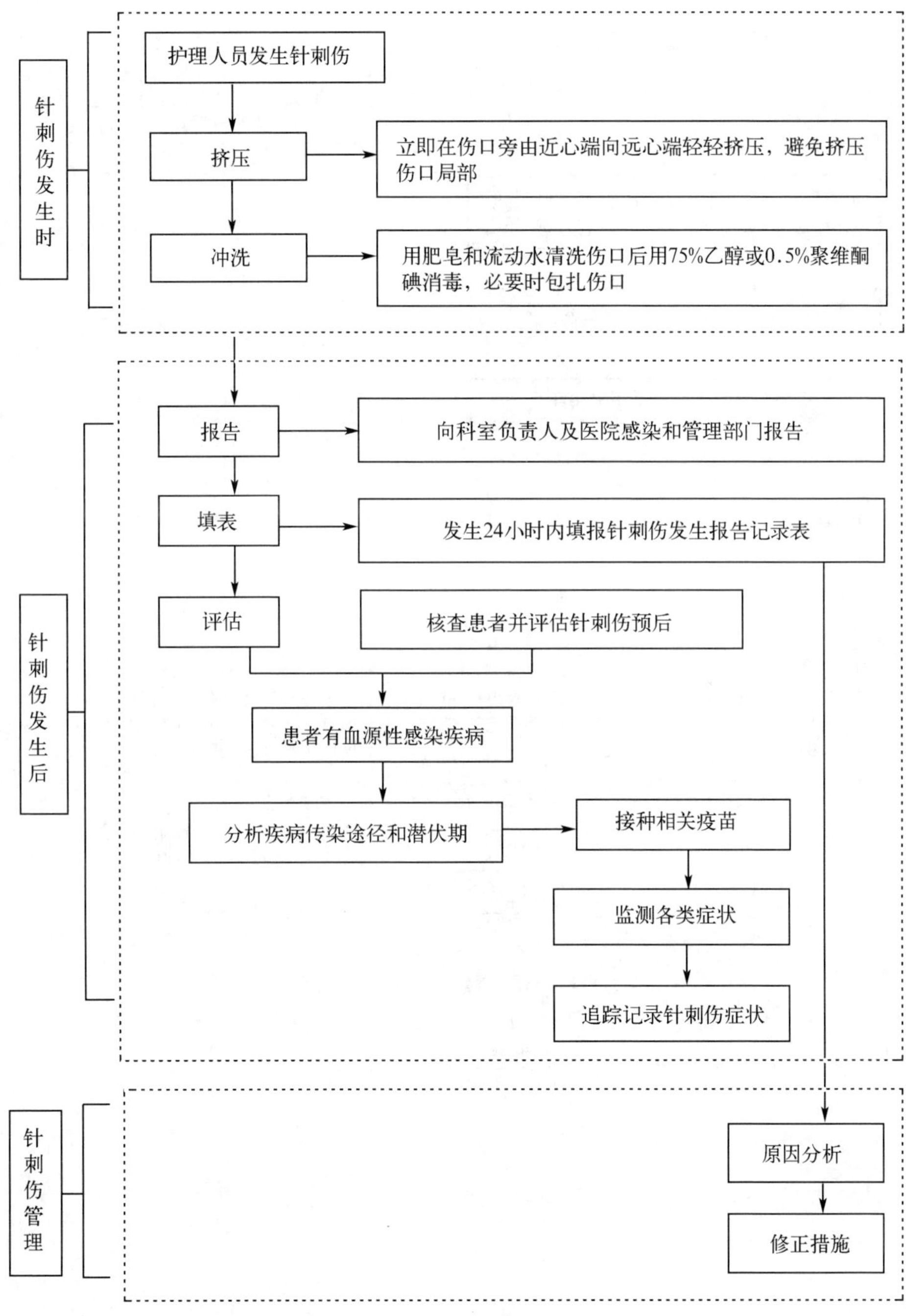

图 8-1　针刺伤处理操作流程

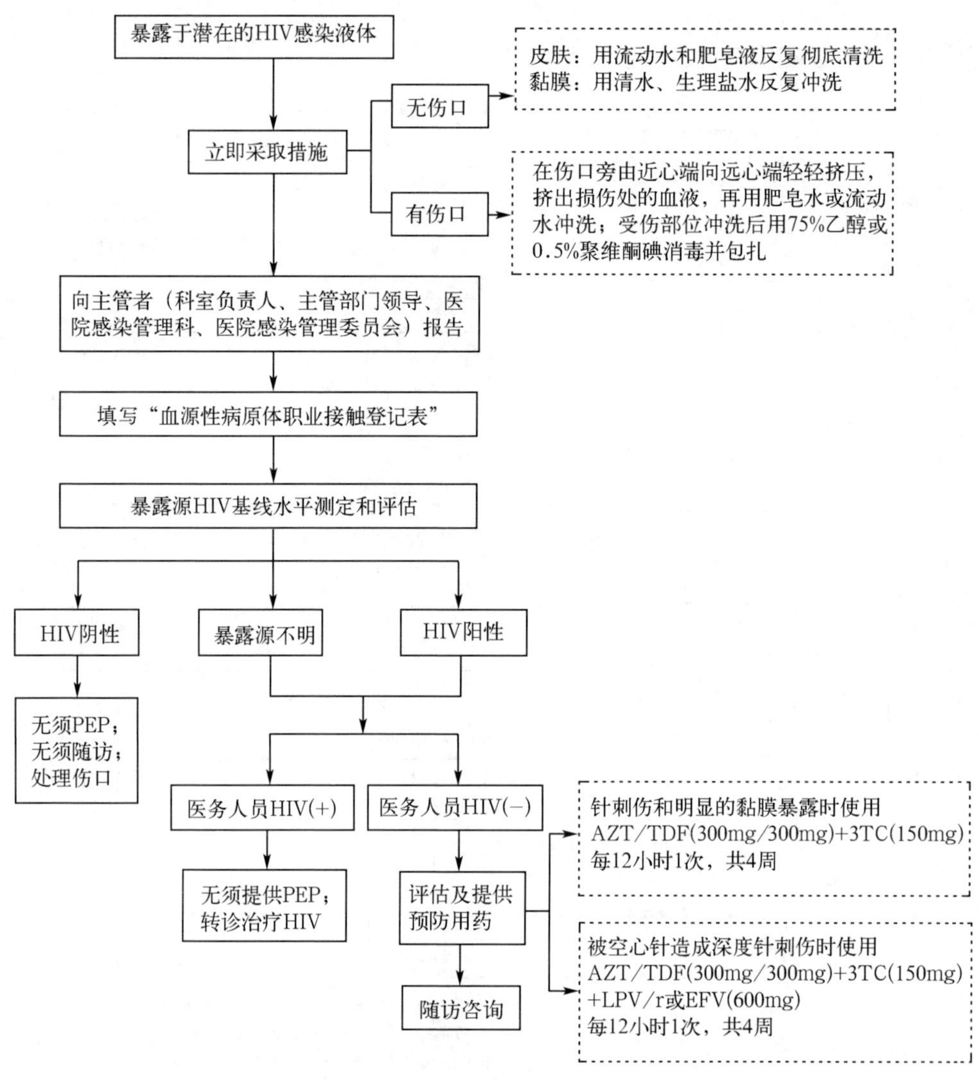

图 8-2　HIV 暴露后预防处置流程

PEP（post-exposure prophylaxis）：暴露后预防；AZT：齐多夫定；TDF：替诺福韦；3TC：拉米夫定；LPV/r：洛匹那韦 / 利托那韦；EFV：依非韦仑

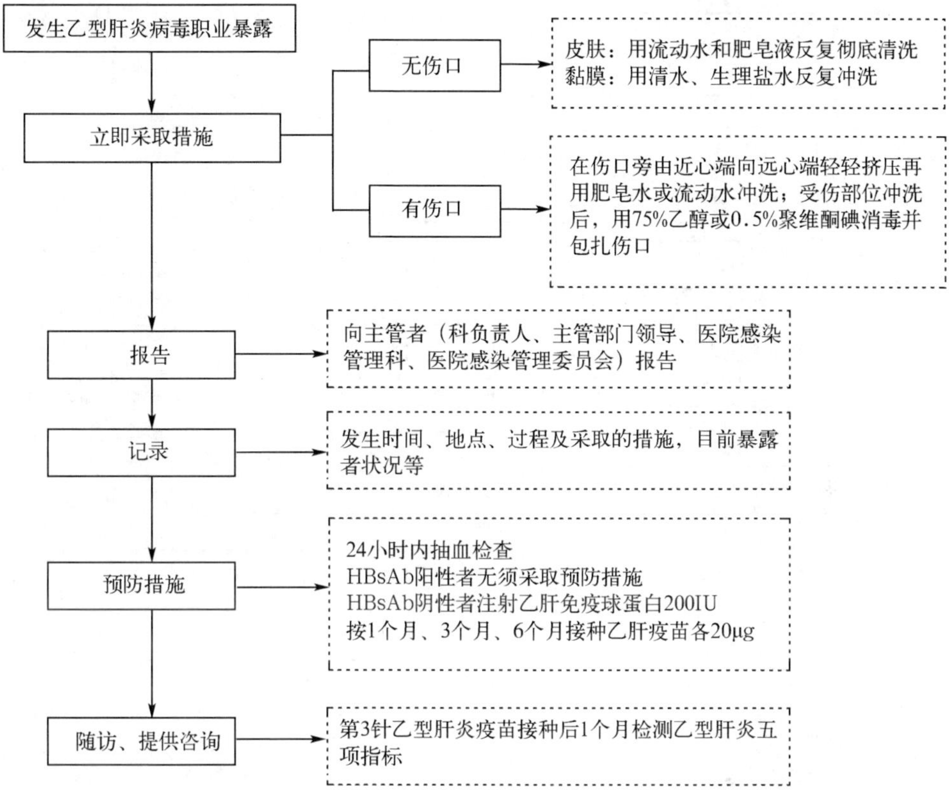

发生乙型肝炎病毒职业暴露
立即采取措施
无伤口
皮肤：用流动水和肥皂液反复彻底清洗
黏膜：用清水、生理盐水反复冲洗
有伤口
在伤口旁由近心端向远心端轻轻挤压再用肥皂水或流动水冲洗；受伤部位冲洗后，用75%乙醇或0.5%聚维酮碘消毒并包扎伤口
报告
向主管者（科负责人、主管部门领导、医院感染管理科、医院感染管理委员会）报告
记录
发生时间、地点、过程及采取的措施，目前暴露者状况等
预防措施
24小时内抽血检查
HBsAb阳性者无须采取预防措施
HBsAb阴性者注射乙肝免疫球蛋白200IU
按1个月、3个月、6个月接种乙肝疫苗各20μg
随访、提供咨询
第3针乙型肝炎疫苗接种后1个月检测乙型肝炎五项指标

图 8-3　HBV 暴露后预防处置流程

发生丙型肝炎病毒职业暴露
暴露部位处理
无伤口
皮肤：用流动水和肥皂液反复彻底清洗
黏膜：用清水、生理盐水反复冲洗
有伤口
在伤口旁由近心端向远心端轻轻挤压；再用肥皂水或流动水冲洗；受伤部位冲洗后，用75%乙醇或0.5%聚维酮碘消毒并包扎伤口
上报：向主管者（科负责人、主管部门领导、医院感染管理科、医院感染管理委员会）报告
记录：发生时间、地点、过程及采取的措施和目录暴露者状况等
对暴露源进行抗-HCV及HCV RNA检测

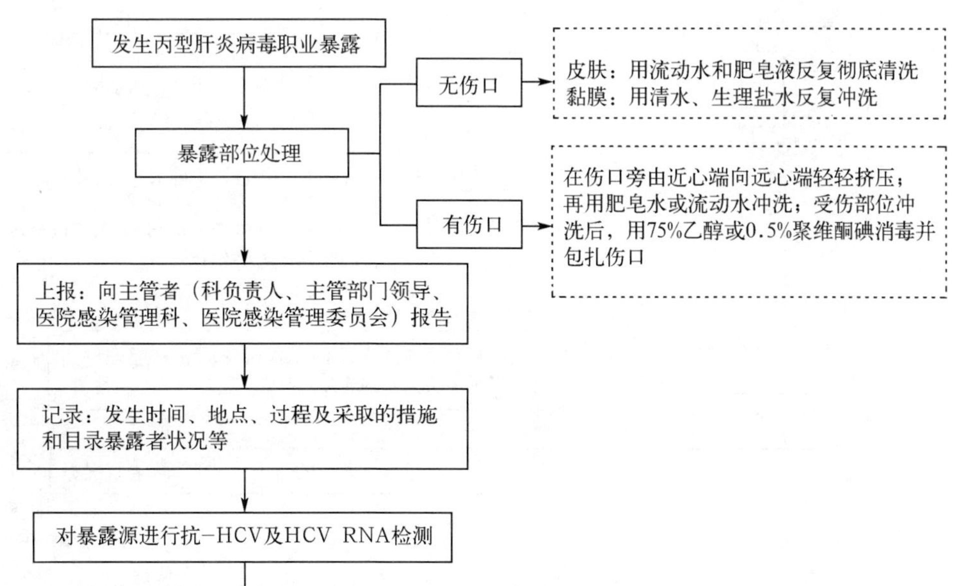

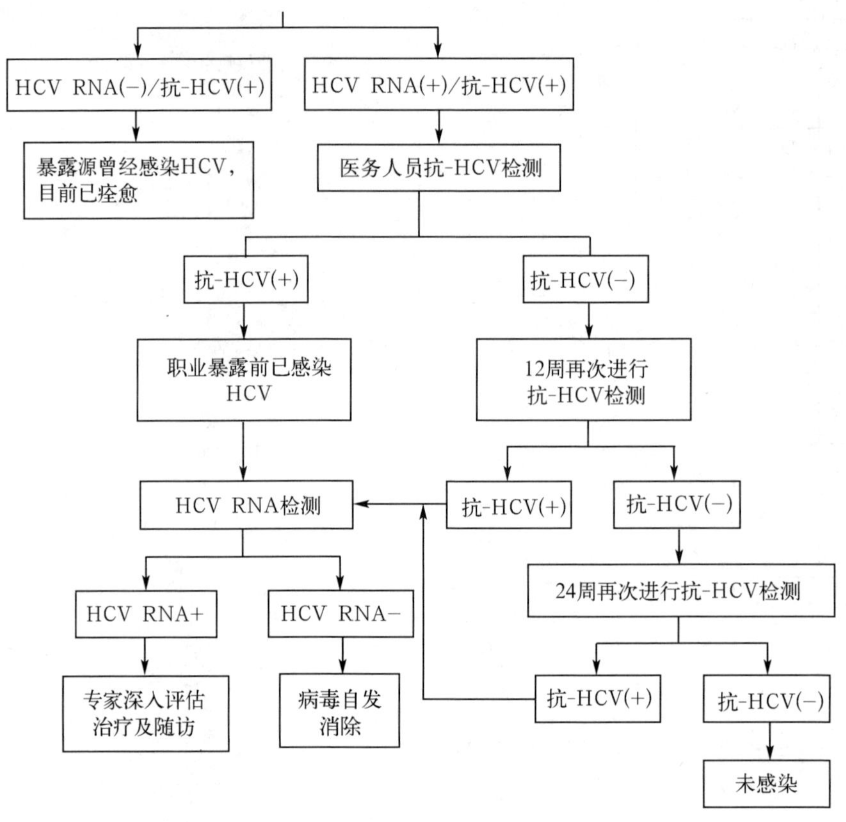

图 8-4　HCV 暴露后预防处置流程

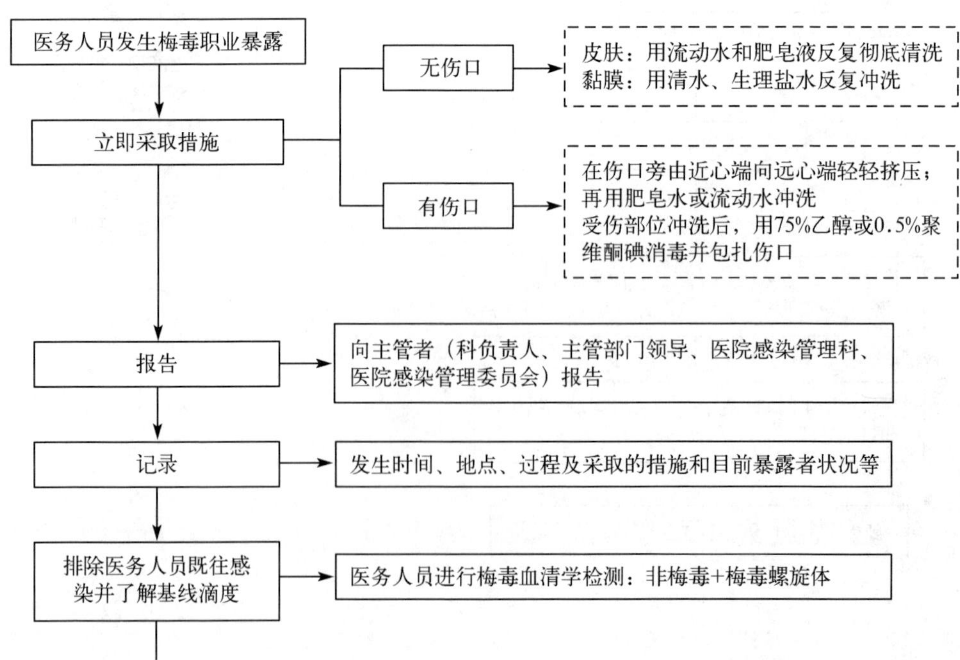

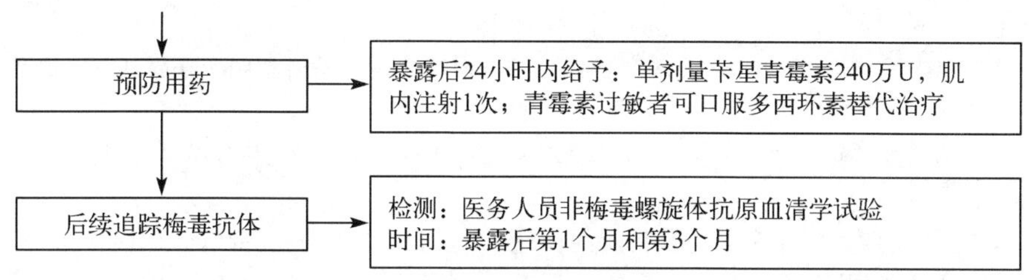

图 8-5　梅毒暴露后预防处置流程

（王　芳　林　蓉　田瑞华　徐鑫芬）

主要参考文献

曹佩玉，郭红，2011. 产房医护人员的职业暴露与防护措施．中华医院感染学杂志，(12):2407.

陈芬，李小玲，2015. 基层医院助产士职业暴露现状调查分析及对策．护理与康复，14(6):522-524.

陈士新，倪晓如，王以梅，2013. 某传染病医院医务人员职业暴露调查．中国消毒学杂志，30(3):271-272.

邸红军，施月仙，臧红新，等，2017. 医务人员针刺伤预防策略的最佳证据总结．中华护理杂志，52(1):93-98.

胡必杰，高晓东，索瑶，等，2012. 医务人员血源性病原体职业暴露预防与控制最佳实践．上海：上海科学技术出版社．

胡杰芳，杜素苹，韩娜，2017. 助产士助产工作中心理应激相关因素．中国健康心理学杂志，25(8):1176-1179.

黄宝琴，钱夏柳，兰叶，等，2016. 产房消毒隔离对产妇医院感染的影响分析．中华医院感染学杂志，26(20):4766-4768.

解晨，孙珍，张静，等，2015. 综合医院医务人员职业接触防护体系建设与实践．中国护理管理，(9):1079-1081, 1082.

李卫光，徐华，朱其凤，等，2013. 山东省 28 所医院医务人员锐器伤现状调查．中华医院感染学杂志，23(7):1605-1607.

卢明珠，周璇，2017. 助产士职业暴露研究进展．中国感染控制杂志，(5):487-489.

卢昱菁，李莉，2013. 人类免疫缺陷病毒感染产妇分娩期产房的管理．中国医疗前沿，(2):109-110.

罗长华，王华静，2013. 助产士职业暴露的防护措施．中国消毒学杂志，(4):371-372.

缪淑君，胡蒙，2019. 助产士职业暴露防护体系的构建与成效．中医药管理杂志，27(4):80-82.

任桂英，邹余粮，林永洁，等，2018. 医务人员血源性职业暴露综合管理效果研究．中国卫生标准管理，9(19):9-12.

任娟，2011. 助产士职业危害因素与防护措施．中华医院感染学杂志，(21):4486.

田瑞华，王金凤，王瑞莲，等，2011. 妇产科护士血液传播疾病职业暴露的危险因素及管理对策．中华护理杂志，46(5):439-441.

田燕萍，熊永芳，徐鑫芬，等，2019. 会阴切开及会阴裂伤修复技术与缝合材料选择指南 (2019). 中国护理管理，(03):453-457.

王锦，邓乃梅，王虹，等，2017. 医务人员锐器伤风险分析与对策．中国消毒学杂志，(2):161-163.

徐碧荣，杨萍，2015. 助产士职业暴露原因及暴露后心理状态调查分析．中华现代护理杂志，

(30):3606- 3608.

张海霞，宋歌，张志云，等，2019. 以医院数据为基础探讨艾滋病与梅毒职业暴露状况与管理策略 . 中国性科学，(7):135-138.

张友平，钟华荪，侯铁英，等，2012. 广东省 39 所医院护士锐器伤调查与分析 . 中国护理管理，(4):72-74.

郑一宁，李映兰，吴欣娟，2018. 针刺伤防护的护理专家共识 . 中华护理杂志，(12):1434-1438.

中华人民共和国国家卫生和计划生育委员会，2016. 医疗机构环境表面清洁与消毒管理规范：WS/T 512-2016 . 北京：中国标准出版社 .

周惠玲，2012. 对实习助产士进行职业防护教育与培训的效果评价 . 中华医院感染学杂志，22(21):4849-4851.

朱红贤，2013. 产科护士血源性病原体职业暴露的影响因素及预防措施 . 中华医院感染学杂志，23(11):2717-2718, 2725.

American Nurses Associationïs, 2002. Needlestick Prevention Guide.

Association A N, 2008-08-17. study of nurses' views on workplace safety and needlestick injuries. http://www. ana. nursingworld. org.

Beltrami E M, Williams I T, Shapiro C N, et al, 2000. Risk and management of blood-borne infections in health care workers. Clin Microbiol Rev, 13(3):385-407.

Fredriksson S, Hammar O, Toren K, et al, 2015. The effect of occupational noise exposure on tinnitus and sound-induced auditory fatigue among obstetrics personnel: a cross-sectional study. BMJ Open, 5(3):e5793.

McCarthy A, 2010. Urgent action needed in preventing sharps injuries. Aust Nurs J, 17(11):17.

Muralidhar S, Singh P K, Jain R K, et al, 2010. Needle stick injuries among health care workers in a tertiary care hospital of India. Indian J Med Res, 131(3):405-410.

Reddy V K, Lavoie M C, Verbeek J H, et al, 2017. Devices for preventing percutaneous exposure injuries caused by needles in healthcare personnel. Cochrane Database Syst Rev, 11:D9740.

Sullivan S, Williamson B, Wilson L K, et al, 2009. Blunt needles for the reduction of needlestick injuries during cesarean delivery: a randomized controlled trial. Obstet Gynecol, 114(2 Pt 1):211-216.

Vincent A, Cohen M, Bernet C, et al, 2006. Accidental exposure to blood by midwives in French maternity units: results of the national surveillance 2003. J Gynecol Obstet Biol Reprod (Paris), 35(3):247-256.

Wicker S, Ludwig A, Gottschalk R, et al, 2008. Needlestick injuries among health care workers: occupational hazard or avoidable hazard? Wien Klin Wochenschr, 120(15/16):486-492.